여자들이
훔쳐보는
초단기 몸 만들기

여자들이 훔쳐보는 초단기 몸 만들기

지은이 노현호
펴낸이 안용백
펴낸곳 (주)넥서스

초판 1쇄 발행 2011년 1월 5일
초판 4쇄 발행 2011년 1월 25일

2판 1쇄 인쇄 2012년 7월 15일
2판 1쇄 발행 2012년 7월 25일

출판신고 1992년 4월 3일 제311-2002-2호
121-840 서울시 마포구 서교동 394-2
Tel (02)330-5500 Fax (02)330-5555
ISBN 978-89-5994-484-2 13690

저자와 출판사의 허락 없이 내용의 일부를
인용하거나 발췌하는 것을 금합니다.
저자와의 협의에 따라서 인지는 붙이지 않습니다.

가격은 뒤표지에 있습니다.
잘못 만들어진 책은 구입처에서 바꾸어 드립니다.

www.nexusbook.com
넥서스BOOKS는 (주)넥서스의 실용 브랜드입니다.

*이 책은 『맨즈 잇 보디』의 개정판입니다.

여자들이 훔쳐보는
초단기 몸 만들기

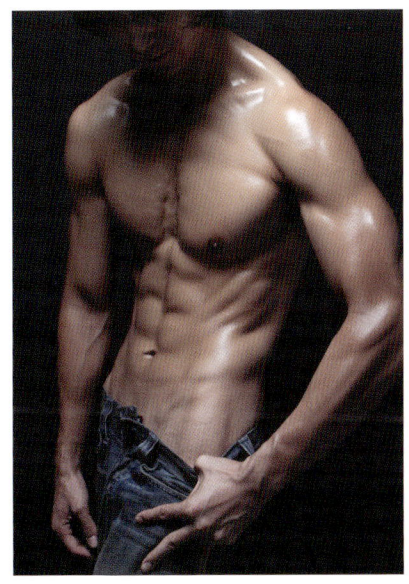

노현호 지음

넥서스BOOKS

Prologue

진정한 잇 맨은
자신의 몸을
가꿀 줄 아는 남자다!

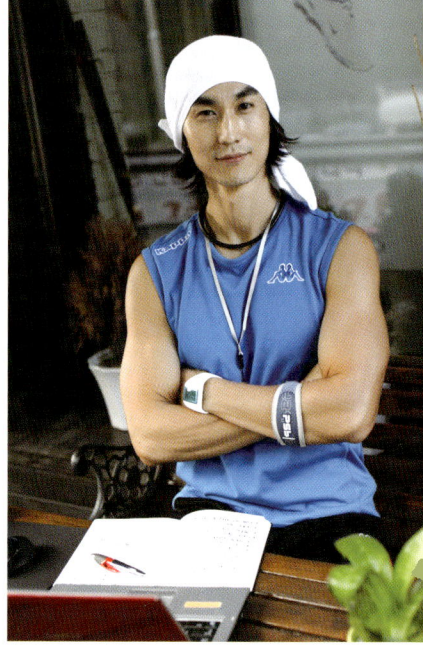

"요즘 뱃살 때문에 맞는 옷이 없어요. 어떻게 하면 뺄 수 있을까요?"
"축구선수 호날두 같은 근육을 만들 수 있을까요?"
"운동을 열심히 하는데 왜 원하는 몸매가 만들어지지 않는 거죠?"

지난 10년간 〈바디 작(作)〉을 찾은 회원들의 고민은 위 세 문장으로 압축될 것 같습니다. 간혹 근육이 없어 너무 마른 몸을 걱정하는 분들도 계시지만, 대부분 살을 빼고 싶어서, 특정 연예인 몸처럼 되고 싶어서, 막상 운동을 해도 원하는 만큼의 결과가 나오지 않을 때 센터를 찾습니다. 이것저것 다 해봐도 되지 않을 때 비로소 개인 트레이너를 찾아오는 것이죠.

사실 몸에 대한 고민을 해결하는 방법 가운데 퍼스널 트레이너에게 직접 레슨을 받는 것만 한 것이 없습니다. 트레이너가 회원 개개인별 체형과 건강 상태에 맞는 운동을 제시하고, 집중적으로 정확하게 훈련시키기 때문이죠. 혼자 1시간 동안 낑낑대며 트레이닝을 해도 실력 좋은 개인 트레이너와 함께 15분 운동한 효과에 미치지 못합니다. 연예인들의 몸이 몇 달 만에 '방송용'으로 환골탈태하고, 오랜 시간 아름다운 몸매를 유지할 수 있는 비결도 바로 그것이지요. 그러나 안타깝게도 모든 사람이 개인 레슨을 받을 수 있는 것은 아닙니다. 하루하루 바쁜 시간에 쫓기고, 생활에 쫓기다 보면 쉽게 엄두를 내지 못하게 돼죠.

세계건강보건기구(WHO)에 따르면 우리나라 국민 10명 중 4명은 과체중이라고 합니다.

그만큼 몸이 고민인 사람이 많다는 뜻입니다. 몸짱에 짐승남 열풍까지 불면서 좋은 몸에 대한 갈망은 전에 없이 커졌지만, 제대로 된 운동법을 몰라 무리하게 운동하거나 하나마나 한 운동을 하고 있는 것도 사실입니다. 큰맘 먹고 헬스클럽을 끊어도 오래 가지 못하고, 설령 운동을 했다 해도 원하는 효과를 보기가 어려운 이유는 무엇일까요? 분명히 똑같이 한 것 같은데 '그들'과 다른 몸이 되는 이유는 무엇일까요? 정답은 아주 간단합니다. 제대로 운동하고, 쉬고, 영양을 섭취하는 방법에 대해 잘 모르고 있기 때문입니다. 같은 운동을 해도 전혀 몸매가 딴판인 것도, 같은 몸무게인데도 서로 스타일이 다른 것도 바로 이런 까닭입니다.

제가 〈여자들이 훔쳐보는 초단기 몸 만들기〉를 쓰게 된 이유가 여기에 있습니다. 지난 10년간 회원들의 체형을 관리하면서 얻은 노하우를 더 많은 분들과 나누고 싶어서입니다. 트레이너가 바로 옆에 붙어 있는 듯 몸 만들기에 대한 모든 것을 살뜰하게 챙겨 줄 수 있는 책을 만들자고 생각했습니다. 무조건 근육만 늘린 과한 '근육맨'이 아니라 슬림하면서도 탄탄하고 스타일리시한 몸매를 만들 수 있는 운동법을 소개하고, 정확한 동작이 될 수 있도록 팁을 자세하게 달았습니다. 또, 동작이 제대로 되지 않을 때의 처방에도 중점을 뒀습니다. 한 번을 하더라도 몸에 제대로 반응할 수 있는 운동법을 보여 드리고 싶어서입니다.

이 책에 소개된 운동법들은 헬스클럽의 복잡한 기계의 도움 없이 간단한 도구만을 이용해 언제 어디서나 운동할 수 있는 최적의 운동 프로그램들로서 유산소·무산소 운동의 장점을 결합시킨 것입니다. 제대로 운동하는 법, 제대로 몸을 풀어 주고 쉬는 법, 동작이 정확하게 나오지 않을 때 취할 수 있는 여러 방법을 소개합니다. 머릿속의 노하우와 경험을 책으로 옮기는 작업이 쉽지는 않았고 우여곡절도 많았지만 노력 끝에 〈여자들이 훔쳐보는 초단기 몸 만들기〉가 나오게 되어 무척 기쁘고 감사하게 생각합니다.

〈여자들이 훔쳐보는 초단기 몸 만들기〉는 '잇 보디'를 꿈꾸는 여러분 모두의 것입니다. 이 책으로 여러분의 '잇 보디'를 찾으시길 바랍니다. 잘못된 운동 방법으로 고민하던 분들에게도, 운동을 처음 시작하는 분들에게도 새로운 길이 되었으면 합니다. 열심히 책이 일러 주는 대로 하나씩 따라 하다 보면 어느새 여러분 자신이 '잇 보디'가 되어 있을 것입니다. 지금, 바로 시작하십시오!

트레이너 노현호

이 책을 보는 법

Part 1
남자의 몸,
설계도부터 만들어라

파트1은 몸을 만들기 위한 준비 단계입니다. 우선, 만들고 싶은 몸의 목표를 설정하고, 자신의 보디 라인을 체크합니다. 많은 책에서 앞 모습을 이야기하고 있지만, 몸의 건강 상태와 스타일을 한꺼번에 보여 줄 수 있는 것은 바로 '옆 라인'입니다. 옆 라인을 기준으로 체형을 7 타입으로 분류한 후 체형별 운동 스케줄을 소개했습니다. 준비 운동부터 마무리 운동까지 운동 전반의 원리를 이해할 수 있도록 했습니다. 기본적인 유산소 운동법과 스트레칭법, 운동 기구 사용법은 물론 운동 중 입을 수 있는 부상에 대처하는 방법에 관해서도 차례로 소개합니다.

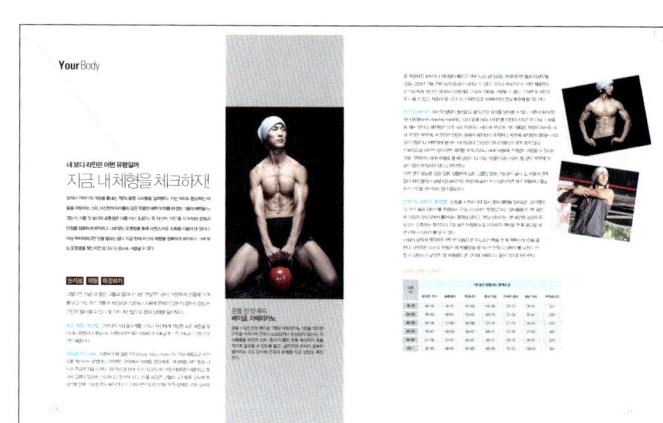

Part 2
남자의 몸,
스타일리시한
잇 보디로 튜닝하라

파트2는 이 책에서 가장 중요한 핵심 부분인 본 운동 편입니다. 우리 몸을 부위별로 9개로 나누고, 4~6개씩 기본 운동법과 운동 부위(234~235쪽 참고) 등을 소개합니다. 동작을 더 정확하고, 효과적으로 따라 할 수 있도록 팁을 많이 달았으니, 꼭 참고하세요! 특히 운동 중 동작이 제대로 되지 않을 때를 대비한 'Help me, 노코치'와 운동 전후로 꼭 해 줘야 할 필수 스트레칭법인 '스트레칭 포인트(Stretching Point)'를 중점적으로 참고하면 좋습니다.

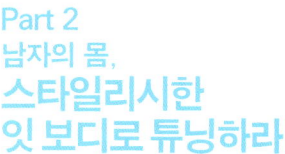

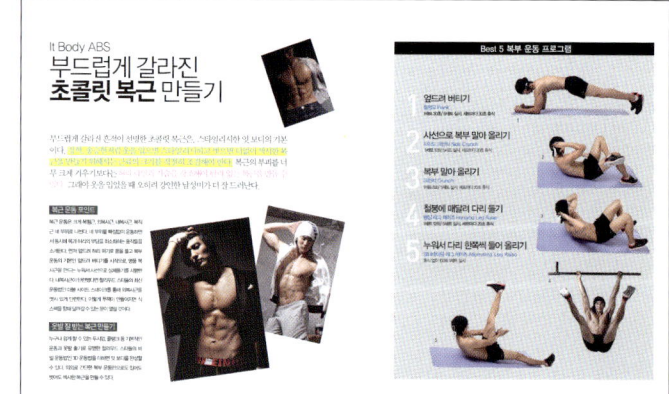

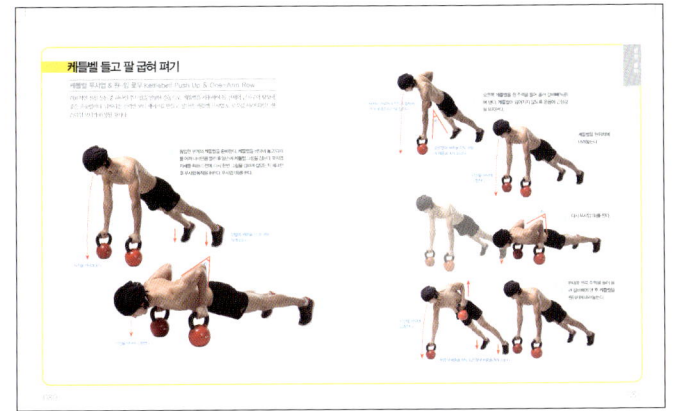

Part 2
기본기와
새로운 타입의
운동법을 익혀라

우리는 운동에 대한 신뢰와 변화를 즐겨야 합니다. 하지만 매번 같은 운동을 반복하면 지루하고 집중도도 약해집니다. 기존에 사용했던 근육조차 새로운 자극을 받지 않게 되어 근육의 탄력도와 파워가 약해지게 됩니다. 운동을 즐길 수 있는 여유는 기존의 운동과 새로운 운동 타입을 조화시킴으로써 평생 운동을 즐길 수 있는 여유를 갖게 됩니다. 기본 운동 동작을 변형한 새로운 타입의 3D 운동법을 소개합니다.

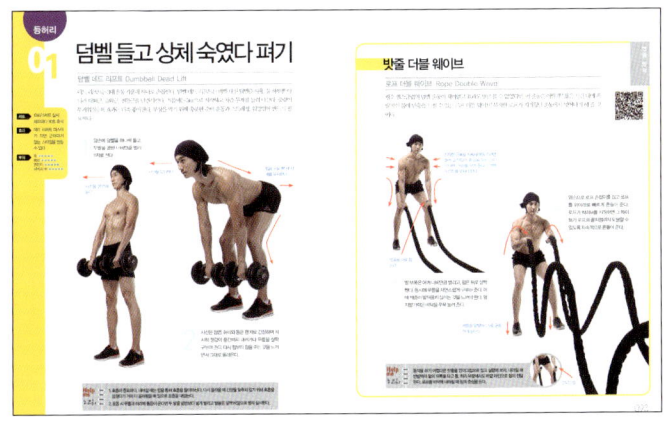

Part 2
책 속 영상
1:1 퍼스널 트레이닝
16개 QR 코드 동영상

뻔하고 지루한 운동 DVD는 몸 만들기에 전혀 도움이 되지 않습니다. 이 책에는 한 번이라도 몸 만들기에 도전해 본 남자들이라면 누구나 공감할 만한 상황을 통해 운동법의 핵심을 짚어 주는 QR 코드를 실었습니다. 마치 바로 옆에서 1:1로 퍼스널 트레이닝을 받는 것 같은 현실감 있는 영상을 만날 수 있습니다. 스마트폰으로 찍어서 언제 어디서나 바로 볼 수 있어 쉽고 간편합니다.

Part 3
남자의 몸,
체형별로 관리하라

'2주 완성 몸 만들기', '연예인 몸 따라잡기' 등 시중에 많은 몸 만들기 책이 있습니다. 그러나 단기간에 대한민국 평범한 남자들이 몸을 만들기에는 한계가 있습니다. 파트1에서 우리나라 남성들의 대표적인 옆 라인을 7가지로 구분했습니다. 이 유형에 맞춰 가장 현실적인 주별 운동 프로그램과 식단을 소개했습니다.

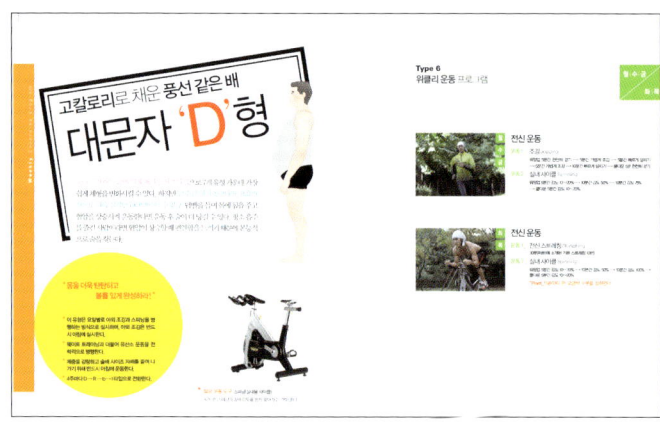

Part 3
남자의 몸,
스타일리시하게 유지하라

남자의 몸을 건강하고 아름답게 지키고 가꾸는 법을 소개합니다. 요요 현상에 대한 해결책과 운동 정체기 해결법, 남자의 바른 자세와 워킹 등을 통해 진정한 잇 맨으로 거듭날 수 있도록 구성했습니다.

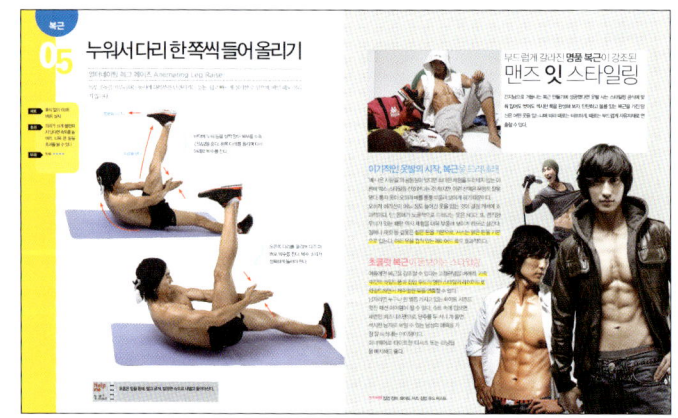

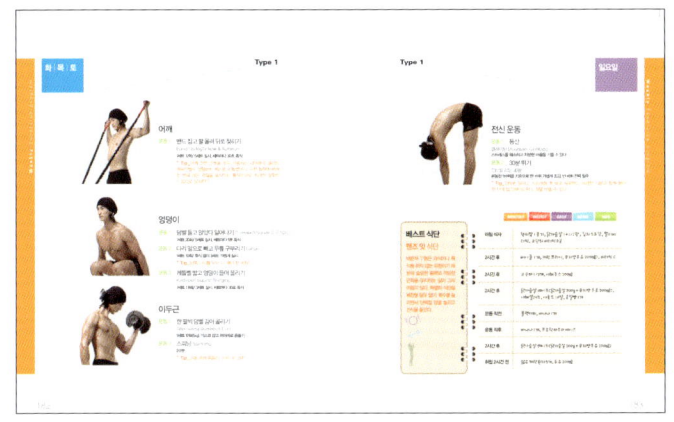

응용 프로그램
단계별 전환을 통해
잇 맨으로 거듭나라

기본 운동법과 새로운 운동법을 동시에 적용할 때 입어도 벗어도 섹시한 잇 보디를 만들 수 있습니다. 우리 몸은 새로운 환경을 주면 그 환경에 적응하려고 몸을 완전 가동합니다. 기존에 사용한 근육과 새로운 근육을 찾아 적응하면, 다시 새로운 운동 방법을 적용해야 근육이 더 강한 자극을 받아 사용하지 않던 근육을 깨워 적응시킵니다. 파트1에서 파트3까지 이 책의 기본 구성을 모두 익혔다면 파트2에서 소개한 변형 동작과 파트3에서 제시한 체형별 전환을 통해 운동 강도를 높일 수 있습니다.

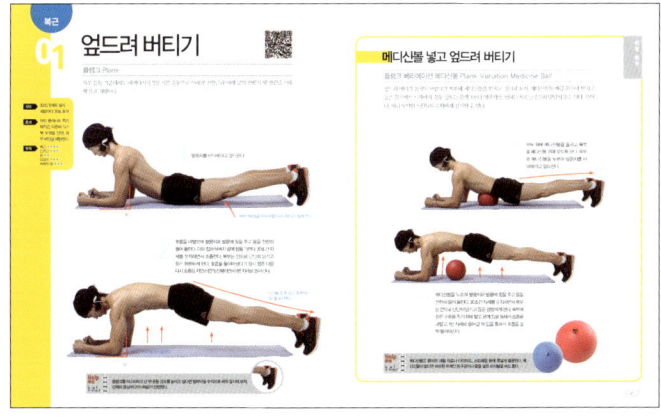

넥서스 Story
스마트폰이 없어도
운동 영상을 볼 수 있다

이 책을 구매한 독자라면 스마트폰이 없어도 넥서스 Story(www.nexusbook.com)에서 본문에 실은 QR 코드 영상을 볼 수 있습니다. 넥서스 Story 검색창에 〈여자들이 훔쳐보는 초단기 몸만들기〉를 입력하면 간단한 승인 절차를 거쳐 영상을 볼 수 있습니다.

Contents

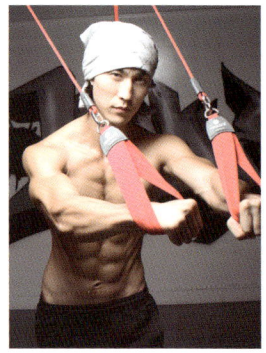 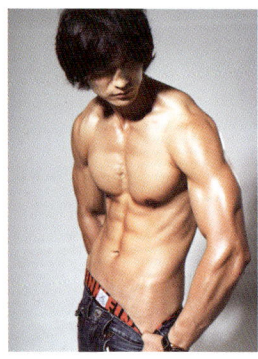 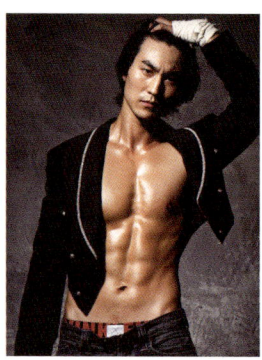

004 Prologue_ 진정한 잇 맨은 자신의 몸을 가꿀 줄 아는 남자다!

006 이 책을 보는 법

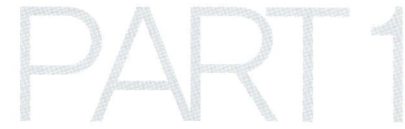

남자의 몸, **설계도**부터 만들어라

체형을 체크하라 Check Your Body

- **022** 입어도 벗어도 섹시한 잇 맨들의 몸 만들기
- **030** 지금, 내 체형을 체크하자

몸을 깃털처럼 가볍게 하라 Light Your Body

- **040** 최고의 자동차에도 예열이 필요하다
- **046** 몸 디자인의 성패, 기초 체력이 좌우한다

PART 2
남자의 몸, 스타일리시한 잇 보디로 튜닝하라

부드럽게 갈라진
초콜릿 복근 만들기 | It Body ABS

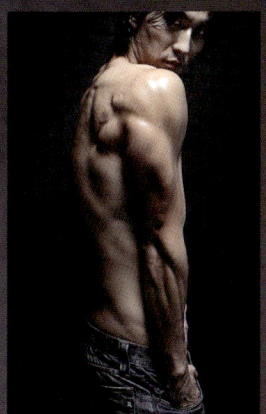

- **스트레칭**
- 064　01 엎드려 허리 펴기 Prone Trunk Extension
- 065　02 포스테리어 펠빅 틸트 Posterior Pelvic tilt

- **운동 프로그램**
- 066　01 엎드려 버티기 Plank　　*QR코드 영상 1:1 코칭 레슨*
- 067　　　변형 동작 - 메디신볼 넣고 엎드려 버티기 Plank Variation Medicine Ball
- 068　02 사선으로 복부 말아 올리기 Side Crunch
- 069　　　변형 동작 - 밧줄 좌우로 흔들기 Rope Double Snake
- 070　03 복부 말아 올리기 Crunch　　*QR코드 영상 1:1 코칭 레슨*
- 071　04 철봉에 매달려 다리 들기 Hanging Leg Raise
- 072　05 누워서 다리 한 쪽씩 들어 올리기 Alternating Leg Raise

- **스타일링**
- 073　부드럽게 갈라진 명품 복근이 강조된 맨즈 잇 스타일링

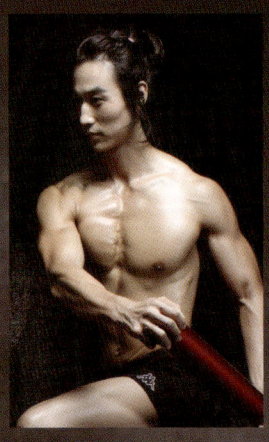

남자의 아우라, 간지나는
가슴 만들기 It Body Chest

- **스트레칭**
- 076　01 가슴 늘이기 Chest Stretching
- 077　02 앞쪽 어깨 늘이기 Anterior Shoulder Stretching

- **운동 프로그램**
- 078　01 주먹 쥐고 팔 굽혀 펴기 Fist Push-Up　*QR코드 영상 1:1 코칭 레슨*
- 079　　변형 동작 – 의자에 기대어 팔 굽혀 펴기 Bench Push-Up
- 080　　변형 동작 – 케틀벨 팔 굽혀 펴기 & 한쪽 팔씩 당기기 Kettlebell Push-Up & One-Arm Row
- 082　02 누워서 덤벨 들고 날갯짓하기 Dumbbell Fly　*QR코드 영상 1:1 코칭 레슨*
- 083　　변형 동작 – 밧줄 양쪽으로 흔들기 Rope Single Snake　*QR코드 영상 1:1 코칭 레슨*
- 084　03 짐볼에 기대어 팔 굽혀 펴기 Ball Push-Up
- 085　　변형 동작 – 짐볼에 다리 얹고 팔 굽혀 펴기 Ball Push-Up
- 086　04 팔 구부려 깊게 앉기 Dips

- **스타일링**
- 087　남자의 아우라, 가슴을 드러낸 맨즈 잇 스타일링

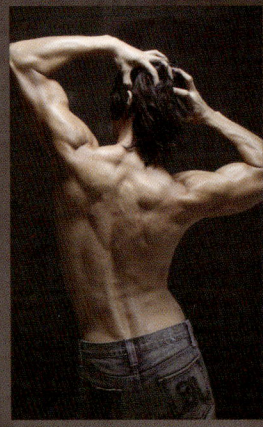

완벽한 V 라인
뒤태 만들기 It Body Back

- **스트레칭**
- 090　01 등 늘이기 Hanging Lat Dorsi Stretching
- 091　02 앞으로 숙이기 Kneeling Forward Banding Trunk

- **운동 프로그램**
- 092　01 덤벨 들고 상체 숙였다 펴기 Dumbbell Dead Lift
- 093　　변형 동작 – 밧줄 더블 웨이브 Rope Double Wave　*QR코드 영상 1:1 코칭 레슨*
- 094　02 허리 젖히기 Back Extension
- 095　03 덤벨 들어 올리기 Dumbbell Row

096	04 밴드 잡고 몸통 회전하기 Band Trunk Rotation	
097	변형 동작 - 익스코 로테이션 XCO Rotation	QR코드 영상 1:1 코칭 레슨
098	05 턱걸이 Pull-Up	
●	스타일링	
099	완벽한 V 라인으로 매력 발산! 맨즈 잇 스타일링	

첫인상을 결정하는 반듯한
어깨 만들기 | It Body Shoulder

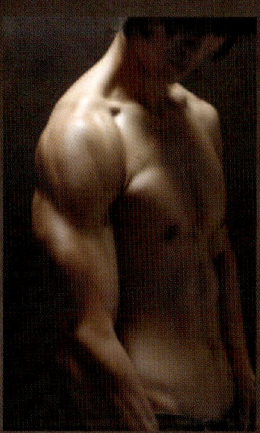

●	스트레칭	
102	01 어깨 뒤쪽 늘이기 Posterier Shoulder Stretching	
103	02 어깨, 팔 늘이기 Shoulder Forearm Stretching	
●	운동 프로그램	
104	01 머리 위로 덤벨 들어 올리기 Dumbbell Shoulder Press	
105	변형 동작 - 케틀벨 머리 위로 교차하며 들어 올리기 Kettlebell Alternating Shoulder Press	QR코드 영상 1:1 코칭 레슨
106	02 덤벨 앞으로 들어 올리기 Dumbbell Front Raise	
107	03 밴드 잡고 팔 올리기 & 뒤로 젖히기 Band Uprightrow & Rotation	
108	04 상체 숙여 덤벨 옆으로 들어 올리기 Bent-Over Lateral Raise	
109	변형 동작 - 상체 숙여 익스코 옆으로 들어 올리기 XCO One Hand Bent-Over Lateral Raise	QR코드 영상 1:1 코칭 레슨
110	05 밴드 잡고 옆으로 한쪽 팔 들어 올리기 Band One-Arm Side Lateral Raise	
●	스타일링	
111	넓은 어깨 라인을 드러낸 맨즈 잇 스타일링	

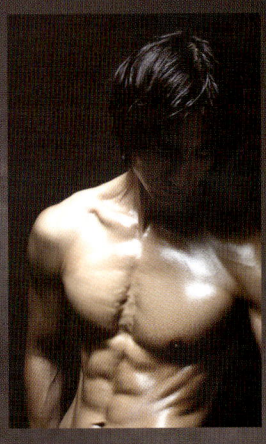

섹슈얼하고 강인한
승모근 만들기 It Body Traps

- **스트레칭**
- 114　01 고개 숙여 목 늘이기 | Foward Neck Flexion Stretching
- 115　02 목 옆으로 늘이기 | Neck Side Stretching
- **운동 프로그램**
- 116　01 덤벨 들고 어깨 으쓱하기 | Dumbbell Shrug 〔QR코드영상 1:1 코칭 레슨〕
- 117　02 서서 덤벨 들어 올리기 | Dumbbell Uprightrow
- 118　**변형 동작 – 케틀벨 들고 앉았다 일어서기 & 들어 올리기**
  Kettlebell Full Squat & Uprightrow 〔QR코드 영상 1:1 코칭 레슨〕
- 120　03 밴드 잡고 앉아 어깨 으쓱하기 | Band Seated Shrug
- 121　04 팔 바깥으로 돌려서 올리기 | External Superman
- 122　**변형 동작 – 익스코 잡고 팔 위로 흔들기**
  XCO Superman
- 124　05 땅 짚고 어깨 으쓱하기 | Shoulder Depression
- **스타일링**
- 125　파워풀한 사선, 승모근을 강조한 맨즈 잇 스타일링

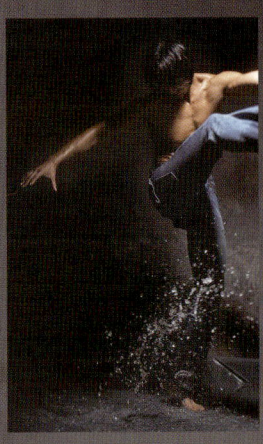

관능미의 완성, 섹시한
엉덩이 만들기 It Body Hip

- **스트레칭**
- 128　01 엉덩이 근육 늘이기 | Standing Piriformis Stretching
- 129　02 한쪽 다리 벌려 앉기 | Seated Leg & Hip Stretching
- **운동 프로그램**
- 130　01 덤벨 들고 앉았다 일어서기 | Dumbbell Squat
- 131　02 덤벨 들고 무릎 구부리기 | Dumbbell Walking Lunge
- 132　**변형 동작 – 케틀벨 앞뒤로 흔들기 | Kettlebell Swing** 〔QR코드영상 1:1 코칭 레슨〕

134	변형 동작 – 밧줄 한 쪽씩 위아래로 흔들기	Rope Single Wave
136	03 한쪽 다리 펴고 상체 숙이기	One-Leg Stiff Dead Lift
137	04 스텝박스 위에 뛰어올라 앉았다 일어서기	Step-Box Jumping Squat
138	05 누워서 엉덩이 들어 올리기	Supine Bridging
139	변형 동작 – 누워서 다리 펴고 엉덩이 들어 올리기	Supine Bridging
140	06 옆으로 누워서 다리 벌리기	Side-Lying Hip Abduction

● **스타일링**

141	숨 막히는 관능미의 완성 '힙'을 강조한 맨즈 잇 스타일링

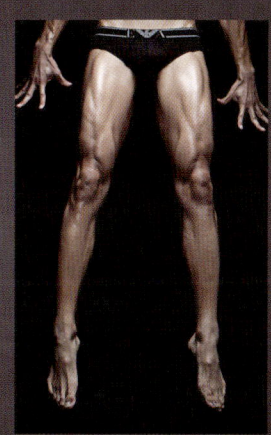

남자의 자존심
대퇴사두근 만들기 | It Body Quadriceps

● **스트레칭**

144	01 대퇴이두근 스트레칭	Standing Single Leg Hamstring Stretching
145	02 허벅지 앞쪽 늘이기	Kneeling Quadriceps Stretching

● **운동 프로그램**

146	01 무릎 잡고 쪼그려 앉기	Knee Closing Squat
147	변형 동작 – 무릎 꿇고 밧줄 흔들기	Rope Knee Bend Double Wave
148	02 한쪽 다리 걸치고 앉았다 일어서기	One-Leg Split Squat
150	03 메디신볼 잡고 다리 펴기	Medicine Ball Leg Extension
151	04 엎드려 무릎 펴기	Prone Knee Extension
152	05 한 쪽씩 벤치에 다리 올리기	One-Leg Step-Up

● **스타일링**

153	파워풀한 허벅지를 강조한 맨즈 잇 스타일링

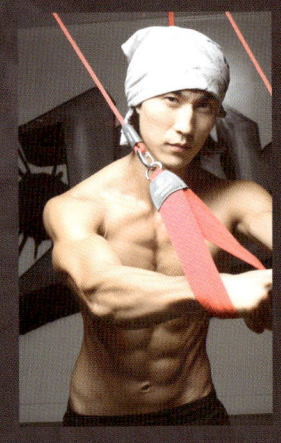

섹시하고 단단한
팔뚝 만들기 | It Body Forearms

- **스트레칭**
- **156**   01 팔 열십자 만들기 | Lateral Pull
- **157**   02 뒤로 깍지 껴서 숙이기 | Bent Over Triceps & Hamstring Stretch
- **운동 프로그램**
- **158**   01 케틀벨 밀어 올리기 | Kettlebell Press-Up
- **159**   변형 동작 – 누워서 다리 펴고 케틀벨 밀어 올리기 | Kettlebell Floor Press-Up
- **160**   02 덤벨 세로로 들기 | Hammer Curl
- **161**   03 누워서 덤벨 앞으로 나란히 하기 | Lying Dumbbell Triceps Extension
- **162**   변형 동작 – 밴드 위로 들어 올리기 | Band Standing Triceps Extension
- **164**   04 손등 위로 덤벨 감아 올리기 | Dual Reverse-Grip Wrist Curl
- **165**   05 이두근 집중해서 말아 올리기 | Concentration Curl   *QR코드영상 1:1 코칭 레슨*

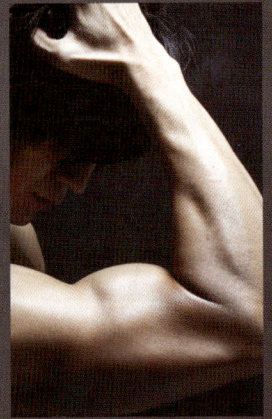

남자의 강인한 매력
이두근 만들기 | It Body Biceps

- **스트레칭**
- **168**   01 손바닥 젖혀 팔 늘이기 | Forearm Stretching
- **169**   02 벽에 손바닥 대고 이두근 늘이기 | Wall Biceps Stretching
- **운동 프로그램**
- **170**   01 덤벨 감아 올리기 | Dumbbell Curl   *QR코드영상 1:1 코칭 레슨*
- **171**   변형 동작 – 익스코 손잡이 잡고 위아래로 흔들기 | XCO Biceps Pumping
- **172**   02 한 쪽씩 덤벨 감아 올리기 | Alternating Dumbbell Curl
- **173**   03 앉아서 덤벨 감아 올리기 | Seated Dumbbell Curl
- **174**   04 밴드 번갈아 가며 감아 올리기 | Band Alternating Biceps Curl
- **스타일링**
- **175**   팔뚝, 이두근을 강조한 맨즈 잇 스타일링

PART 3
남자의 몸, **스타일리시**하게 유지하라

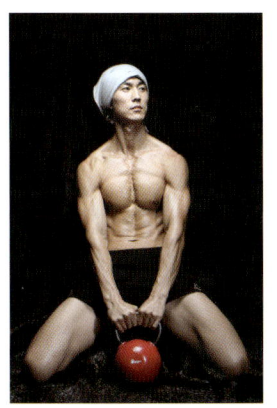

위클리 운동 프로그램 Weekly Exercise 4-1 Program

- **180** 대문자 'I'형 _ 슬림한 몸매에 적당한 근육
- **184** 소문자 'b'형 _ 마른 비만형
- **190** 대문자 'R'형 _ 부실한 하체와 늘어진 뱃살
- **194** 대문자 'B'형 _ 가슴까지 살이 오른 아기돼지 스타일
- **198** 과도한 'S'형 _ 땀 흘리는 거대 덩치
- **206** 대문자 'D'형 _ 고칼로리로 채운 풍선 같은 배
- **210** 소문자 'i'형 _ 키가 작고 어깨가 좁은 스타일

남자의 몸을 지켜라 Keep Your Body

- **216** 요요 현상에 대처하는 남자들의 자세
- **218** 운동에도 권태기가 있다

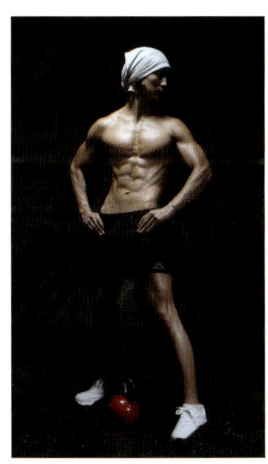

남자의 스타일을 가꿔라 Style Your Body

- **224** 남자를 멋스럽게 하는 자세와 워킹

230 Epilogue _ 마음만 먹으면 뭐든 할 수 있다. 그것이 남자다!

234 근육 명칭

우락부락한 근육남도, 불쌍해 보일 만큼 마른 스키니 가이도, 복부에만 식스팩을 새긴 복근남도 트렌드의 핵심에서 벗어났다.
옷을 벗으면 섹시하고 옷을 입으면 부드러운 남자의 옷발이 사는 몸, 그것이 이 시대가 원하는 진정한 남자의 몸이다.
국내 최고의 3D 피트니스 마스터 노현호가 전하는 스타일리시한 몸 만들기를 통해 간지남으로 거듭나는 몸 만들기를 시작하라!

PART 1

Design
Your Body

남자의 몸,
설계도부터 만들어라

It Body _ Step One

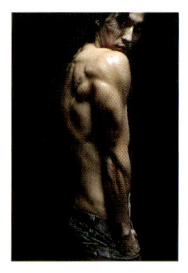 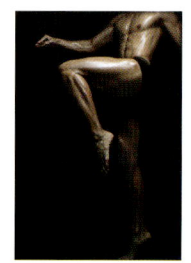 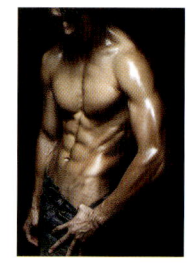

Check
Your Body

축구선수 호날두, 영화배우 브래드 피트, 휴 잭맨은 많은 여성이 흠모하고 남자들이 동경하는 환상적인 '잇 보디(It Body)'를 가진 스타들이다. 그들의 몸에는 절제와 조화의 미가 있다. 슈트를 입었을 때는 매끈하게 잘 빠진 몸매가 슈트를 벗는 순간, 어깨에서부터 팔뚝까지 적절히 차 있는 근육이 부드러우면서도 리드미컬하다. 그래서 옷을 벗으면 남자답고 옷을 입으면 간지나는 옷발이 나온다. 타고난 얼굴과 키는 어쩔 수 없지만 잇 보디 만들기의 핵심 노하우를 익히면 당신도 잇 맨으로 거듭날 수 있다. 상상하라! 이제 현실이 될 것이다.

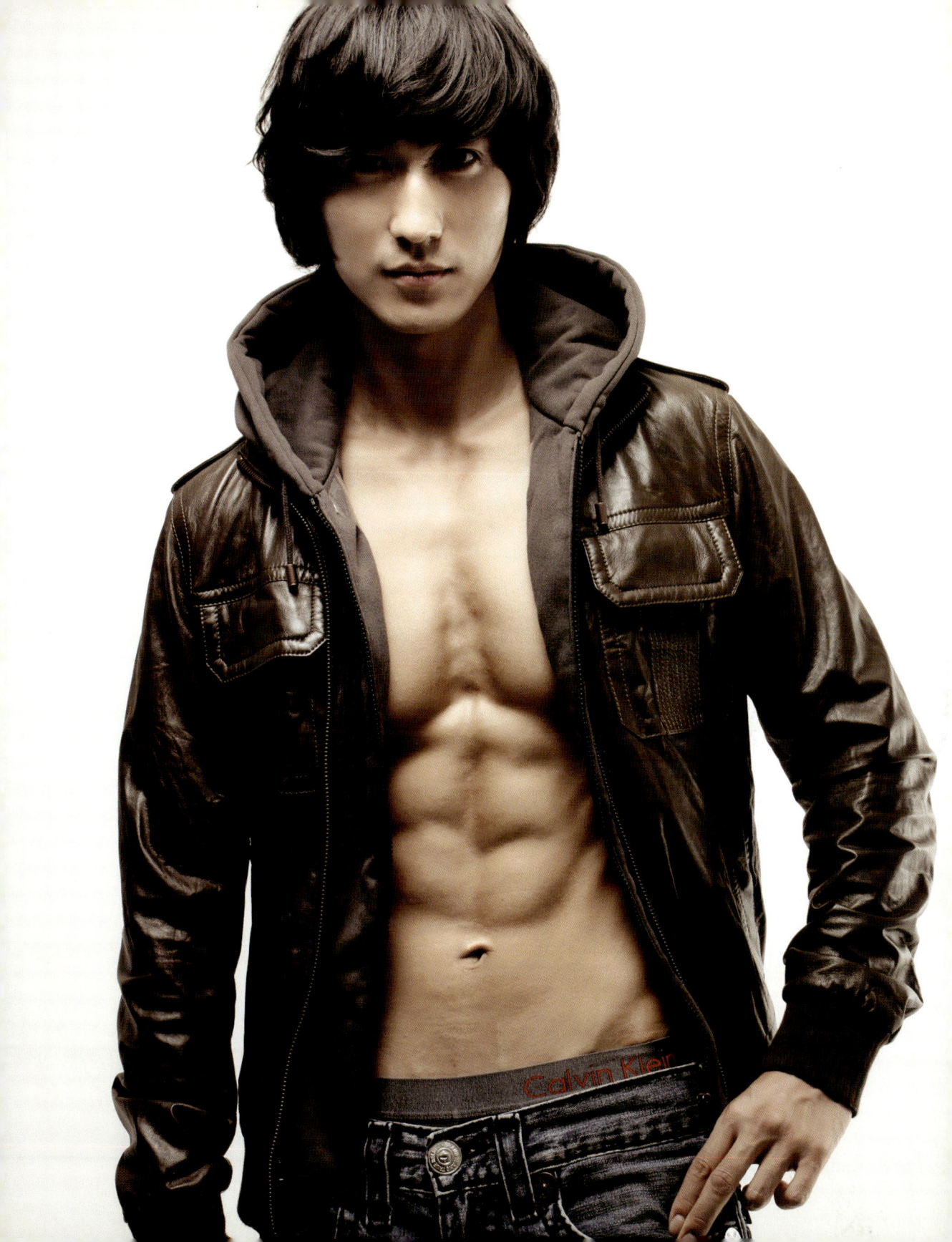

Celebrity Body

잇 보디를 위한 첫 단계
입어도 벗어도 섹시한 잇 맨들의 몸 만들기!

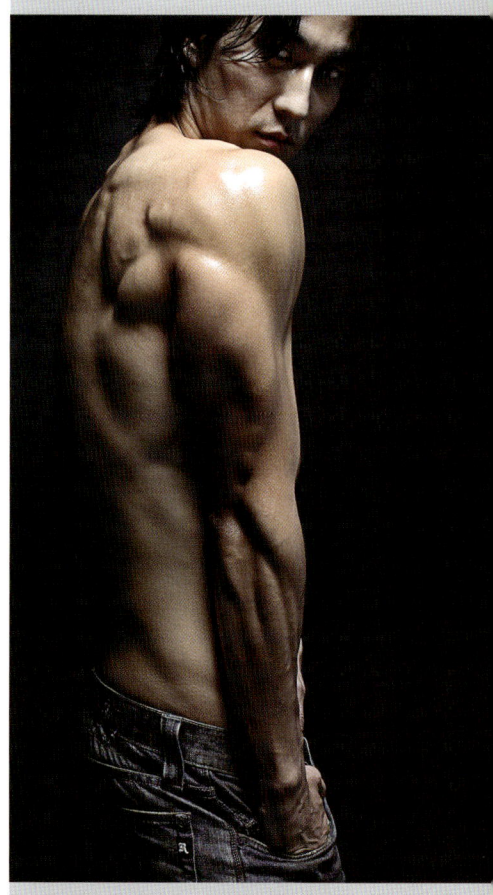

잇 보디를 만드는 데 운동 강도나 시간, 체격 조건은 중요하지 않다. 중요한 것은 기본적인 운동 동작의 핵심을 이해하고 각 포인트대로 정확하게 실행하는 것이다. 여기에 케틀벨, 밧줄, 익스코 등의 운동 기구를 활용한 할리우드 스타들의 3D 운동법(Functional Fitness)을 추가하면 지루하지 않고 익사이팅하게 운동할 수 있다. 당신도 완벽하게 튜닝된 잇 맨으로 거듭날 수 있다.

환상적인 보디 라인을 가진 잇 맨을 찾아라!

몸 만들기가 시작됐다. 그런데 과연 어떤 몸으로 만들어야 할까? 평소 꿈꿔 왔던 보디 라인, 즉 '잇 보디(It Body)'가 있다면 그것으로 결정하고, 정확하게 목표가 잡히지 않아 고민이라면 요즘 가장 핫한 보디 라인을 목표로 삼는 것이 좋다. '축구 선수 호날두의 승모근', '〈엑스맨〉 휴잭 맨의 팔뚝'과 같이 콕 집어 대상을 정하면 그 다음은 더 쉬워진다.

아직도 잘 모르겠다고? 그렇다면 이 7인의 스타들을 주목해 보자. 복근, 가슴, 등 허리, 어깨, 엉덩이와 허벅지 등 보디 셰이핑을 완성하는 주요 부위별로 필자가 요즘 가장 관심 있게 지켜보는 부위별 몸짱들을 소개한다. 어떤 옷을 입어도 매력적이고, 남자다운 아우라를 팍팍 풍기는 옷발 사는 몸, 이 시대가 원하는 진정한 '잇 보디'를 찾을 수 있다.

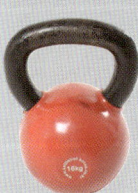

케틀벨, 할리우드 스타들의 비밀 병기!

영화 〈300〉의 복근남들도, 암을 이겨낸 사이클의 제왕 랜스 암스트롱과 월드스타로 발돋움한 가수 비도 즐겨 사용한다는 기구, 무얼까? 정답은 케틀벨이다. 케틀벨? 일단 생김새는 동그란 추에 손잡이가 달린 형태로 덤벨의 일종이다.

케틀벨은 여느 덤벨과 비교할 수 없을 정도로 월등한 운동 효과를 자랑하는데, 그 비밀은 손잡이에 있다. 무게 중심이 손안에 있는 일반 덤벨과 달리 손잡이가 바깥에 있어 신체 한 부분이 아니라 몸 전체를 사용해야 하고, 그만큼 전신을 골고루 발달시킬 수 있기 때문이다. 그 과정에서 유산소 운동과 무산소 운동이 동시에 이루어진다.

호날두를 호날두답게 하는 '승모근'

섹슈얼하고도 강인한 전사의 라인

그라운드에서 크리스티아누 호날두는 폭주기관차처럼 달리고, 적을 견제하며, 폭발적인 돌파력으로 슛을 쏜다. 호날두의 플레이에서 가장 큰 역할을 하는 것은 그의 승모근이 아닐까. 지난 월드컵 때 그가 목 뒤로 공을 받아 선보였던 이른바 '물개 슛을 기억해 보라. 이 장면에 전세계는 흥분의 도가니에 빠졌다. 사실 승모근은 눈에 보이는 부분보다 훨씬 더 거대한 근육인 동시에 굉장히 약한 근육이다. 하지만 몸통에서 나온 힘을 앞뒤 좌우로 자유롭게 전달하고 조율하는 역할을 한다. 호날두는 더없이 멋진 승모근을 가졌는데, 호날두 하면 곧바로 솟아오른 승모근을 떠올릴 정도다. 옷을 벗으면 마치 전사의 그것인 양 좀 과하게 보이다가도 막상 정장이나 티셔츠를 입으면 강인한 남성미가 뿜어져 나온다. 모델로도 활동하는 그에게서 다른 모델과 달리 섹슈얼하면서도 거친 이미지가 느껴지는 이유다.

잇 보디 만들기 승모근을 만들기에 앞서 고개가 앞뒤 좌우로 자연스럽게 움직여지는지, 팔을 하늘 위로 뻗었을 때 양팔이 옆머리(측두근)에 닿는지 점검해 보자. 만약 동작이 자연스럽지 않다면, 과도한 스트레스와 장시간 컴퓨터 사용으로 승모근이 뭉쳐 있다는 증거다. 뭉친 근육을 제대로 풀어 주지 않고 바로 운동을 하면 오히려 스트레스만 쌓인다. 파트2 승모근 운동법 중 '손바닥 펼치고 팔 위로 뻗기(External Superman)' 동작부터 마스터한 후 승모근 운동을 시작하자.

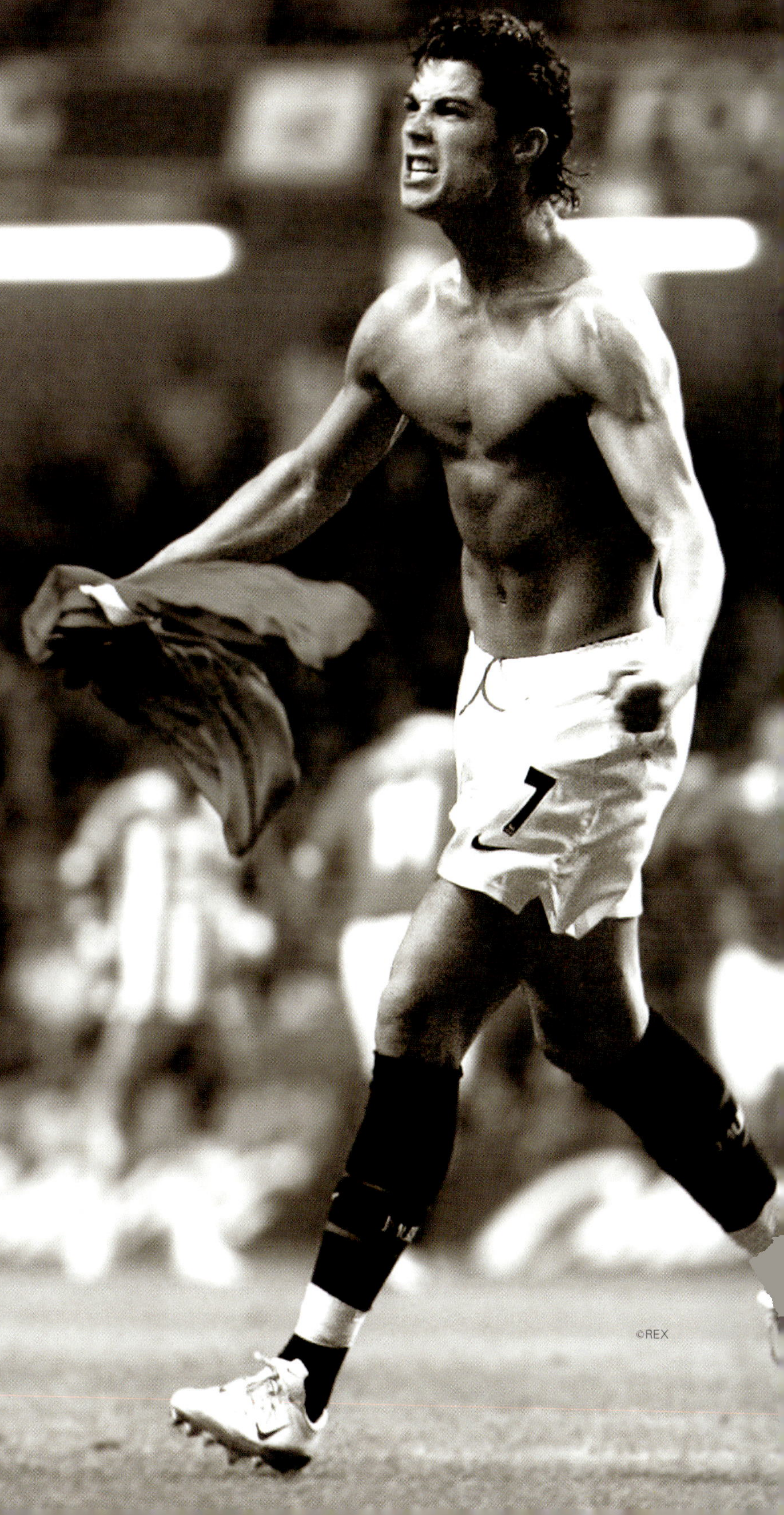

©REX

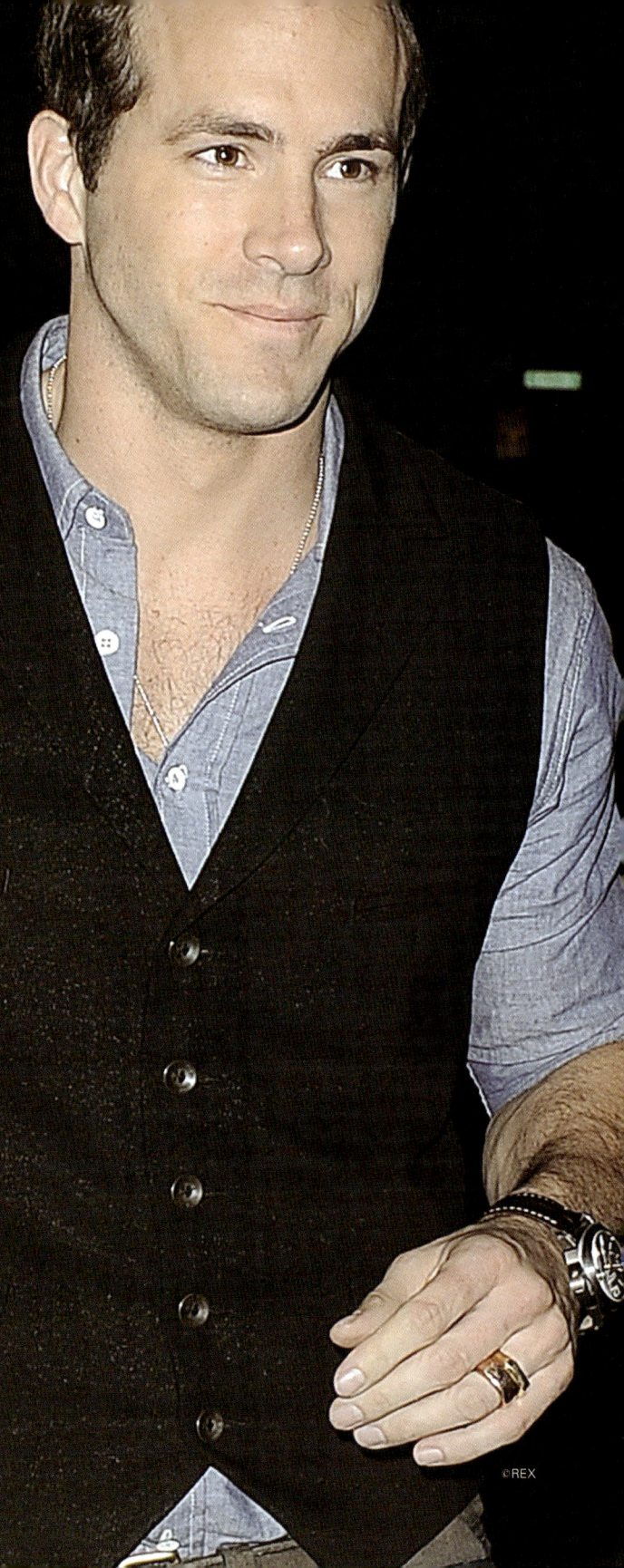

라이언 레이놀즈의 완벽 대칭 '복근'

떠오르는 복근 히어로

라이언 레이놀즈는 얼굴 생김새로만 보면 지하철 어디에서든 만날 수 있을 만한 평범하고 선량해 보이는 미국인 청년인데, 이 남자가 복근만 내놓으면 상황은 180° 달라진다.

가로세로로 가뭄에 논바닥 갈라지듯 쫙쫙 갈라진 초콜릿 복근이 정말로 초콜릿 성형 틀에서 찍어 낸 듯 선명해서 도무지 현실이라고 믿기지 않기 때문이다. 이 '현실적인' 얼굴에 이 '비현실적인' 복근은 뭐란 말인가. 복근이란 대개 어린아이들의 심성처럼 비뚤어지기 쉬운데, 그런 복근의 천성(?)까지 굴복시키고 완벽대칭 '王'자를 드러내니 가히 존경스럽기까지 하다.

최근 DC 코믹스 사상 가장 인기 있는 슈퍼 히어로물 중 하나인 <그린 랜턴>에 주인공을 맡게 되었다는 반가운 소식이 들려온다. 초록색 강인한 영웅의 복근을 스크린에서 원 없이 감상할 때가 다가오고 있다. 남자들이여, 긴장하시래!

잇 보디 만들기! 잘 만들어진 건축물일수록 기초 공사가 튼튼하다. 그의 탄탄한 복근은 팔다리의 다양한 움직임에 여러 근육이 힘을 합쳐서 완성된 이소룡의 복근과도 같다. 파트 2에서 소개하는 복근과 가슴 운동을 마스터하래 탄탄한 기초 공사로 멋진 디자인의 잇 보디를 완성할 수 있다.

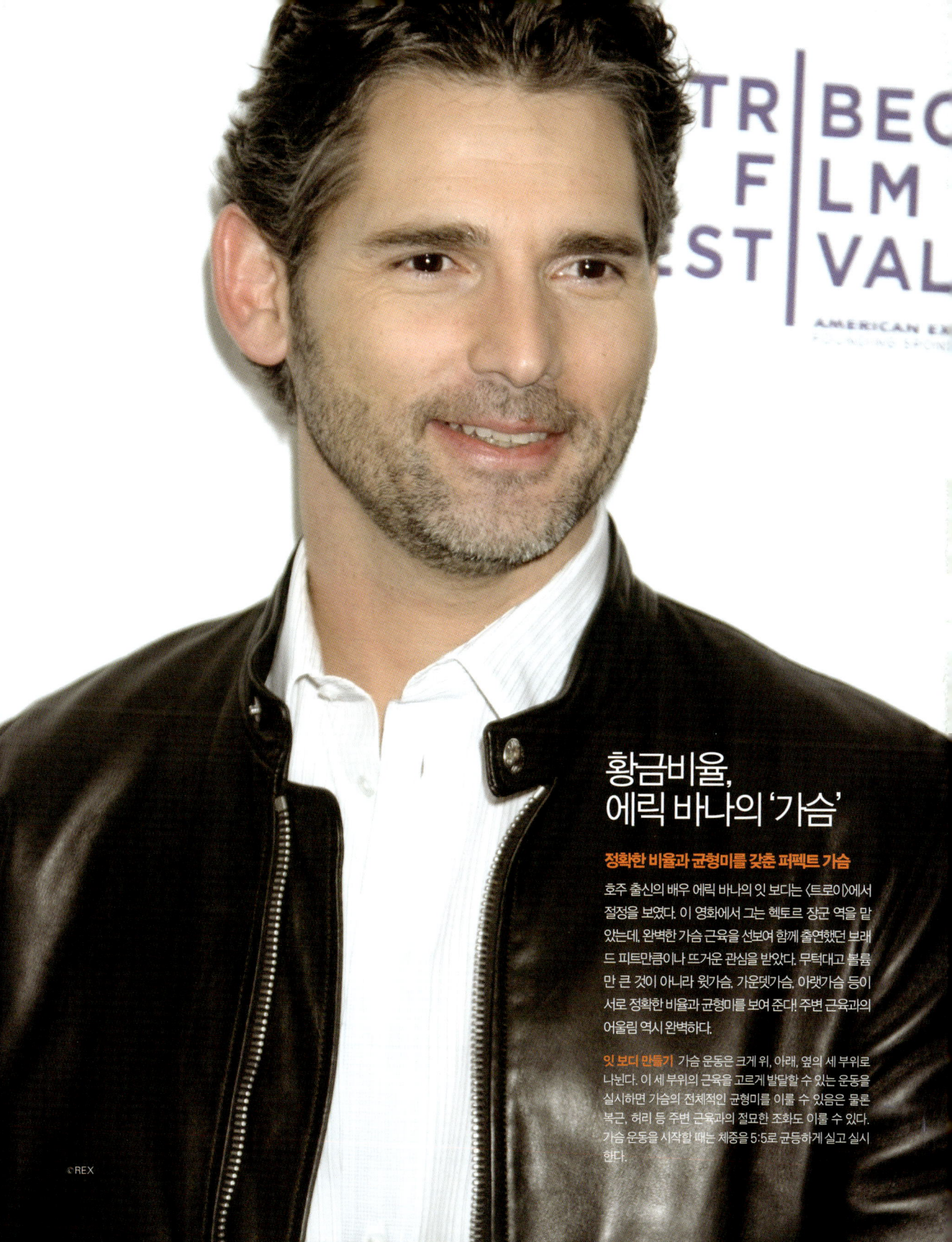

황금비율, 에릭 바나의 '가슴'

정확한 비율과 균형미를 갖춘 퍼펙트 가슴

호주 출신의 배우 에릭 바나의 잇 보디는 <트로이>에서 절정을 보였다. 이 영화에서 그는 헥토르 장군 역을 맡았는데, 완벽한 가슴 근육을 선보여 함께 출연했던 브래드 피트만큼이나 뜨거운 관심을 받았다. 무턱대고 볼륨만 큰 것이 아니라 윗가슴, 가운뎃가슴, 아랫가슴 등이 서로 정확한 비율과 균형미를 보여 준다! 주변 근육과의 어울림 역시 완벽하다.

잇 보디 만들기 가슴 운동은 크게 위, 아래, 옆의 세 부위로 나뉜다. 이 세 부위의 근육을 고르게 발달할 수 있는 운동을 실시하면 가슴의 전체적인 균형미를 이룰 수 있음은 물론 복근, 허리 등 주변 근육과의 적절한 조화도 이룰 수 있다. 가슴 운동을 시작할 때는 체중을 5:5로 균등하게 싣고 실시한다.

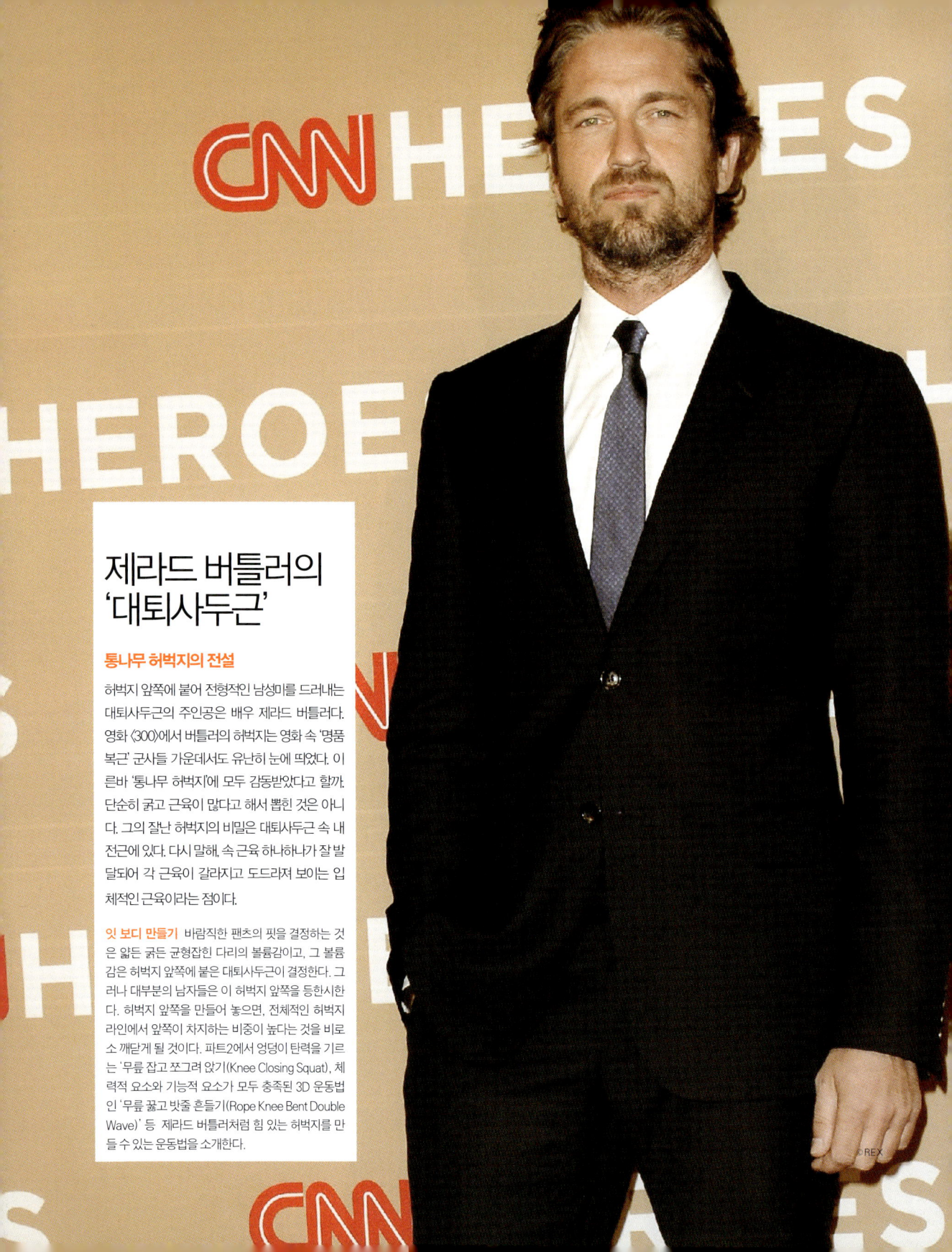

제라드 버틀러의 '대퇴사두근'

통나무 허벅지의 전설

허벅지 앞쪽에 붙어 전형적인 남성미를 드러내는 대퇴사두근의 주인공은 배우 제라드 버틀러다. 영화 〈300〉에서 버틀러의 허벅지는 영화 속 '명품 복근 군사들' 가운데서도 유난히 눈에 띄었다. 이른바 '통나무 허벅지'에 모두 감동받았다고 할까. 단순히 굵고 근육이 많다고 해서 뽑힌 것은 아니다. 그의 잘난 허벅지의 비밀은 대퇴사두근 속 내전근에 있다. 다시 말해, 속 근육 하나하나가 잘 발달되어 각 근육이 갈라지고 도드라져 보이는 입체적인 근육이라는 점이다.

잇 보디 만들기 바람직한 팬츠의 핏을 결정하는 것은 얇든 굵든 균형잡힌 다리의 볼륨감이고, 그 볼륨감은 허벅지 앞쪽에 붙은 대퇴사두근이 결정한다. 그러나 대부분의 남자들은 이 허벅지 앞쪽을 등한시한다. 허벅지 앞쪽을 만들어 놓으면, 전체적인 허벅지 라인에서 앞쪽이 차지하는 비중이 높다는 것을 비로소 깨닫게 될 것이다. 파트2에서 엉덩이 탄력을 기르는 '무릎 잡고 쪼그려 앉기(Knee Closing Squat)', 체력적 요소와 기능적 요소가 모두 충족된 3D 운동법인 '무릎 꿇고 밧줄 흔들기(Rope Knee Bent Double Wave)' 등 제라드 버틀러처럼 힘 있는 허벅지를 만들 수 있는 운동법을 소개한다.

젠틀한 남자 휴 잭맨의 '팔뚝'

강인하고도 부드러운 남자의 팔뚝

섹시함이 뚝뚝 묻어나는 휴 잭맨의 몸. 그중에서도 유난히 돋보이는 것은 팔뚝이다. 강인하면서도 부드러워 보이는 잔 근육들이 팔을 완성하고 있다. 가끔은 그가 <엑스맨>의 '울버린' 역할을 해야 할 숙명을 타고난 게 아닐까라는 생각이 들 정도다. 특히 슈트나 반팔 옷을 입었을 때 딱 떨어지면서도 말 근육처럼 길쭉해 보이는 라인이 예술이다. 근육 가동범위와 관절 최대 가동범위를 사용한, 정확한 운동 동작으로 완성된 라인이다.

잇 보디 만들기 슈트를 입었을 때 드러나지 않던 팔뚝의 근육이 슈트를 벗는 순간 어깨에서부터 팔뚝까지 적절히 차 있는 모습을 상상해 보라. 이제 현실로 만들어질 것이다. 파트2 팔뚝 운동법에서 소개하는 강인하고도 부드러운 팔뚝 운동의 포인트는 바로 약지와 새끼손가락이다.

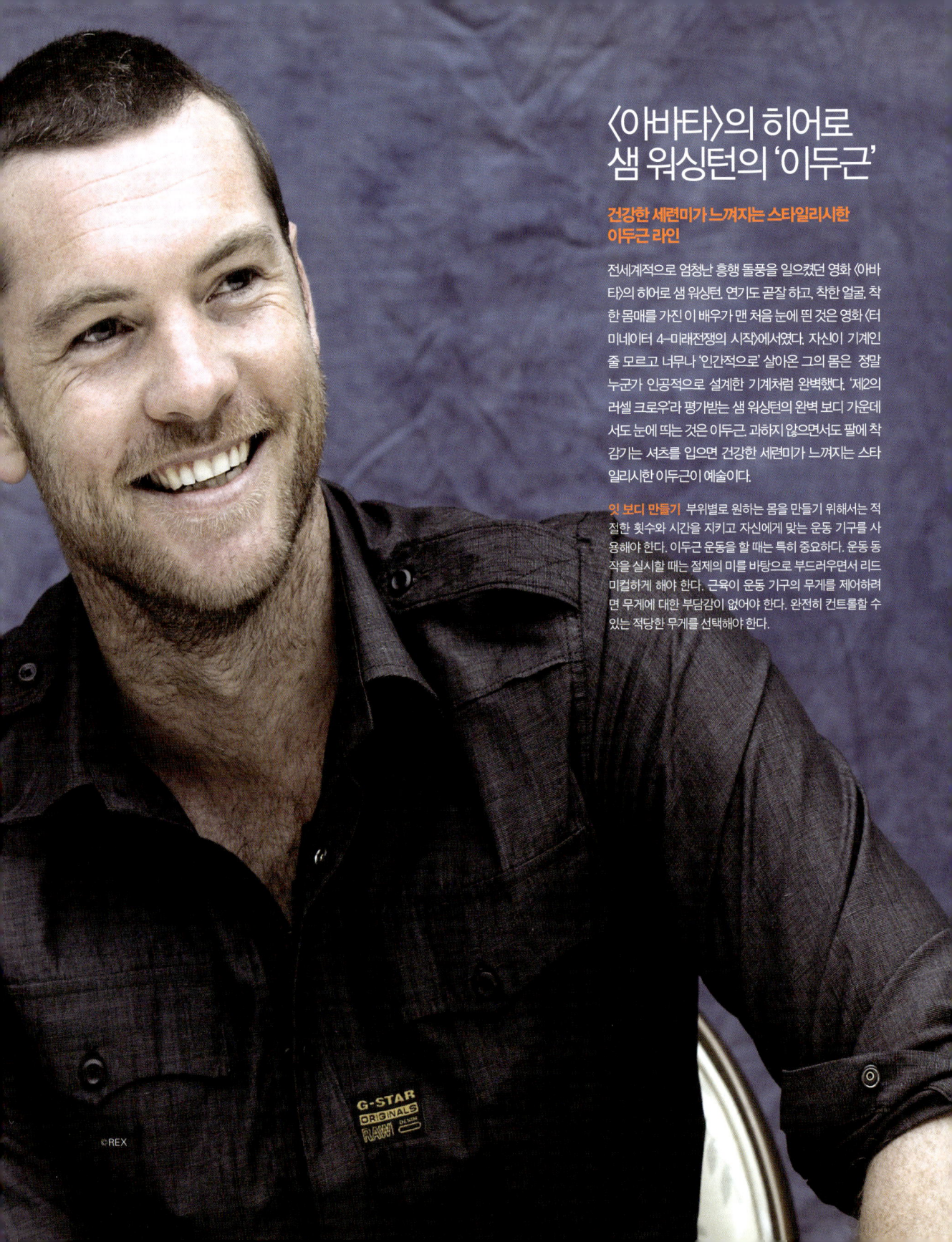

⟨아바타⟩의 히어로 샘 워싱턴의 '이두근'

건강한 세련미가 느껴지는 스타일리시한 이두근 라인

전세계적으로 엄청난 흥행 돌풍을 일으켰던 영화 ⟨아바타⟩의 히어로 샘 워싱턴. 연기도 곧잘 하고, 착한 얼굴, 착한 몸매를 가진 이 배우가 맨 처음 눈에 띈 것은 영화 ⟨터미네이터 4-미래전쟁의 시작⟩에서였다. 자신이 기계인 줄 모르고 너무나 '인간적으로' 살아온 그의 몸은 정말 누군가 인공적으로 설계한 기계처럼 완벽했다. '제2의 러셀 크로우'라 평가받는 샘 워싱턴의 완벽 보디 가운데서도 눈에 띄는 것은 이두근. 과하지 않으면서도 팔에 착 감기는 셔츠를 입으면 건강한 세련미가 느껴지는 스타일리시한 이두근이 예술이다.

잇 보디 만들기 부위별로 원하는 몸을 만들기 위해서는 적절한 횟수와 시간을 지키고 자신에게 맞는 운동 기구를 사용해야 한다. 이두근 운동을 할 때는 특히 중요하다. 운동 동작을 실시할 때는 절제의 미를 바탕으로 부드러우면서 리드미컬하게 해야 한다. 근육이 운동 기구의 무게를 제어하려면 무게에 대한 부담감이 없어야 한다. 완전히 컨트롤할 수 있는 적당한 무게를 선택해야 한다.

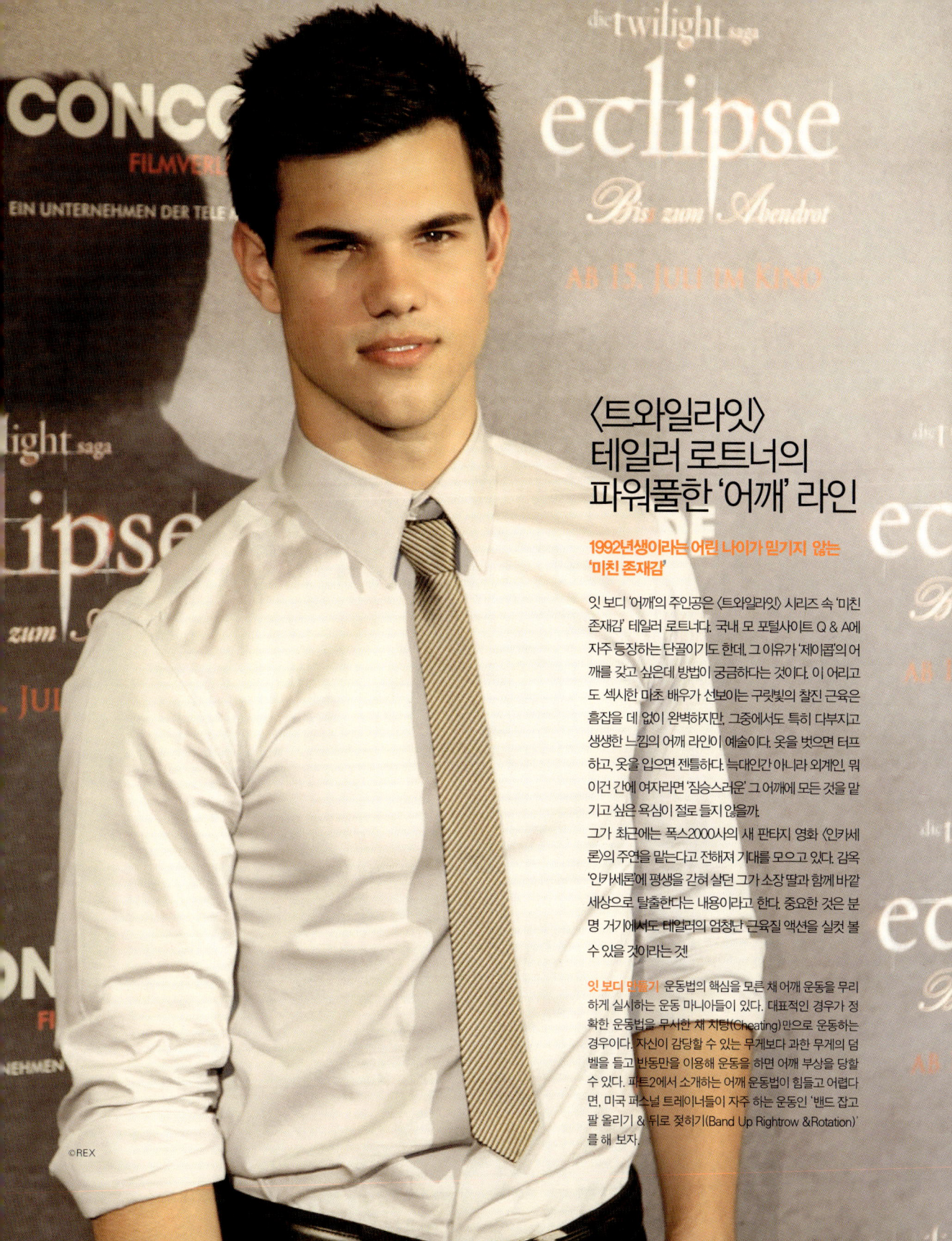

〈트와일라잇〉 테일러 로트너의 파워풀한 '어깨' 라인

1992년생이라는 어린 나이가 믿기지 않는 '미친 존재감'

잇 보디 '어깨'의 주인공은 〈트와일라잇〉 시리즈 속 '미친 존재감' 테일러 로트너다. 국내 모 포털사이트 Q & A에 자주 등장하는 단골이기도 한데, 그 이유가 '제이콥'의 어깨를 갖고 싶은데 방법이 궁금하다는 것이다. 이 어리고도 섹시한 마초 배우가 선보이는 구릿빛의 찰진 근육은 흠잡을 데 없이 완벽하지만, 그중에서도 특히 다부지고 생생한 느낌의 어깨 라인이 예술이다. 옷을 벗으면 터프하고, 옷을 입으면 젠틀하다. 늑대인간 아니라 외계인, 뭐 이건 간에 여자라면 '짐승스러운' 그 어깨에 모든 것을 맡기고 싶은 욕심이 절로 들지 않을까.

그가 최근에는 폭스2000사의 새 판타지 영화 〈인카세론〉의 주연을 맡는다고 전해져 기대를 모으고 있다. 감옥 '인카세론'에 평생을 갇혀 살던 그가 소장딸과 함께 바깥 세상으로 탈출한다는 내용이라고 한다. 중요한 것은 분명 거기에서도 테일러의 엄청난 근육질 액션을 실컷 볼 수 있을 것이라는 것.

잇 보디 만들기 운동법의 핵심을 모른 채 어깨 운동을 무리하게 실시하는 운동 마니아들이 있다. 대표적인 경우가 정확한 운동법을 무시한 채 치팅(Cheating)만으로 운동하는 경우이다. 자신이 감당할 수 있는 무게보다 과한 무게의 덤벨을 들고 반동만을 이용해 운동을 하면 어깨 부상을 당할 수 있다. 파트2에서 소개하는 어깨 운동법이 힘들고 어렵다면, 미국 퍼스널 트레이너들이 자주 하는 운동인 '밴드 잡고 팔 올리기 & 뒤로 젖히기(Band Up Rightrow &Rotation)'를 해 보자.

Your Body

내 보디 라인은 어떤 유형일까
지금, 내 체형을 체크하자

앞에서 저마다의 개성을 뽐내는 7명의 몸짱 스타들을 살펴봤다. 키는 작아도 환상적인 비율을 자랑하는 스타, 자신만의 타이틀과 같은 특별한 매력 부위를 완성한 그들의 매력을 느꼈는가. 이들 잇 보디의 공통점은 다름 아닌 '조화'다. 즉 자신이 가진 몸 각 부위의 장점과 단점을 정확하게 파악하고 그에 맞는 운동법을 통해 자연스러운 조화를 이끌어 낸 것이다. 마냥 부러워하고만 있을 필요는 없다. 지금 현재 자신의 체형을 정확하게 파악하고 그에 맞는 운동법을 찾는다면 당신도 잇 맨으로 거듭날 수 있다.

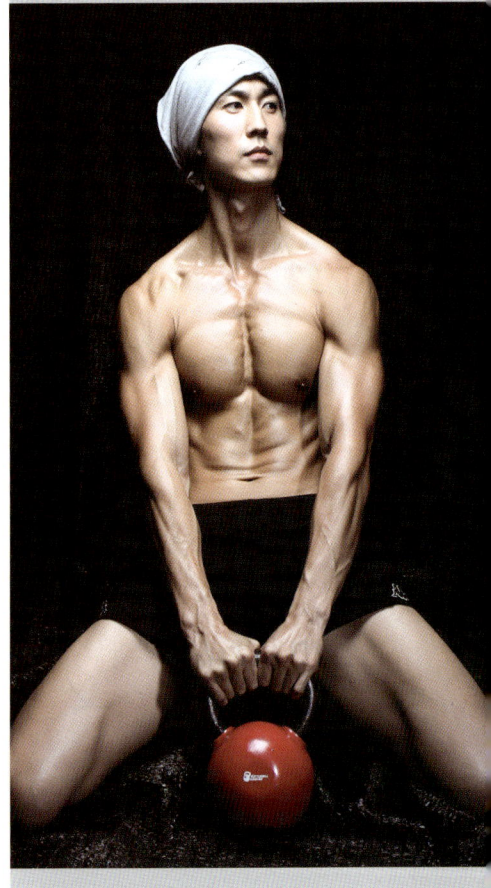

운동 전 잇 푸드
베이글, 아메리카노

운동 1시간 전에 베이글 1개와 아메리카노 1잔을 먹으면 근육을 자극시켜 근육이 소모되거나 손상되지 않는다. 이 식품들을 먹으면 소화·흡수가 빨라 운동 에너지가 효과적으로 발휘될 수 있도록 돕고, 글리코겐 수치가 급속히 떨어지는 것도 방지해 근육의 분해를 막고 성장도 촉진한다.

숫자로 체형 측정하기

그렇다면 지금 내 몸은 그들과 얼마나 다른 것일까? 굳이 거창하게 온몸에 기계를 달고 산소 마스크를 쓴 채 달리지 않아도 내 몸에 문제가 있는지 없는지 정도는 간단히 알아볼 수 있다. 몇 가지 계산법으로 몸의 상태를 알아보자.

표준 체중 계산법 간편하게 키와 몸무게를 가지고 자신에게 적당한 표준 체중을 알아내는 방법이다. 160cm인 사람이라면 (160−100)×0.9=54kg이다. 즉, 54kg이 가장 이상적인 체중이다.

체질량지수(BMI) 이른바 신체 질량 지수(Body Mass Index)는 키와 체중으로 비만도를 계산하는 방법이다. 의학적인 관점에서 저체중, 정상체중, 과다체중, 비만 등을 나누는 주요한 지표가 된다. 일반적으로 BMI 지수가 22일 때 가장 이상적인 체중이고, 동시에 질병이 없으며 건강하다고 알려져 있다. 25를 넘으면 고혈압, 고지혈증, 당뇨병 등 성인병 발병 가능성 역시 높아진다. 17 이하라면 지나친 지방 부족 상태로, 추운 날씨에 잘 적응하지 못하거나 머리털이 빠지고 피부 노화, 골다공증, 여성이라면 월경 이상(무월경증), 갑상선 기능 저하 등의 증상이 나타날 수 있다. 그러나 BMI지수는 키와 체중만으로 단순하게 계산한 것이어서 아쉽게도 근육과 지방을 구분할 수 없다. '근육맨'도 비만으로 나올 수 있고, 체중이 덜 나간다는 이유만으로 복부비만이 정상 범주에 들기도 한다.

비만도(WHR) 허리와 엉덩이 둘레로도 몸의 건강 상태를 알아볼 수 있다. 이른바 허리/엉덩이 비율(WHR: Waist/Hip Ratio)이다. 다시 말해 허리 사이즈를 엉덩이 사이즈로 나눠 그 비율을 재는 것이다. 체지방은 대개 사과 모양이나 서양 배 모양 두 가지 형태로 저장이 되는데, 사과 모양은 복부에, 배 모양은 엉덩이 둘레에 체지방이 축적된다. 복부에 체지방이 쌓이는 스타일이 엉덩이나 허벅지에 쌓이는 스타일보다 건강상으로나 미용상으로도 좋지 않다. 전체적으로 비만인 경우라면, 체지방 축적 위치나 WHR 비율에 관계없이 위험할 수 있다는 것을 기억하자. WHR 비율로 볼 때 남성은 1.0 이상, 여성은 0.8 이상이 될 경우, 복부에 지방이 많이 축적되어 있다고 판단한다.

이런 경우 당뇨병, 심장 질환, 심혈관계 질환, 고혈압 발병 가능성이 높다. 또, 비율과 관계없이 허리 둘레가 남성 102cm(40인치), 여성 88cm(35인치) 이상이라면 매우 위험하니 평소 허리 라인을 관리하는 일이 중요하다.

안정 시 심박수 측정법 운동을 시작하기에 앞서 몸의 체력을 알아보는 검사법이다. 우리 몸의 심박수를 측정하는 '안정 시 심박수 측정법'이다. '심박출량'은 1분 동안에 심장의 좌심실에서 뿜어내는 혈액의 양이고, '분당 심박수'는 1분 동안에 심장의 좌심실이 수축하는 횟수이다. 3일 동안 아침에 눈을 뜨자마자 맥박을 잰 후 평균을 내면 안정 시 심박수를 알 수 있다.

아침에 잠에서 깨자마자 편안한 마음으로 약 6초간 맥을 잰 후 맥박수에 10을 곱한다. 규칙적인 유산소 운동은 1회 박출량을 증가시켜 안정 시 심박수를 낮춘다. 안정 시 심박수가 낮으면 1회 박출량이 큰 것이며, 체력이 더 좋은 것으로 판단한다.

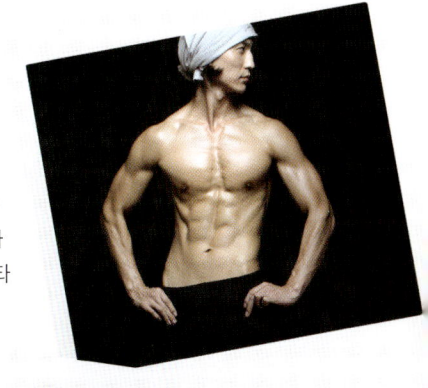

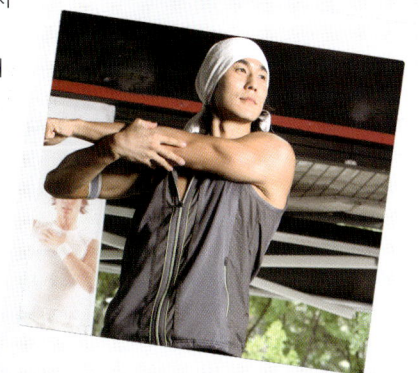

남성의 안정 시 심박수

나이 (세)	1분 동안 방출하는 혈액의 양						
	당신은 선수	훌륭해요	좋습니다	평균 이상	지극히 평균	평균 이하	부족합니다
18-25	49-55	56-61	62-65	66-69	70-73	74-81	82+
26-35	49-54	55-61	62-65	66-70	71-74	75-81	82+
36-45	50-56	57-62	63-66	67-70	71-75	76-82	83+
46-55	50-57	58-63	64-67	68-71	72-76	77-83	84+
56-65	51-56	57-61	62-67	68-71	72-75	76-81	82+
65+	50-55	56-61	62-65	66-69	70-73	74-79	80+

숫자로 체형 측정하기

표준 체중

① 남성 표준체중kg = (키cm − 100) × 0.9
   여성 표준체중kg = (키cm − 100) × 0.85
② 남성 표준체중kg = (키cm ÷ 100)² × 22
   여성 표준체중kg = (키cm ÷ 100)² × 21

심박수

$$BMI = \frac{체중(kg)}{신장(m)^2}$$

[예] 키 1m 80cm, 체중 75kg의 체질량 지수

$$\rightarrow \frac{75(kg)}{3.24(키의 제곱)} = 23.148$$

비만도

허리/엉덩이 비율(WHR)

$$= \frac{허리\ 길이(cm)}{엉덩이\ 길이(cm)}$$

안정 시 심박수

6초간의 맥박수 × 10

자기 체형 평가

자기 체형 평가 외출할 때마다 전신거울 앞에 서서 전체 실루엣을 살피지만, 그것은 옷의 코디 상태를 보는 것일 뿐! 정작 몸 자체의 스타일이나 균형미에 대해 심각하게 고민한 적이 있었는지 깊이 반성해 보자. 몸은 절대 거짓말을 하지 않는다. 사진에 담는 순간, 내 몸을 가장 객관적으로 바라볼 수 있을 것이다. 자기 체형 평가는 사진이나 동영상 등을 통해 몸을 객관적으로 바라보는 방식의 체형 평가 방법이다.

체형 평가 방법
1. 카메라로 뒷모습과 옆모습을 각각 찍는다. 촬영 시, 두 발 사이에 발 하나가 들어갈 만큼 벌리고 발끝을 맞추어 선다. 긴장을 풀고, 편안하게 촬영한다.
2. 좌우,앞뒤 균형과 체형을 본다. 좌우 대칭과 두개골과 경추 7번 견갑골 중심 그리고 꼬리뼈까지 선을 그릴 때 일자가 그려져야 한다. 앞뒤 균형은 귀 앞쪽을 기점으로 쇄골뼈 끝부분과 팔꿈치 중간을 지나 골반 뼈에서 무릎 중간을 통과하고 복사뼈까지 수직선이 그려져야 한다.

결과 앞뒤 좌우 모두가 일직선이 그려지지 않았다면!
- 본격적인 운동에 앞서 10가지 기본 스트레칭을 하루 3번씩 반복하라.
- 본격적인 운동 시작 전에 허리와 복부 운동부터 실시하라.
- 자주 걸어라! 가장 안정적으로 몸에 균형을 잡아 주는 것이 바로 걷기 운동이다. 보폭을 넓게 팔을 힘차게 휘두르며 걸어야 효과가 있다.
- 평소 닮고 싶은 스타일이 있다면 그 스타일과 같은 포즈로 카메라로 촬영하여 비교해 본다. 비교 분석해 결점을 알게 되면 운동 시 해당 부위에 대한 집중도를 높일 수 있고, 정체기 극복도 수월해진다.

진짜 체형은 옆 라인에 있다

복잡하고 결과에서도 큰 정확성을 기대할 수 없는 계산법에 굳이 매달릴 필요는 없다. 그건 그야말로 대강 판단하는 기준일 뿐이다. 피트니스 관련 책에서 주로 언급하는 배엽기원설, 그러니까 인체를 외배엽(마른형), 내배엽(비만형), 중배엽(근육질형)으로 구분하는 이론에 따르면 6세에 체형이 결정 난다고 한다. 하지만 우리가 체형을 판단하는 것은 20~30년이 지난 지금에 와서다. 타고난 체형보다는 잘못된 식생활과 생활습관으로 망가진 지금의 몸으로 판단 내리는 것이다. 살찐 이들이 늘 하는 말은 "난 본래 날씬했는데", "예전엔 몸 좋았는데"이다. 어느 누구도 예전부터 살이 많았다는 말은 하지 않는다. 대부

분 어린 시절에는 심각할 정도로 살이 많이 찌지 않는 게 사실이다. 타고난 것이 아니라 후천적, 환경적 요인에 의해 '이미 바뀌어 버린' 지금, 다시 시작하자! 순수하게 지금의 몸으로 판단하는 것이다.

왜 옆 라인인가?

많은 책이 앞모습을 이야기하지만 몸의 건강 상태와 스타일을 한꺼번에 보여 줄 수 있는 것은 바로 '옆 라인'이다. 머리에서 가슴, 배, 엉덩이, 다리로 이어지는 옆 라인을 보면 문제점과 해결점을 동시에 발견할 수 있다. 그 기준은 시쳇말로, 들어갈 데 들어가고 나올 데 나온 아름다운 옆 라인이다.

우리나라 남성들의 대표적인 옆 라인을 7가지로 구분했다. 여러분도 자신이 어떤 유형과 가장 비슷한지 살펴보고, 함께 해결점을 찾아보길 바란다.

※ 각 타입별 운동 프로그램과 식이요법은 파트 3에서 본격적으로 제시하기로 한다.

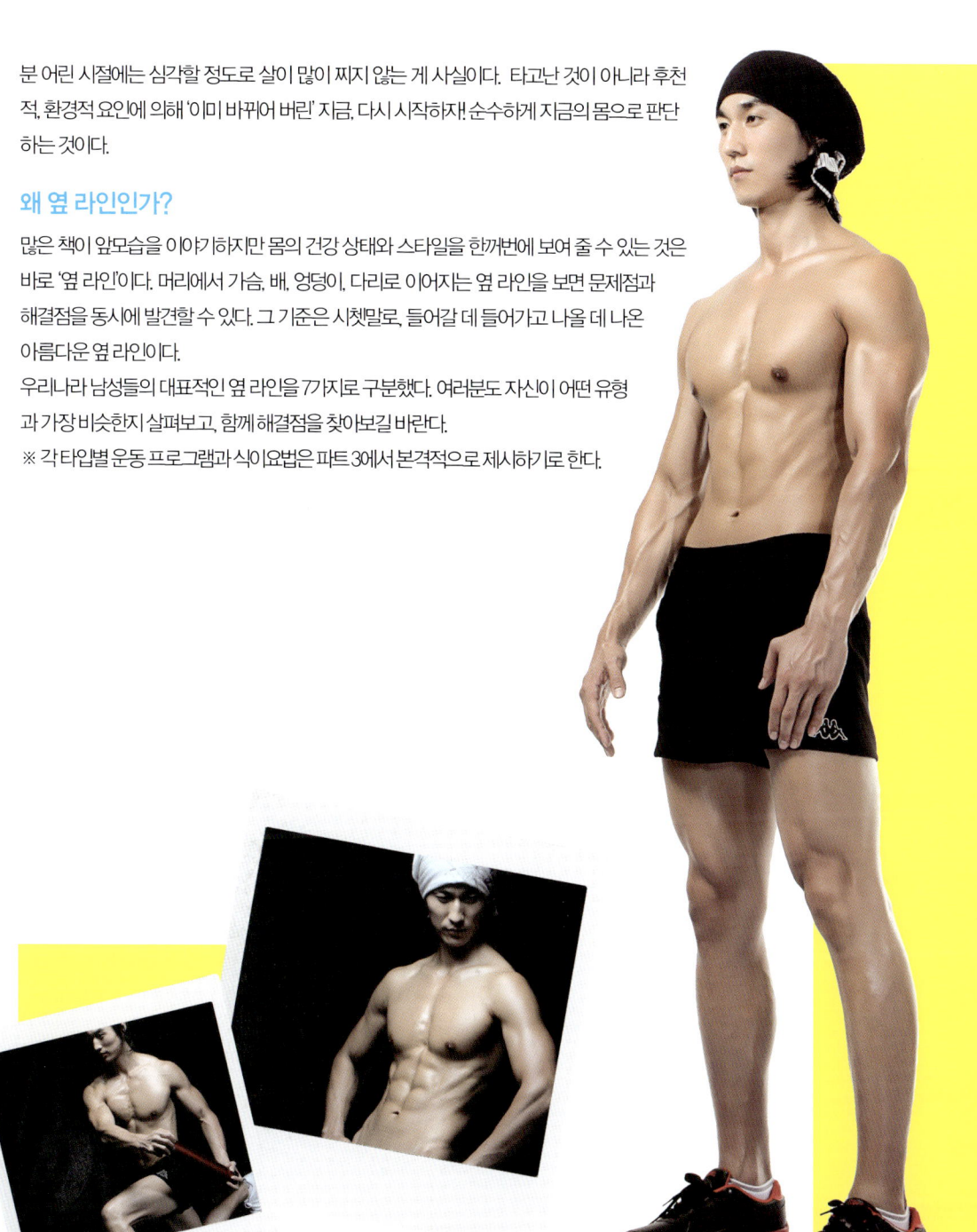

옆 라인별 체형 분류

Type 1

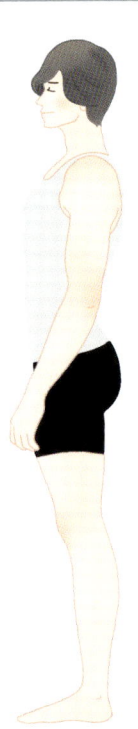

대문자 'I'형
슬림한 몸매에 적당한 근육

대문자 I의 슬림한 모습 그대로다. 조금 마른 듯하며 슬림한 몸매를 가진 남자. 말랐지만 허약해 보이지는 않는다. 요즘 주변에서 흔히 볼 수 있는 20대 남성들의 모습이기도 하다. 팔다리가 길어서 날씬해 보이고, 몸의 비율도 적당해 슈트를 입었을 때 젠틀해 보인다. 크게 드러내지는 않지만 꾸준히 자기관리를 하는 타입이다.

슬림한 몸이지만 의외로 열심히 헬스를 즐기고 있을지도 모른다. 7개 타입 가운데 가장 바람직한 체형이기도 하다.

운동 처방 전체적으로 균형미 넘치고 나무랄 데 없는 체형이지만 등 근육을 중심으로 엉덩이에서 종아리까지 이어지는 백 라인 근육은 부족한 편이다. 등산, 30분 뛰기 등 전신 운동 혹은 등허리, 엉덩이 등 백 라인을 중심으로 한 운동에 더욱 집중한다면 보다 멋진 보디 라인을 가질 수 있을 것이다.(180쪽 참고)

Type 2

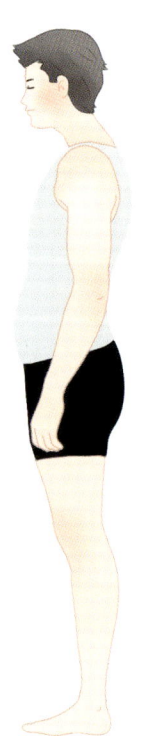

소문자 'b'형
마른 비만형

마른 몸에 ET처럼 배만 볼록하게 나온 스타일. 소문자 b를 닮은 전형적인 마른 비만형이다. 겉으로는 별 문제 없어 보이지만 윗옷을 벗었을 때 본격적으로 문제가 드러난다. 이 유형은 유독 뱃살을 찌우는 못된 습관을 갖고 있는 경우가 많다.

복부만 두껍고 상대적으로 팔다리는 날씬하다. 특히 하지가 매우 얇아서 남성 호르몬인 테스토스테론 분비가 점점 줄어들고, 반대로 복부에는 지방이 계속해서 쌓이기 때문에 향후 대문자 R형으로 실시하게 된다.

운동 처방 넘치는 의욕만큼 몸이 따라 주지 않기 때문에 막상 운동을 시작하고도 쉽게 포기했던 경험이 많을 것이다. 이 타입은 유산소 운동을 통해 전반적인 체지방을 감소시키는 것이 우선이다. 이런 유형에는 이른바 어깨가 좁은 '어좁남'이 많은데 이를 커버하기 위해서는 전신 운동인 데드 리프트와 어깨 전체 운동인 업라이트 로우를 하는 것이 좋다. 몸통과 얼굴 크기에 맞는 적당한 어깨라인을 만들 수 있을 것이다.(184쪽 참고)

대문자 'R'형
부실한 하체와 늘어진 뱃살

대문자 R자처럼 배는 불룩 나와 있고, 하체는 부실하다. 굽은 등에 힘없는 하체, 연약한 허리, 얇은 팔다리가 R형의 전반적인 특징이다. 운동을 전혀 하지 않는 대한민국 중년남성을 상징하는 체형이다. 이들은 운동을 하고 싶어도 기본적인 체력이 약하기 때문에 절반쯤은 기계의 힘을 이용한, 반자동 운동이 적당하다.
추천 운동은 사이클. 무리하게 힘들이지 않으면서 운동하는 맛을 느낄 수 있기 때문이다. 운동에 재미를 느꼈다면 차츰 수영, 야구, 필라테스, 요가 등으로 옮겨 가는 것이 좋다.

운동 처방 등과 허리, 팔다리 힘이 약하다고 해서 곧바로 그것을 키우는 운동을 실시하면 무리가 따른다. 대신 작은 근육을 먼저 깨우는 코어 근육 단련을 시도하자. 덤벨 등을 사용한 과도한 운동이 아닌 짐볼, 밴드 운동 등이 좋다. 이러한 운동들로 허리와 복부, 골반 주변의 근육을 단련할 수 있다.(190쪽 참고.)

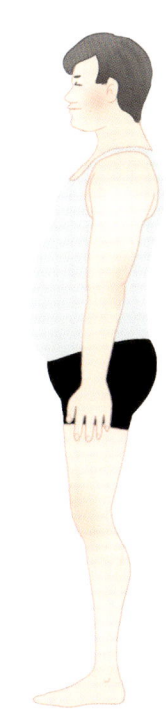

대문자 'B'형
가슴까지 살이 오른 아기돼지 스타일

B자 모양 그대로 뱃살을 넘어 가슴까지 살이 오른, 전형적인 '뚱보' 스타일이다. 딱 정형돈의 몸매다. 이런 타입은 생활습관을 먼저 반성해야 한다. 걸핏하면 자리에 눕고, 먹고 바로 자는 것 등이 일상으로, 복부에 체지방이 지나치게 쌓이다 보니 배를 넘어 가슴 위까지 살이 번진 것이다. 하지만 절망은 금물이다.
유산소 운동만 꾸준히 해 줘도 7개 타입 가운데 가장 먼저 몸의 변화를 느낄 것이다. 모든 취미생활을 운동으로 바꾸는 것은 물론, 살을 빼기 위한 시간을 따로 만들어 집중하라.

운동 처방 뚱뚱하지만 기초대사량은 높고, 대신 심폐 기능은 매우 떨어져 있는 경우가 많다. 이런 경우 운동을 '짧고 굵게' 실시하는 것이 좋다. 추천 운동은 하지·전신 운동인 계단 달리기로, 계단을 뛰어 올라가고 내려올 때는 걸어 내려오는 형태다. 아침 공복에 물 한 잔 마시고 바로 시작한다. 운동 시간은 15~30분이 적당하다.(194쪽 참고.)

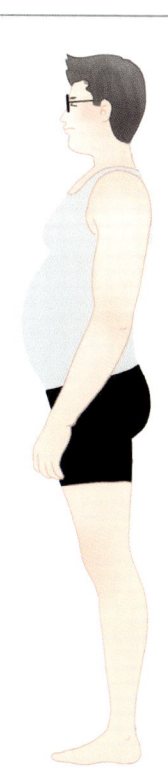

옆 라인별 체형 분류

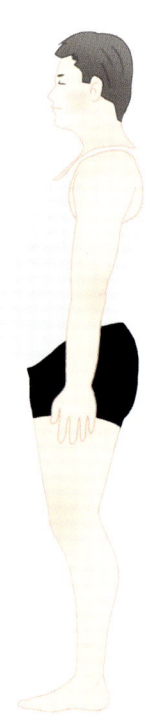

Type 5

과도한 'S'형
땀 흘리는 거대 덩치

큰 덩치에 과한 허리 만곡을 보이는 체형으로 대문자 S를 닮았다. 살집이나 잘못된 습관 등으로 인해 허리에 과도한 굴곡이 생기고 등이 굽어 생긴 자연스럽지 못한 S 라인이다. 이로 인해 허리와 어깨, 목은 스트레스를 달고 있다. 몸에 열이 많고 위장과 소화계에도 스트레스가 발생해 항상 식은땀을 흘리고, 깊은 잠도 들지 못한다.

스트레스를 받을 때 인체는 과식과 폭식을 일삼는 경향이 있는데, 이 타입 역시 그러하다. 복근 운동을 시도했다가는 오히려 심각한 허리 통증을 유발할 수 있으므로 근육보다는 먼저 식이요법 등을 통해 슬림한 몸을 만들기 위해 노력해야 한다.

운동 처방 식탐을 버리고 소식해야 한다. 스파인 브리지, 힙을 조이는 힘과 등 근육을 안정화시키는 운동을 추천한다. 이런 운동은 몸의 피로도를 낮추고 다른 운동을 할 수 있는 바탕을 마련해 준다. 초반 3개월간은 운동보다 식단 관리를 철저히 한다. 이후에는 일반적인 웨이트 트레이닝으로 옮겨 간다.(198쪽 참고.)

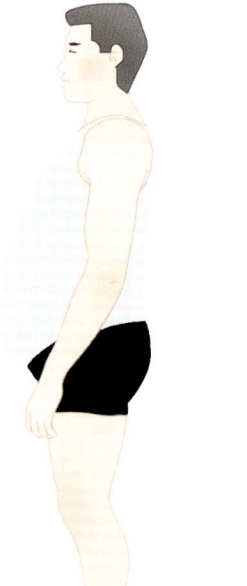

Type 6

대문자 'D'형
고칼로리로 채운 풍선 같은 배

알파벳 D를 보라. '꿀단지' 배가 떠오르지 않는가? 이 타입은 과식, 폭식, 폭음으로 인해 이미 윗배까지 불룩해진 상태다. 배 사이즈 자체도 큰 데다 나올 대로 나와 버린 윗배가 딱딱해져 임산부처럼 등허리를 뒤로 젖히게 된다. 이로 인해 다리는 자연스레 팔자가 되고, 심각한 배 사이즈 때문에 윗몸 일으키기도 하기 힘들다.

겉으로 보이는 상황보다 속 상황은 더욱 심각하다. 내장지방이 이미 뱃속을 빵빵하게 채운 상태로, 체중 감량에 가장 시간이 많이 걸리는 유형이다.

운동 처방 윗배까지 단단해져 폐도 압박을 받기 때문에 늘 숨이 차며 쉽게 피로를 느낀다. 피로감을 없애기 위해 몸에서는 계속 단 음식과 자극적인 음식, 술, 고기 등을 필요로 하는 악순환이 발생한다. 이를 막기 위해서는 우선 몸이 땀을 흘려야 한다. 복근 운동을 하기 전에 기계의 도움을 받아 실시하는 스피닝, 가벼운 조깅 등을 통해 기초 체력을 단련해야 한다. 동작은 최소화하면서도 운동에 대한 인내심을 기를 수 있는 필라테스, 요가 등의 정적인 스트레칭과 반신욕도 추천한다.(206쪽 참고.)

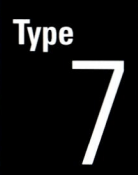

소문자 'i'형
키가 작고 어깨가 좁은 스타일

지나치게 평범해 특징 없는 몸이다. 전반적으로 하체가 짧고 상체는 길며, 키도 작아 몸 자체에서는 특별한 개성을 찾을 수 없다. 때문에 어떤 옷을 입어도 스타일이 나지 않고, 스스로 시선을 분산시킬 수 있는 액세서리에 관심이 많다. 남자다운 모습이나 섹시함 역시 부족하다. 너무 오랫동안 무난하고 평범한 몸으로 생활하다 보니 변화가 필요한지조차 잘 모르는 경우가 많다.

그러나 변화는 필요하다. 짧은 하체를 길게 만드는 것은 불가능하지만, 대신 상체를 다부지게 만들어 티셔츠 하나를 걸쳐도 멋져 보이게 만들 수 있다.

운동 처방 빠른 시간 내에 변화를 가져올 수 있는 가슴 운동과 하체 운동을 집중적으로 트레이닝하여 자신감을 회복하자. 가슴 키우는 운동을 중점적으로 실시한 후 가슴과 등 부위를 겨냥한 세트 운동을 실시한다. 팔이 너무 두꺼워지지 않도록 주의하면서 부족한 부위를 강화하는 운동을 계속적으로 실시한다.(210쪽 참고.)

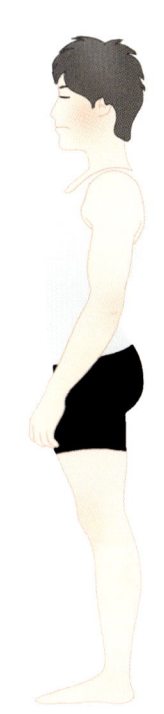

운동, 하루 중 언제 해야 하나? 아침이냐 저녁이냐, 그것이 문제로다
운동을 시작하기에 앞서 많은 이들이 반드시 이 고민에 빠진다. 나는 언제 운동해야 할까? 자신의 생활 패턴에 맞춰 결정하자.

굳어 버린 '내근족'
사무직은 지나친 PC 사용으로 몸은 경직될 대로 경직되어 저녁이 되면 무기력 상태에 빠진다. 이때 강제로 운동을 실행하면 무기력은 더 심해지고 피로도 역시 급격히 올라간다. 아침 운동을 하면 하루 종일 대사가 원활해지면서 편두통, 소화불량, 스트레스성 식탐으로부터도 해방될 수 있다.

밤낮 바뀐 '올빼미족'
밤에 일하고 낮에는 쉬는 올빼미족들은 생활 특성상 퇴근 후 잠이 들었다가 허기가 몰려올 때 잠에서 서서히 깨게 되는데, 충분히 쉬었다기보다는 배고파서 눈을 뜰 때가 많다. 이때 우유 한 잔이나 과일을 먹고 바로 운동을 시작하는 것이 좋다.

무규칙 '프리랜서'
자유로운 직업을 가진 사람들이 가장 나태해지기 쉬운 시간은 점심을 먹고 난 직후다. 점심을 먹고 1시간 휴식을 취한 후 운동을 시작하면 운동에 활력을 불어넣어 이후의 시간을 더 생기있게 보낼 수 있다.

여유로운 '대학생'
학생들은 시간이 자유롭고, 앉아 있는 시간도 많고, 밤에 깨어 있어야 할 때도 많다. 이들에게 가장 좋은 운동 시간은 저녁 식사 전 오후 3~5시다. 호르몬 작용으로 인해 대사활동이 더없이 원활해져 몸이 더욱 건강해질 것이다.

It Body _ Step Two

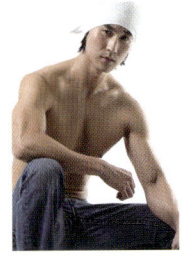 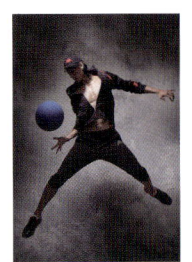 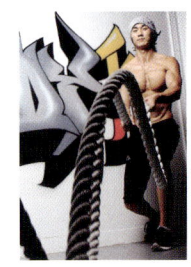

Light
Your Body

어떤 운동이라도 준비 운동(워밍업), 본 운동, 정리 운동의 순서를 벗어날 수는 없다. 귀찮거나 마음이 급해서, 혹은 익숙하다고 무시하면 반드시 우리 몸에 독으로 돌아온다. 더욱이 체중이 많이 나가는 경우라면 관절이나 인대가 상하는 등 부상의 위험까지 높아지고, 운동 후 쉽게 피로해지며, 이로 인해 운동을 점점 싫어하게 될 수도 있다. 안전하게, 즐겁게 운동하기 위해 워밍업과 스트레칭, 쿨다운을 잊지 말자.

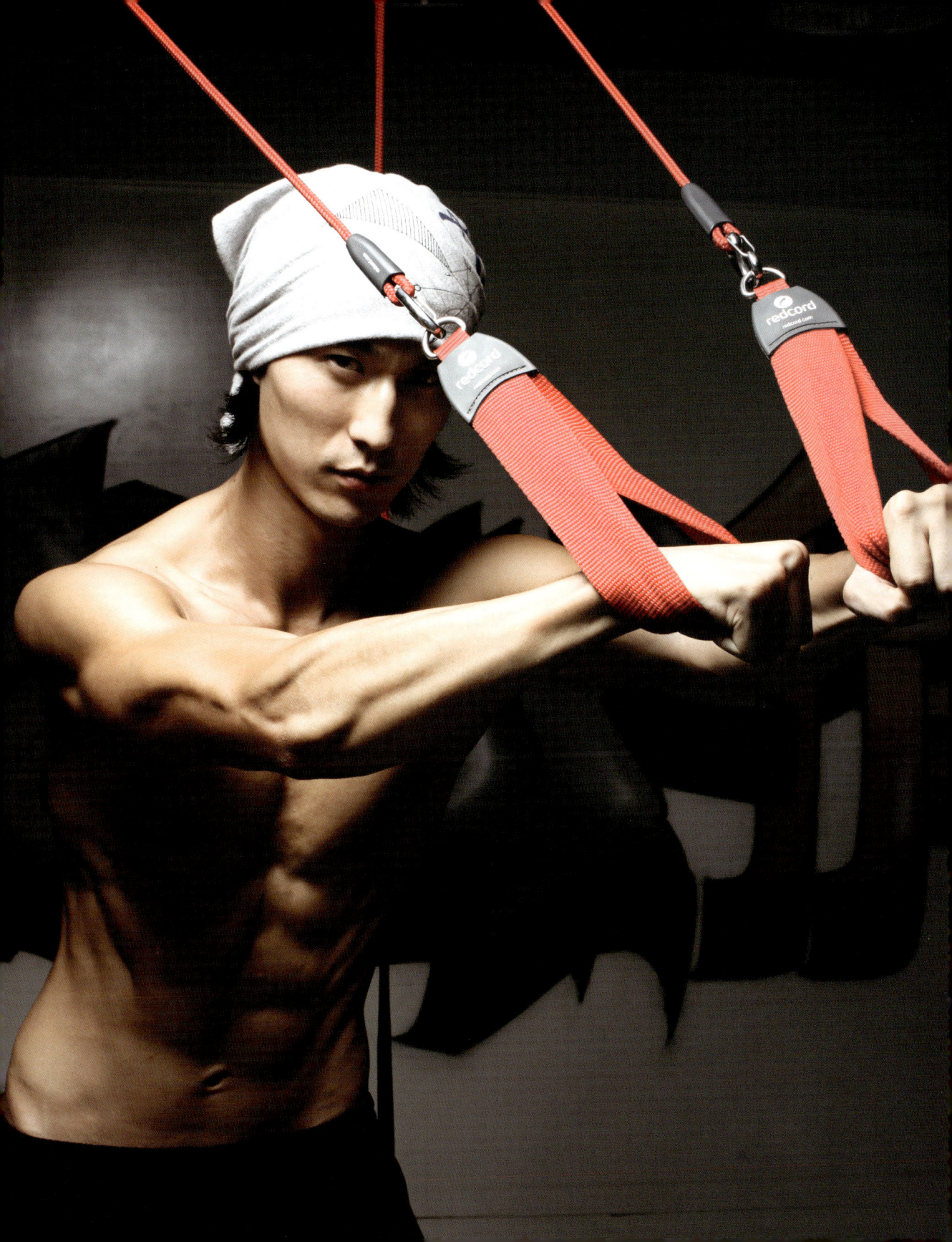

Warming Up

운동에도 처음과 끝이 있다

최고의 자동차에도 예열이 필요하다

제아무리 성능 좋은 자동차라도 예열은 필수다. 수축된 엔진을 풀어 주지 않으면 쉽게 고장을 일으키기 때문이다. 자동차의 엔진을 부드럽게 데우듯 인체도 운동 전에 근육을 데워 본 운동에 들어갈 준비를 하는 것, 그것이 바로 워밍업이다. 잠자는 심장을 깨워 강한 운동을 할 수 있는 상태로 만드는 것이다.

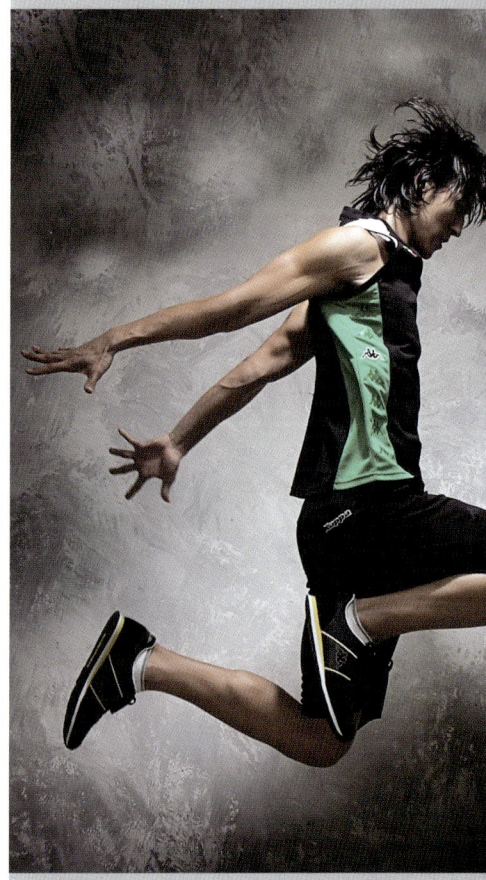

근육을 데워라!

제대로 운동하고 싶다면, 운동 전을 기억하라!
운동 전에 워밍업과 스트레칭을 하면 몸에서 열이 나면서 뼈와 연골, 힘줄, 피부 등에 있는 콜라겐이 부드러워져 우리 몸을 보호한다. 워밍업 동작 후에는 심장에 무리가 가지 않게 심장에서 먼 부위인 발목→무릎→허벅지→허리→옆구리→어깨→목→전신 순서로 한다.

워밍업의 종류
조깅은 물론 계단 달리기, 제자리 뛰기, 팔 벌려 뛰기, 줄넘기, 섀도복싱 등이 있다. 강도는 낮으면서 근육이 아닌 몸 전체의 탄력을 이용해 몸을 움직이는 동작

운동 후 몸을 가볍게 하는 스타일 푸드

운동 후에는 즉시 영양을 보충해 근육 손실을 막고, 성장이 더 빠르게 일어나게 하자. 시리얼, 포도주스 등의 식품으로 탄수화물 70~90g을 섭취하고, 단백질 필요량을 위해 계란 흰자, 생선 등으로 단백질 30~45g도 섭취한다. 이렇게 하면 운동하는 동안 소모된 글리코겐을 다시 채울 수 있어 인슐린 수치를 높이고, 근육 성장을 재가동할 수 있게 된다.

들이어서 효과가 좋다. 얼굴빛이 붉어지면서 이마에 땀방울이 하나둘씩 맺히기 시작했다면 워밍업이 잘 된 것이다. 심박수를 쟀을 때 120~140 정도가 적당하다.

심박수 재는 법 왼손을 오른손 맥 짚는 부분에 살포시 얹고 잠시 손끝에 집중해 맥이 뛰는 횟수를 센다. 6초 동안 몇 번 뛰는지 확인한 후 10을 곱한 것이 자신의 심박수다.

제자리 뛰기 Jumping

쉬워 보이지만 그 효과만큼은 결코 무시할 수 없는 동작이다. 호흡기와 순환기에 강한 자극을 주는 이 전신 운동은 짧은 시간에 최대의 열량을 소모해 체지방 분해에 도움을 준다. 그러나 운동 효과를 높인다고 아령을 들고 뛰면 어깨와 무릎 관절에 부담을 줄 수 있으니 피하는 것이 좋다.

1 무릎은 배꼽 위치까지 올리고, 발뒤꿈치가 바닥에 닿지 않게 하면서 제자리에서 까치발로 뛰는 동작이다.
2 뛰면서 간격이 벌어지지 않게 한다. 팔 동작은 100m 달리기를 하듯 크게 앞뒤로 발동작에 맞춰 흔들어 준다. 60보 뛰고 10보 걸으면 1세트. 10세트 반복한다.

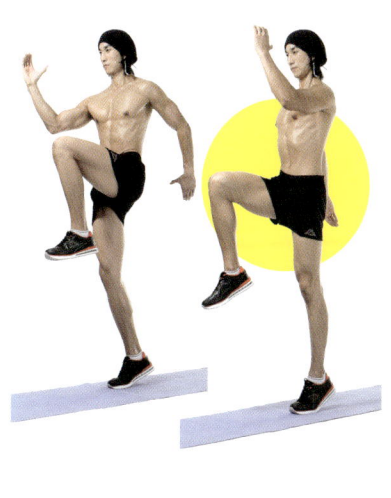

팔 벌려 뛰기 Half Jumping Jack

팔 벌려 뛰기는 특히 어깨 관절을 보호하는 데 좋은 준비 운동이다. 양다리는 바짝 모으고 양팔은 나비처럼 유연하게 움직인다.

1 발은 어깨 너비만큼 11자로 선후 팔을 위로 뻗으며 박수를 친다. 상체는 최대한 힘을 빼 훨훨 날아가는 나비처럼 부드럽고 자연스러워야 한다.
2 가벼운 동작이므로 쉬지 않고 500회 실시한다.

Point 종아리 힘이 약하면 팔 벌려 뛰기를 하는 동안 몸이 점점 뒤로 빠지게 된다. 한 공간을 지정하여, 그 공간을 벗어나지 않도록 컨트롤하면 워밍업 효과가 더욱 상승한다.

섀도복싱 Shadow Boxing

복싱선수처럼 허공에 주먹을 뻗는 운동법이다. 처음 시작할 때는 어색하고 느낌도 잘 오지 않지만 하루이틀 하다 보면 당장 복싱클럽에 등록해 스파링을 하고 싶은 욕구가 치솟을 것이다.

워밍업 운동 가운데 가장 추천하고 싶은 방법이다. 양손에 소프트볼이나 1kg짜리 아령을 들고 실행하면 좀 더 다이내믹하고 효율적으로 근육을 데울 수 있다.

1 방법은 간단하다. 눈을 감고 평소 자신이 미워하는 사람을 상상하며 주먹을 쥐어라.
2 이제 눈을 뜨고 눈앞에 상대방이 있다고 상상하면서 복서처럼 주먹을 뻗어라. 1라운드당 1분씩 총 5라운드를 5분간 실시한다.

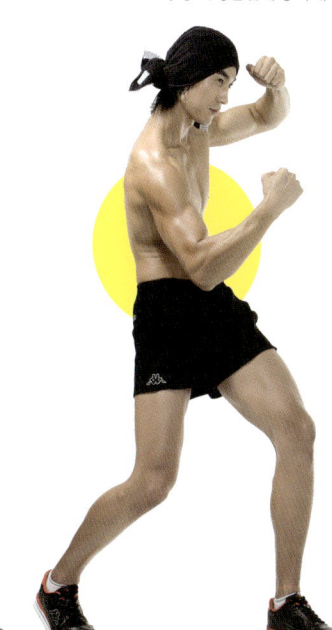

몸짱이 되고 싶다면 스트레칭 도사가 돼라!

스트레칭은 관절의 가동 범위를 정상 범위로 만들기 위한 예비 동작이다. 운동 전 스트레칭은 뭉친 근육을 풀어 줘 피로를 유발하는 젖산이 덜 쌓이도록 하며, 부상을 예방한다. 또, 근육을 데우는 워밍업 역할도 해 몸이 본운동에 쉽게 적응하도록 돕는다. 운동이 끝난 후에도 스트레칭을 해야 한다. 운동이 끝났음을 몸에 알리면서 운동하는 동안 긴장된 근육들에게 휴식 신호를 내리는 것이다. 20분 정도 충분한 시간을 갖고 스트레칭하며, 근육을 진정시키기 위해 한 동작당 30초에서 1분 정도로 실시한다. 만약 고강도의 운동이 아닌데도 운동 후 손발이 떨리고 사지가 아프거나 얼굴이 붉어지거나 편두통이 온다면 스트레칭을 제대로 하지 않았다는 신호다. 동작당 10~30초 정도로 실시하며, 총 10분 미만으로 잡는다.

기본 스트레칭법 10가지

스트레칭에 특별한 기술은 필요 없다. 간단한 동작으로 몸의 각 부위별 근육을 충분히 늘이고 당겨 주기만 하면 OK. 운동 중에라도 뻐근함이 느껴진다면 틈틈이 스트레칭을 해 근육을 풀어 주도록 한다. 한결 가뿐해진 기분을 만끽할 수 있을 것이다. 기본 스트레칭 동작법 10가지를 익혀 보자.

전신
몸 전체의 근육을 풀어 준다.

운동법 양발을 골반 너비로 선다. 양손을 깍지 끼고 양팔을 하늘 향해 뻗고 좌우로 3초씩 버틴다.

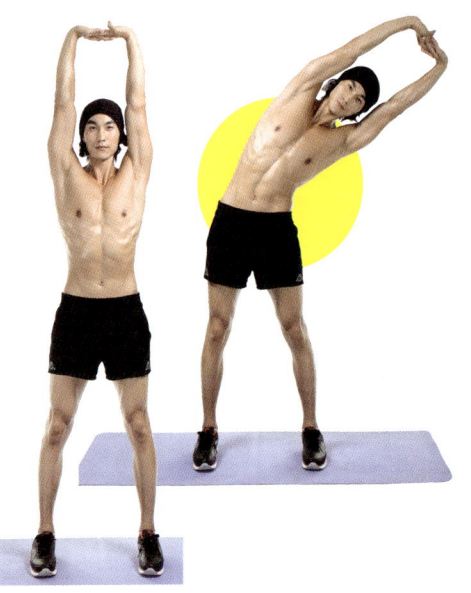

어깨, 팔 뒤쪽
등, 어깨·팔 뒤쪽을 풀어 준다.

운동법 양발을 골반 너비로 선다. 양팔을 열십자로 만들어 감싸 안은 팔을 몸통 쪽으로 잡아당겨 반대쪽 어깨를 스트레칭한다. 10~20초 버틴 후 반대쪽도 마찬가지로 한다.

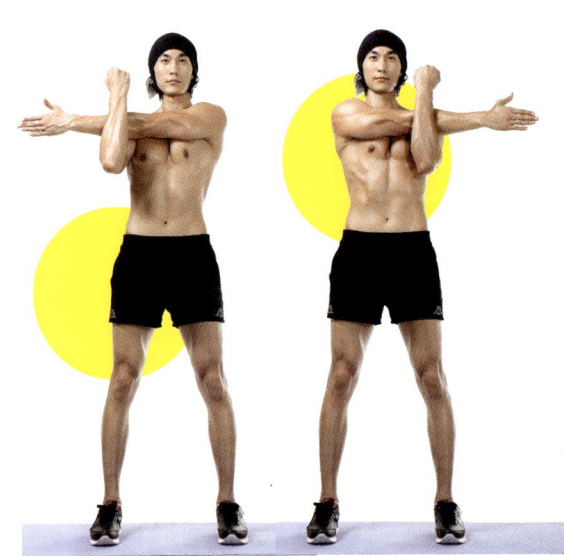

백 라인 전체

가슴, 어깨, 등허리, 허벅지 뒤쪽을 풀어 준다.

운동법 양발을 골반 너비로 벌리고 선다. 양손을 등 뒤로 깍지 끼고 가슴을 편다. 고개를 숙이며 상체를 밑으로 깊게 숙인다. 심호흡 3회 후 천천히 상체를 든다.

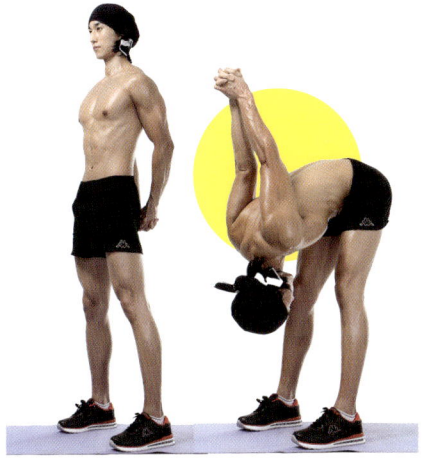

목

어깨 뒤쪽, 목 근육을 풀어 준다.

운동법 양발을 골반 너비로 벌리고 선다. 오른손으로 반대쪽 측두골을 지그시 당기며 누른다. 심호흡하며 10~20초간 긴장을 풀어 준다. 반대쪽도 마찬가지로 한다.

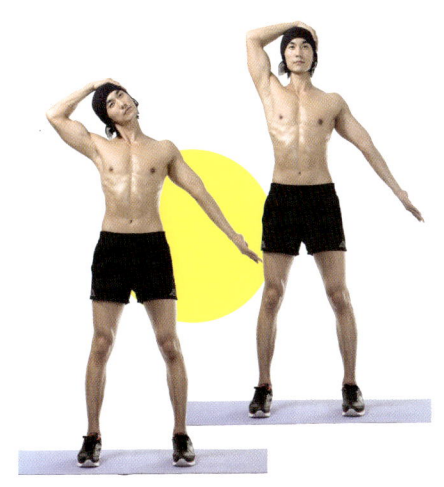

대퇴사두근

허벅지 앞쪽 근육을 풀어 준다.

운동법 오른손으로 오른쪽 발등을 잡고 발뒤꿈치를 힙에 밀착시킨다. 이때 무릎 사이는 붙이고 10~20초간 버틴다. 반대쪽도 마찬가지로 한다. 발목이 약한 사람들에게 추천한다.

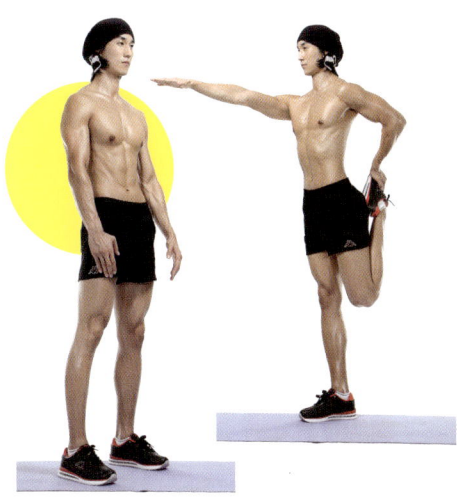

허벅지 뒤쪽, 엉덩이

허벅지 뒤쪽, 엉덩이 근육을 풀어 준다.

운동법 양발을 골반 너비로 선다. 양손은 자신의 발목을 잡고 고개를 숙인 채 잡아당기며 스트레칭한다. 심호흡 3회 실시 후 서서히 일어난다.

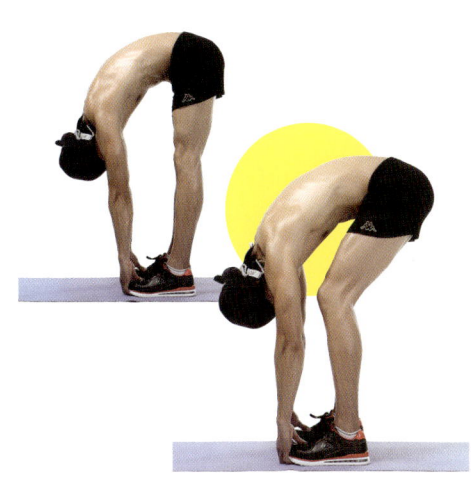

엉덩이

엉덩이와 허벅지 안쪽 근육을 풀어 준다.

운동법 왼발을 오른쪽 무릎에 걸치고 양손을 바닥에 댄다. 둔근이 땅기는 것을 느끼며 스트레칭한다. 3회 심호흡한다. 서서히 일어나 반대쪽도 마찬가지로 한다.

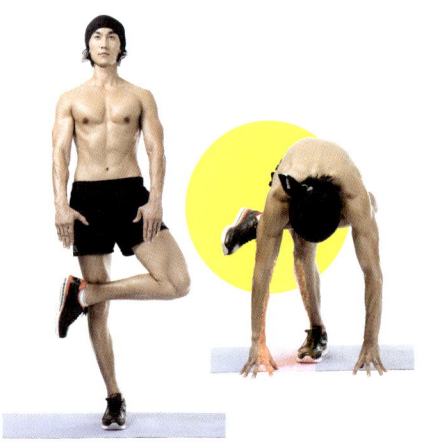

사타구니

허벅지 안쪽 근육을 풀어 준다.

운동법 왼쪽 다리를 옆으로 길게 뻗고 앉아 오른쪽 다리에 체중을 싣는다. 양손은 바닥에 대고 고개를 숙이며 최대한 뻗는다. 10회 심호흡한다. 반대쪽도 마찬가지로 한다.

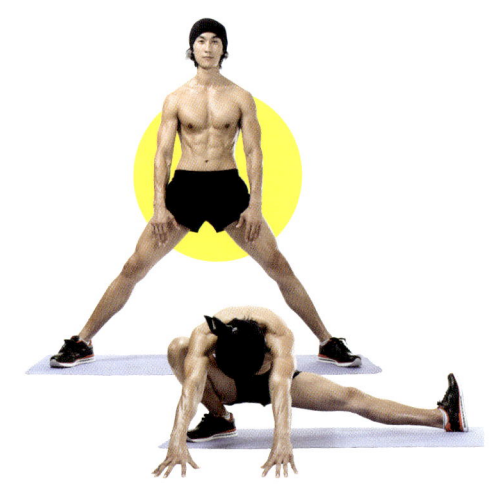

종아리

종아리 근육을 풀어 준다.

운동법 양손을 왼쪽 무릎 위에 대고 오른쪽 다리를 길게 뒤로 뺀다. 종아리가 당기는 것을 느끼며 스트레칭한다. 10~20초간 버틴다. 반대쪽도 마찬가지로 한다.

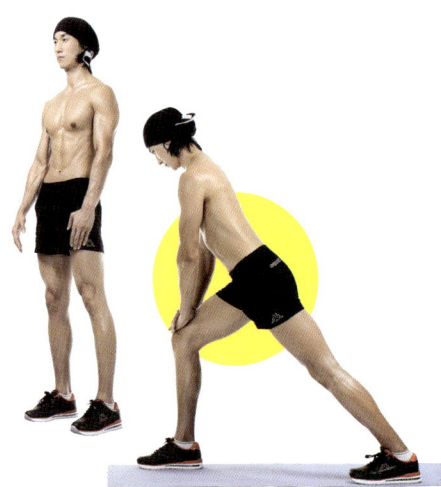

릴랙스

마무리 동작으로 근육의 긴장을 풀고 몸 전체를 편안히 쉬게 한다.

운동법 엎드려 바닥에 배를 깔고 팔을 편 채 10회 심호흡한다.

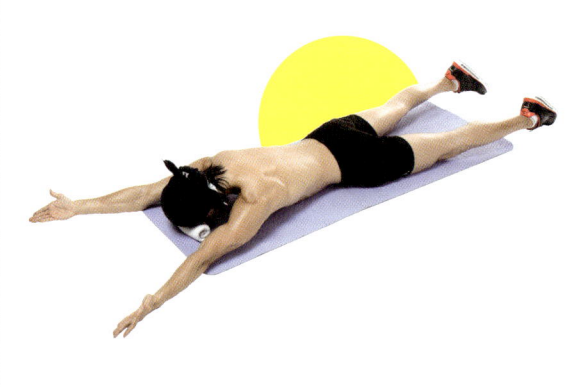

운동 후 반드시 쿨다운!

뜨거워진 근육을 차갑게 식혀라

운동 전후에 실시하는 스트레칭이 근육의 긴장을 풀고 부상 예방을 위해 꼭 필요하다면, 쿨다운은 운동으로 뜨거워진 근육을 식히는 마무리 운동이다. 심장혈관 시스템에 가해진 스트레스를 줄이고, 다리 근육을 이완시켜 몸과 마음을 편안하게 만들어 준다. 근육 결림이나 통증을 막고 피로감을 최소화할 수 있다. 워밍업이나 본 운동만큼 쿨다운 역시 중요하다. 충분한 시간과 여유를 갖고 실시한다.

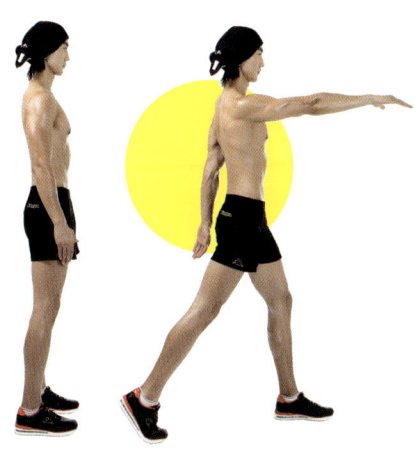

기본 워밍업

워밍업과 마찬가지로 가볍게 달리기나 천천히 걷기, 뒤로 걷기 등 가벼운 유산소 운동을 5~10분간 함으로써 몸속에 쌓인 젖산을 분해하는 데 도움을 주고, 스트레칭으로 긴장된 근육을 풀어 준다.

기본 스트레칭법 역시 한 동작당 30초씩 실시한다. 호흡이 굉장히 중요한데, 숨은 반드시 코로 깊게 들이마시고 입으로 내쉬어야 한다. 스트레칭을 다 마친 후에는 몸이 가벼워지는 동시에 처지는 느낌이 올 것이다. 이때 요가에서 말하는 송장 자세를 취하며 눈을 지그시 감아 3분간 복식호흡하면, 2시간 잠을 잔 듯한 효과를 볼 수 있다.

천천히 걷기 Walking

몸 전체 근육에 에너지를 전달한다.

▶ 운동이라는 생각보다는 근육을 완전히 쉬게 하고, 고요하게 만든다는 느낌으로 편안히 걷는다. 5~10분간 걷는다.

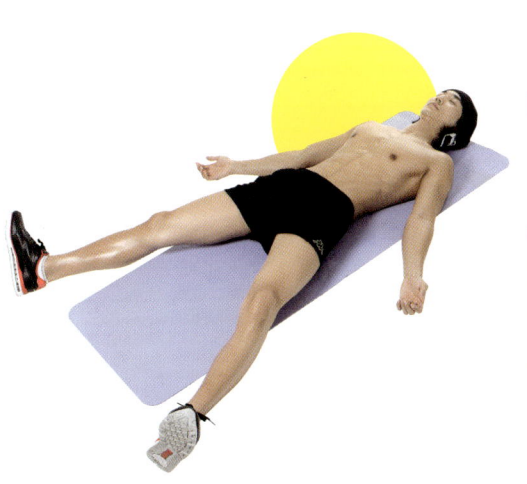

송장 자세 취하기 Lay

송장 자세를 취할 때는 주변이 어둡고 조용해야 좋다. 수건으로 눈을 가리는 것도 좋다. 3분이 지나고 눈을 떴을 때 한기가 느껴지면 제대로 된 것이다. 따뜻한 물 한 잔을 마시면 더욱 좋다.

▶ 신발을 벗고 매트 위에 누워 팔다리를 최대한 편안하게 늘어뜨린다. 손바닥은 천장을 향하고, 눈을 감는다. 배가 볼록하게 튀어나올 만큼 서서히 코로 깊은 숨을 들이마신다. 더 이상 들이마실 수 없을 정도가 됐을 때 4초간 호흡을 정지한다. 곧바로 마치 호흡의 봇물이 터져 나오듯, 배부터 푹 들어가도록 호흡을 내뿜는다. 몸속에 공기가 하나도 남지 않은 느낌이 들 때까지 온몸을 쥐어짜듯 호흡을 내뿜는다. 이와 같은 방법을 3분간 반복한다. 아마도 1분이 지나면 자신도 모르게 스르르 곯아떨어질 것이다. 이후에는 편안하게 호흡하면서 몸이 바닥으로 푹 꺼져 들어가는 것을 느껴라.

Basic Excercise

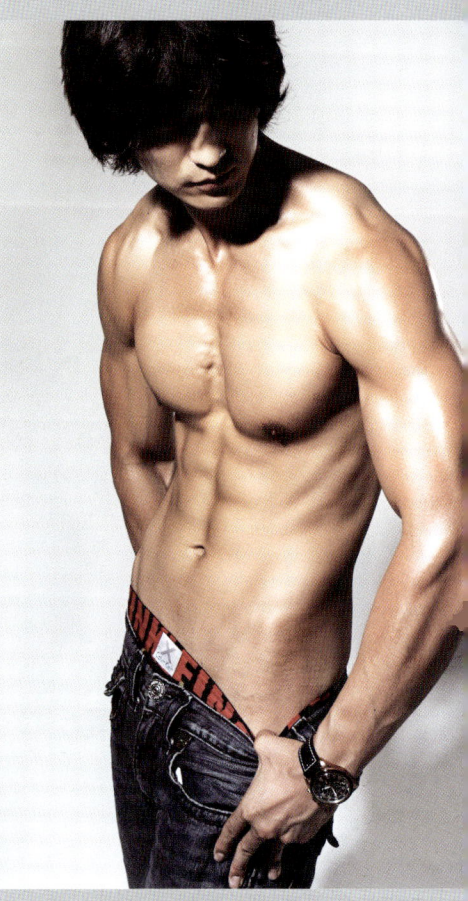

기초 체력 기르기

몸 디자인의 성패, 기초 체력이 좌우한다!

몸 만들기를 결심했다면 우선 기초 체력을 길러야 한다. 잘 알고 있듯 기초 체력은 우리 몸이 운동 능력을 발휘할 때 필요한 것으로, 개개인이 가진 체력 그 자체를 말한다. 근력과 지구력, 순발력, 평형성, 협응성, 유연성 등이 포함된다. 기초 체력은 운동 능력을 향상시키고, 우리 몸이 지치지 않고 운동할 수 있게 한다. 운동법을 정확하게 실행하고 마지막까지 포기하지 않는 근성을 기르기 위해 가장 필요한 힘이다.

체력을 배가시켜 주는 쉬운 운동법

기초 체력은 전반적인 운동 능력을 발휘하는 데 필요하며, 일상 활동에서도 활력 있는 사람인지를 나타내는 기준이 되기도 한다. 일반적으로 체력이 강한 사람은 자신감과 용기가 넘치며 적극적이고 활동적인 경우가 많으므로 기초 체력은 단순히 힘이 세고 몸이 좋은 차원의 문제가 아니라, 더 나은 삶을 위한 시작이 된다. 그런데 운동을 하지 않았거나 하다 말다 한 몸이 좋은 체력을 갖고 있기란 어려운 일이다. 여차하면 지치고 피곤해 운동에 흥미를 잃을 수 있기 때문에 운동을 견뎌내고, 잘 받아낼 수 있는 상태로 체력을 끌어올리는 일이 급선무다.

저질 체력 극복 7종 세트 지금 당장 저질 체력이어도 상관없다. 다음 7종 운동을 열심히 따라 하다 보면 어느새 저질 체력은 온데간데없이 사라지게 될 것이다.

보디 스타일을 살리는 스판 팬츠

남성미 넘치는 굵은 허벅지를 뽐낼 수 있는 아이템이다. 붙는 옷을 입으면 근육과 바지가 밀착되면서 스스로 다리 근육을 더 잘 느낄 수 있다. 뛰어난 신축성을 자랑하는 스판 팬츠는 착용 시 근육의 떨림을 잡아 주고 운동 시 근육의 쓸림 현상도 최소화한다. 러너들의 경우, 평상 시 스판 팬츠를 지속적으로 착용하는 것만으로도 하체 근력이 강화되고 기록도 좋아지는 것으로 알려져 있다.

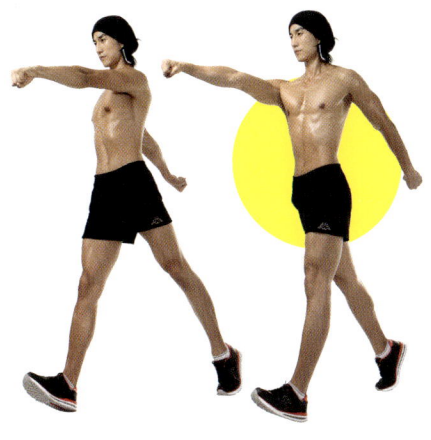

▌파워 워킹 Power Walking

익히 보아서 알고 있는 방법이다. 이른바 '동네 아줌마'들이 공원을 도는 방식이다. 창피한가? 하지만 파워 워킹이 건강에 좋다는 것은 이제 상식이 되었다. 기초 체력을 기르는 데도 그만이다. '제대로' 파워 워킹하는 방법을 배워 보자. 빠른 걸음으로 1시간을 걸어라. 주변을 둘러볼 수 없을 만큼 빠른 걸음으로 한 번에 6~8km를 걷는다.

▶ 허리는 반듯하게 꼿꼿이 세우고 발은 11자로 힘차게 내딛는다. 보폭은 키에서 1m가량 뺀 정도가 좋다. 숨은 코로 깊게 들이마시고 입으로 내쉬는데, 느리고 깊을수록 좋다. 팔은 직각을 만들어 힘차게 흔든다. 음악은 집중력을 흐트러뜨리니 가급적이면 듣지 않는다. 걸으면서 내 몸 어느 부위가 더 당기는지 살피고, 자세가 불안정한 부분을 잡아내어 고친다. 빨리 걷다 보면 어느 순간 달리고 싶은 욕구가 생기는데, 이럴 때는 자연스럽게 조깅을 시작하자. 최대 보름 동안 시행한다.

파워 워킹이든 조깅이든 신발 선택이 중요하다. 앞코와 뒤꿈치는 위로 올라 있고 발바닥 전체는 발가락이 자유롭게 움직일 만큼 충분히 넓으면서도 헐떡거리지 않아야 한다.

▌줄넘기 Jump Rope

많은 사람이 만만하게 보는 운동이지만 사실 줄넘기는 대단한 운동효과를 지녔다. 줄넘기 하나만 제대로 해도 체력이 눈에 띄게 좋아진다. 만약 30분 동안 쉬지 않고 줄넘기를 할 수 있다면 당장 프로복서로 뛸 만한 체력이 갖춰진 셈이다.

줄넘기는 러닝화를 신고 흙이나 우레탄 등 부드러운 바닥에서 해야 관절을 보호할 수 있다. 여의치 않다면 마트에서 1만 원짜리 매트라도 사서 깔아라. 그까짓 것 하고 생각했다가는 반드시 큰코다친다. 작은 충격들이 모여 나중에 정말 몸을 망칠 수 있기 때문이다.

▶ 두 발의 엄지발가락을 정확하게 느끼면서 사뿐사뿐 뛴다. 줄을 돌린다는 생각보다는 최소한의 움직임으로 점프한다고 생각한다. 뛰는 동안 무릎이 구부러진다는 느낌이 들어선 안 되고, 발 전체로 착지해서도 안 된다. 허리로 충격이 가기 때문이다. 복부에 힘을 주고 배와 턱을 안쪽으로 당겨라. 줄넘기는 최장 30분까지 실시하면 좋다.

줄넘기를 5분 동안 쉼 없이 뛰고 난 후에

- **종아리가 아프면** 다음 번에는 2분을 뛰고 중간에 뻐근할 때 1분 동안 종아리 스트레칭을 한다. 다시 2분간 줄넘기하고 1분간 스트레칭하는 방식을 반복한다.

- **숨이 가쁘다면** 숨이 가빠 자세가 흐트러진다면 바로 멈추고 걸어라. 숨이 편안해졌을 때 다시 줄넘기를 시작한다. 2분 줄넘기/1분 휴식/2분 줄넘기 순서다. 익숙해지면 자연스레 쉬는 시간이 줄어들고, 1주일 후엔 줄넘기 시간도 2분에서 3분으로 늘 것이다. 나중에는 5분에서 10분까지 버틸 수 있도록 한다. 쉬는 시간은 꼭 1분으로 잡고, 그 이상 늘리지 않는다.

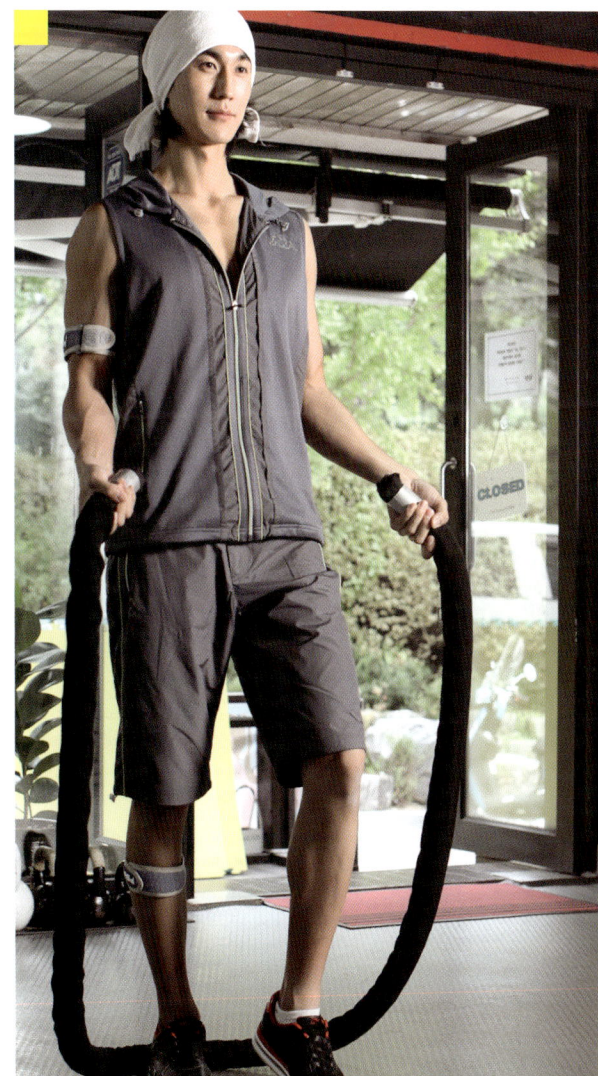

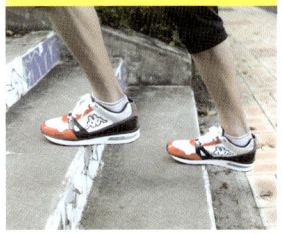
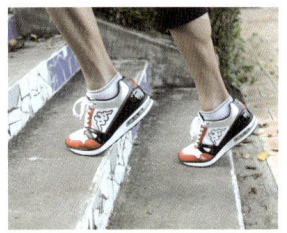

계단 달리기 Step Walking

엘리베이터나 에스컬레이터에 밀려 잊혀졌던 계단을 활용해도 건강을 챙길 수 있다. 대표적인 유산소 운동인 계단 달리기는 심장 건강은 물론 다리 힘과 균형을 향상시키는 효과를 갖고 있다. 특히 빠르게 걷기의 2배, 걷기나 물건 들기보다는 50%의 힘이 더 드는 확실한 운동량을 자랑한다.

▶ 계단 30칸을 기준으로 총 30바퀴를 달린다. 먼저, 10바퀴는 2~3칸을 첫 번째 방법으로 걸어 올라간다. 내려올 때는 편안하게 한 칸씩 내려온다. 힘을 덜 들이면서 몸을 워밍업하는 방법이다.
다음으로, 한 칸씩 본격적으로 계단 달리기를 시작한다. 이때 중요한 것은 팔의 각도! 계단에 오를 때든 내릴 때든 90°를 유지하면서 주먹을 살짝 쥐고 팔을 흔들어라. 내려올 때 팔을 흔드는 것이 어색하다면 몸이 좌우 불균형 상태라는 뜻이다. 하지만 보름 동안 실시하고 나면 곧 균형감을 되찾게 된다.

기초 체력을 높이는 계단 달리기 2가지

- 계단에 발을 반만 대는 방법 다리가 일자로, 허벅지 전체에 힘이 들어가는 방법이다. 둔근 강화에 효과가 있고, 종아리가 굵은 사람은 더 굵어지지 않게 한다.

- 앞꿈치로만 달려 엄지발가락을 느끼는 방법 운동을 하면 종아리가 쉽게 굵어지고, 일자형의 볼품없는 종아리를 가진 사람에게 추천한다. 보름 정도 지나면 종아리에 이른바 '알'이 생기고 위로 업 되면서 멋스럽게 바뀐다. 달리는 중에 스피드가 높아지므로 앞의 방법에 비해 힘이 많이 들어간다.

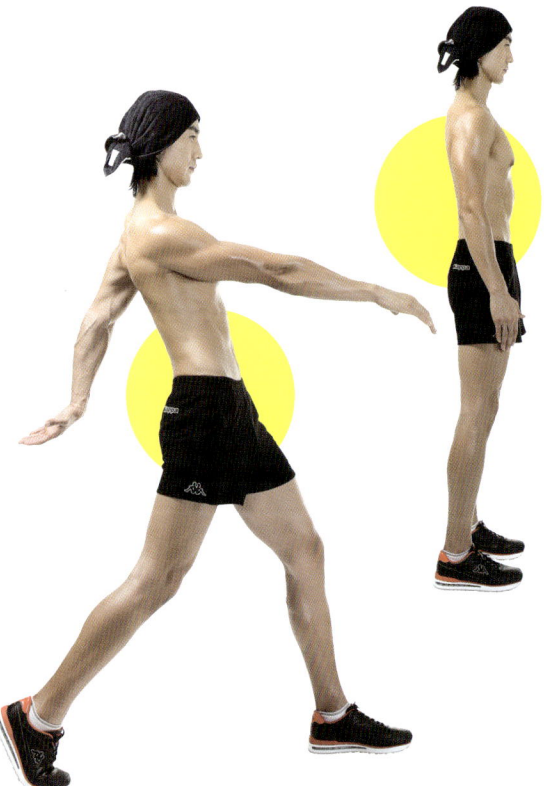

뒤로 걷기 Back Walking

파워 워킹, 줄넘기, 계단 달리기를 능숙하게 해낸 후에야 비로소 뒤로 걷기가 가능해진다. 뒤로 걷기가 무슨 운동이 되겠어?라는 생각이 든다면 당장 15분만 뒤로 걸어 봐라. 어색한 것은 기본이고 허벅지와 종아리가 당기고, 심하면 발바닥에 쥐가 올 것이다. 평소 쓰지 않던 근육을 쓰기 때문이다. 힘은 들어도 운동 효과는 탁월하다.
15분 뒤로 걷기와 40분 앞으로 걷기의 칼로리 소모가 같을 정도다. 그러나 공원에서 뒤로 걷기 하는 아줌마들처럼 종종걸음으로 걸어서는 결코 운동이 안 된다. 제대로 된 정석을 기억하자.

▶ 골반 너비로 발을 벌린 다음, 왼발을 좀 멀리 보낸다는 느낌으로 뒤로 내딛는다. 이때 오른팔은 앞으로, 왼팔은 뒤로 보낸다. 이후 오른발을 왼발처럼 뒤로 찍는다. 보폭은 최대한 넓게, 숨은 다소 가쁠 정도다. 처음에는 피로감이 크기 때문에 뒤로 3분, 앞으로 2분씩 최소 15분에서 최대 30분까지 실시한다. 걷는 동안에도 골반 너비는 유지한다. 그렇지 않으면 골반 근육을 쓰게 되어 오히려 허리가 안 좋아진다. 이 점만 유의하면 상당한 운동 효과를 볼 수 있다.

플라이오메트릭 트레이닝 Plyometric Training

플라이오메트릭 트레이닝은 최소의 시간에 최대 근력을 발휘하게 하는 트레이닝 방식이다. 근육이 한꺼번에 힘을 내려면 일시에 근육을 늘렸다가 수축시켜야 하는데, 이런 원리를 이용한 운동 방법이다. 간혹 TV 등에서 운동선수들이 운동 전 몸 풀기를 할 때 제자리에서 계속해서 점프나 바운딩을 하는 모습을 본 적이 있을 것이다. 그것이 바로 플라이오메트릭스이다.

동작은 구성하기 나름인데, 여기서는 점핑 잭과 제자리에서 뛰어오르기, 스텝박스 점핑 스쿼트 등 3개 동작으로 구성했다. 이 3가지를 3세트 실시한다. 세트마다 1분 휴식한다.

점핑 잭 Jumping Jack

이른바 마군 스타일 팔 벌려 뛰기다. 우리나라의 일반적인 점핑 잭과 달리 다리를 벌린 순간 머리 위로 박수를 친다.

1 손가락을 짝 벌리고 손바닥을 마주쳐 박수 소리가 나게 한다. 만약 손바닥을 마주치지 않거나 손바닥이 아프다고 손을 피하면 팔이 교차되어 어깨가 빠질 수 있다. 쉬지 않고 1분 동안 100회 실시한다.

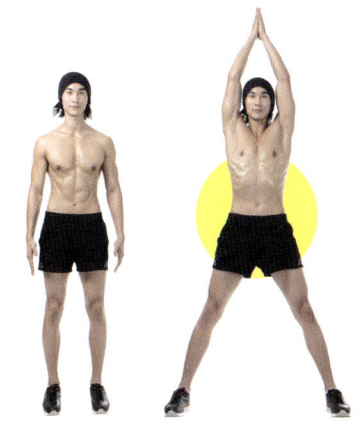

제자리에서 뛰어오르기 Buppy Test

제자리 뛰기 동작은 플라이오 메트릭 중에서도 기본적인 동작에 속한다. 두 발에 자신의 체중을 모두 실어 지면에 대한 반발력을 이겨내는 훈련법이다. 체력과 근력, 기능적인 감각까지 키울 수 있다.

1 팔은 위아래로 힘차게 흔들고 다리는 번갈아 가며 제자리 뛰기를 반복한다. 무릎을 배꼽 높이까지 들어 올린다.

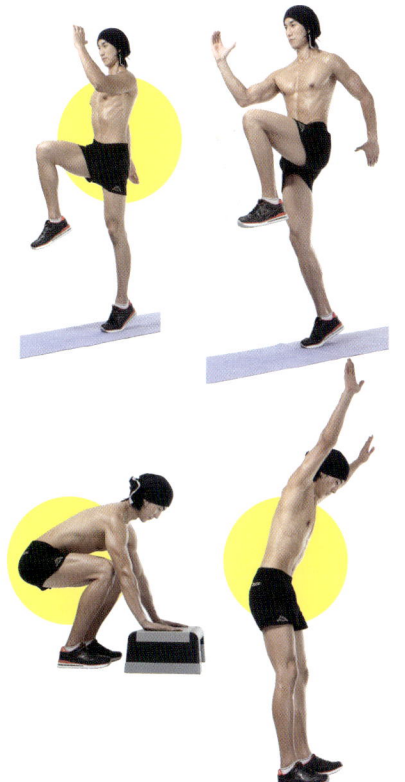

스텝박스 점핑 스쿼트 Step-Box Jumping Squat

매끈하고 탄탄한 하체 라인을 만들 수 있는 동작이다. 이 운동법을 몸에 익히면 처음해보는 운동동작도 자세를 정확하게 잡을 수 있다.

1 스텝박스 앞에 선다. 다리를 골반 너비만큼 벌리고 앉아 손바닥을 스텝박스 위에 올린다.
2 스텝박스를 누르면서 스텝박스 위로 점프하여 스텝 박스에 손을 대고 앉는다. 다시 스텝박스에 손바닥을 대는 순간 바로 뒤로 점프하여 다시 1번 자세로 넘어간다.

웨이트 트레이닝을 할 때 부상을 방지하는 방법

부상 없이 운동하는 방법 운동 중에는 언제라도 부상을 입을 가능성이 있다. 그러나 워밍업과 정리 운동을 철저히 하고, 몇 가지 주의할 점만 기억하면 다치지 않고 즐겁게 운동할 수 있다.

웨이트 트레이닝에서 주의할 것들 최대 수십 kg짜리 덤벨을 사용하는 웨이트 트레이닝은 부상 발생 가능성 역시 높으므로 특히 주의해야 한다. 평소 웨이트 트레이닝 동작 시 주의해야 할 점을 미리 숙지해 놓자. 부상도 예방하고, 보다 효과적으로 운동할 수 있을 것이다.

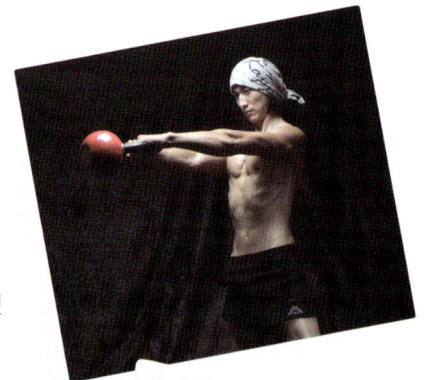

조금씩, 천천히, 욕심 부리지 말고
오늘 무리해서 무게를 늘린다면 내일 그만큼 뒷걸음질쳐야 할지 모른다. 익숙하지 않은 무게로 근육 통증을 입게 될 수 있기 때문이다. 욕심 부렸다가 며칠간 쉬어야 하는 일이 없어야 꾸준하게 운동을 할 수 있을 것이다. 또, 생소한 동작은 가벼운 무게로 완전히 동작법을 익힌 후에 시도해야 한다. 순발력 하나만 믿고 덤볐다가는 대형 사고로 이어질 수 있음을 기억하자.

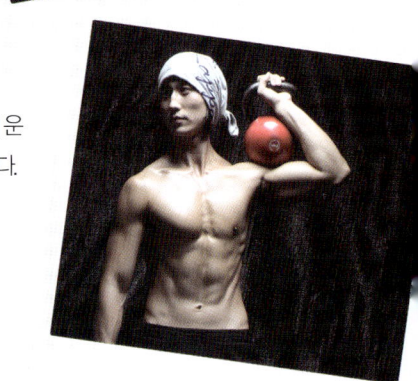

처음부터 끝까지 호흡을 참는 것은 위험!
덤벨을 들고 정점에 이르렀을 때 잠깐 호흡을 참는 것은 정상이지만, 무거운 것을 들려는 욕심에 처음부터 끝까지 호흡을 참는 것은 좋지 않다. 호흡을 참아야 할 정도의 무게라면 무리만 될 뿐 절대로 근육 사이즈 향상에는 도움이 되지 않는다. 전문 보디 빌더들은 능숙하게 최대 근력을 발휘할 수 있지만 운동 초보자에게는 무리다. 우선, 근육을 깨우고 사용하는 방법부터 확실하게 숙지하자.

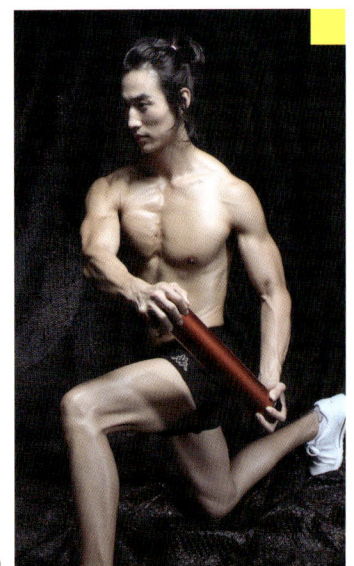

바른 자세는 필수!

· **가슴을 내밀고 척추를 꼿꼿하게 세워라**
  고도의 치팅 동작이 아니라면 웨이트 트레이닝은 99.9%가 모두 가슴을 내밀고 척추를 똑바로 세워야 한다. 등이 구부러져 있으면 원하는 근육이 자극을 받지 못한다.

· **골반은 한쪽으로 쏠리지 않게**
  일반적으로 덤벨을 들 때 골반이 한쪽으로 자꾸 쏠리는 경향이 있다면, 바로 교정하라. 골반이 뒤틀리면 척추까지 문제가 발생한다.

스쿼트가 나를 살린다

근육을 당겨 근육의 질을 향상시켜 탄력적인 몸매를 만드는 스쿼트를 게을리 하지 마라. 스쿼트로 길러진 강인하고 튼튼한 하체는 내 몸을 부상의 위험으로부터 구할 것이다.

마지막까지 조용하고 깔끔하게

덤벨을 쾅쾅 내려놓지 마라. 스스로 컨트롤하기 버거운 정도라면 무게를 더 낮춰라. 만약 쿵 하고 내렸다가 발등 등 잘못된 위치에 떨어지면 큰 사고로 이어질 수 있다. 평소 습관이 중요하므로 처음부터 습관을 잘 들여야 한다.

웨이트 트레이닝을 할 때 허리를 보호하는 운동 법칙

모처럼 운동 좀 해 보나 했는데 삐끗 허리를 다친다면 정말 이만저만 손해가 아니다. 허리 아프다고 드러누워 우울한 기분 전환용 폭식과 과식에 빠져들게 될지도! 몸의 중추인 허리를 보호하는 원칙 몇 가지만 알면 사고를 예방할 수 있다. 웨이트 트레이닝 시 허리 부상을 예방하는 방법과 평소 허리 근육을 강화하는 운동법을 알아보자.

1. 모든 동작 전에 복부와 괄약근에 먼저 힘을 준다. 이때 아랫배에 힘이 들어가는 것을 느끼는 것이 포인트다.
2. 웨이트 트레이닝 시 과도한 무게와 격한 동작은 피한다. 허리를 너무 심하게 뒤로 휘게 하거나 머리를 뒤로 심하게 젖히거나 배를 너무 많이 내밀면 허릿병이 생길 수 있다.
3. 평소 허리가 좋지 않다면 웨이트 트레이닝 시 발을 11자로 만들지 말고 8자로 만드는 것이 허리 건강에 도움이 된다.
4. 허리 보호를 위해 웨이트 벨트를 사용한다.
5. 평소 다리를 꼬는 습관을 버리도록 한다.
6. 신발 뒤꿈치가 빨리 닳는다면 자주 교체해 주는 것이 좋다.

남자의 강인한 허리를 만드는 운동법 4가지

허리를 보호하는 비밀은 엉덩이에 있다! 둔근을 강화하면 흉요추근막을 잡아당겨 허리를 안정화시킬 수 있다. 흉요추근막은 허리에서 코르셋과 같은 역할을 하는 아주 얇은 근육이다.

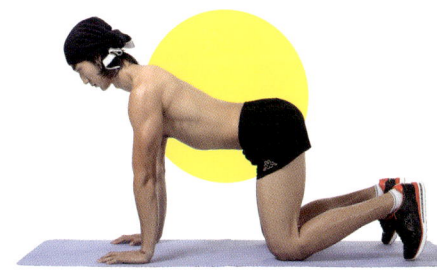

▎닐링 힙 익스텐션 Kneeling Hip Extension

엎드린 상태에서 다리를 한쪽씩 뒤로 뻗어 엉덩이 근육을 단련한다.

1. 엎드려 고양이 자세(네발 기기 자세)를 취한다.
2. 엎드린 상태에서 복부를 조이며 등을 동그랗게 말아 준다.

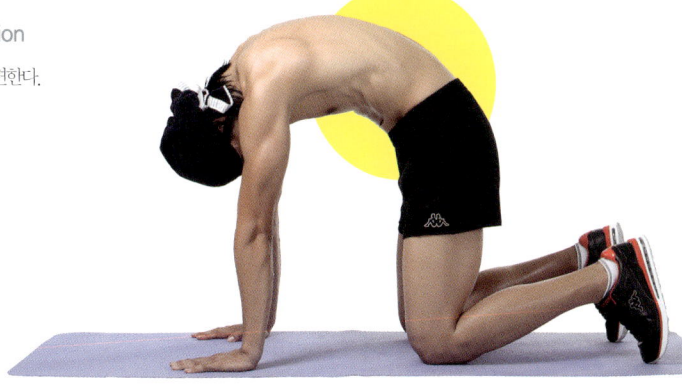

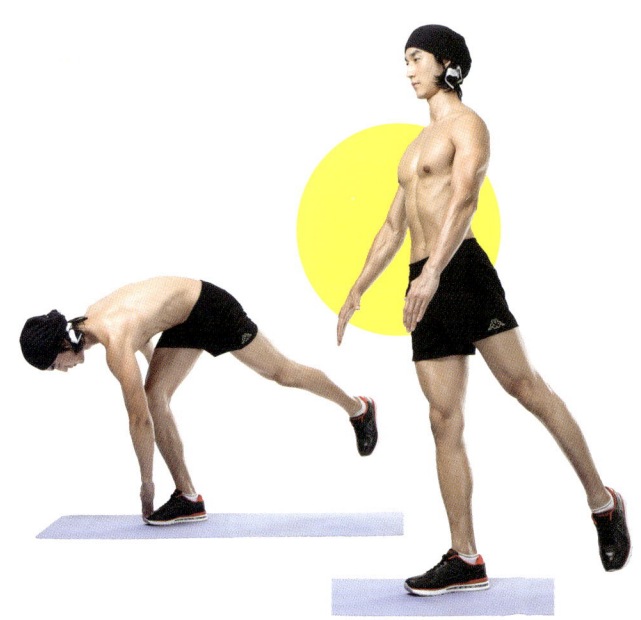

싱글 림 스쿼트 엑서사이즈
Single Limb Squat Exercise

엉덩이 근육 중 대둔근을 발달 시킬 수 있는 가장 좋은 운동중 하나이다.

1. 왼쪽 운동 시 자리에 서서 왼발은 구부려 땅에서 약 10cm가량 띄우고, 양손을 편하게 늘어뜨린다. 허리를 구부리거나 어깨를 늘어뜨리거나 무릎이 밖으로 돌지 않도록 주의한다.
2. 왼손이 오른 발등에 닿도록 고관절과 무릎, 발목을 구부린다. 준비 자세로 다시 돌아온다. 12회 반복한다. 오른쪽도 마찬가지로 한다.

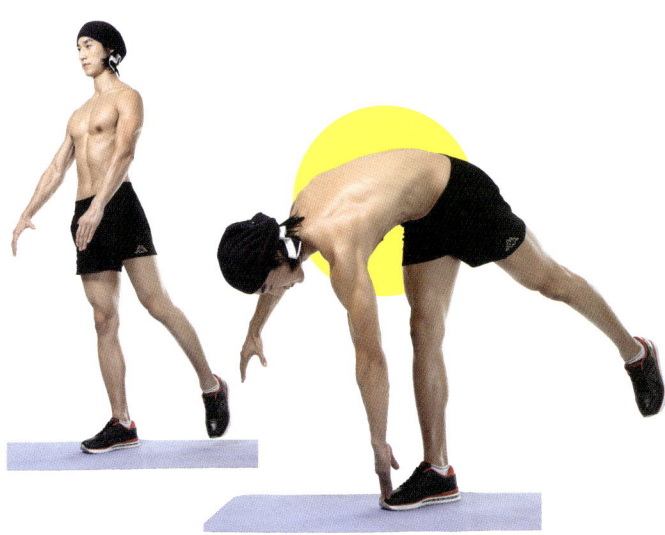

싱글 림 데드 리프트
Single Limb Dead Lift

싱글 림 스쿼트 엑서사이즈가 익숙해지면, 다음 레벨로 추천하고 싶은 운동법이다.

1. 준비 자세는 싱글 림 스쿼트 엑서사이즈와 같다.
2. 다리 각도를 약 30°로 유지하고 왼손이 오른쪽 발등에 닿도록 고관절과 무릎을 구부린다. 준비 자세로 다시 돌아온다. 12회 반복한다. 오른쪽도 마찬가지로 한다.

사이드 라잉 힙 에이비덕션
Side-Lying Hip Abduction

위 2가지 운동 동작에 이어 중둔근을 발달 시킬 수 있는 가장 좋은 운동법이다.

1. 팔을 베고 왼쪽으로 눕는다. 오른손은 손바닥을 바닥에 밀착 시키고, 몸을 일자로 만든다.
2. 오른쪽 다리를 골반 높이보다 2배 이상 높이 들어 올린다. 몸이 좌우로 흔들리지 않게 복부에 힘을 꽉 준다. 12회 반복한다.

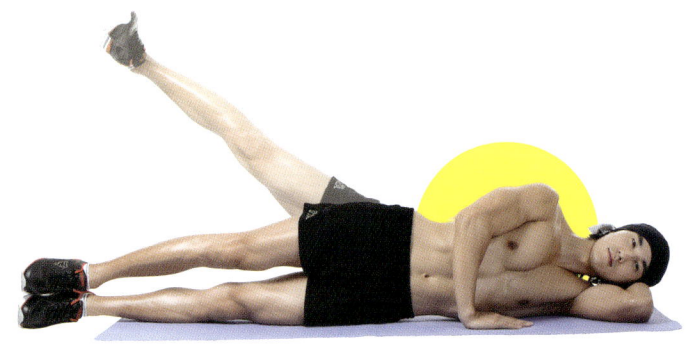

운동하면 왜 아플까? 통증에 대처하라!

간만에 운동 좀 했더니 다음날 운전대를 잡을 수 없을 만큼 팔이 아플 때, 계단을 오를 때마다 다리 근육들이 나 살려라 비명을 지를 때! 운동을 포기하고 싶은 순간들이다. 하지만 처음 운동을 시작한 사람이라면 누구나 겪는 당연한 일이다. 통증을 감소시키는 방법을 찾아 이 순간을 이겨 내도록 하자.

운동하고 난 다음날은 왜 이렇게 쑤시고 결리고 아픈 걸까? 근육의 생성 과정을 이해하면 알 수 있다. 운동은 영양소를 소비시켜 근육에 미세한 손상을 입히는 과정이고, 이로 인해 자연히 근육통이 발생한다. 하지만 운동 후 휴식과 영양 보충으로 이전보다 더 많은 영양소가 근세포에 집중되면서 손상된 근섬유가 더 튼튼하게 재합성된다. 바로 우리가 운동을 해야 하는 이유다.

증세가 심각하지 않다면 대부분 가볍고 자연스러운 근육통인 경우가 많다. 오히려 황폐하고 척박한 땅을 기름진 땅으로 바꾸기 위해 이곳저곳을 곡괭이로 파 놓은 상태라고 봐야 한다. 제대로 팠기 때문에 제대로 신호가 오고 있는 것이다. 스트레스받을 일이 아니다. 오히려 즐거워해야 할 일!

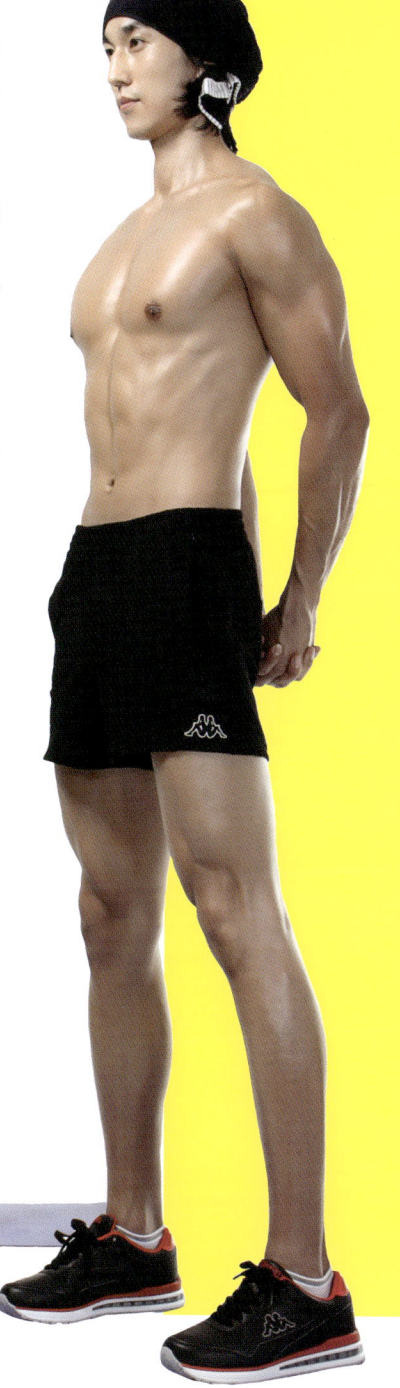

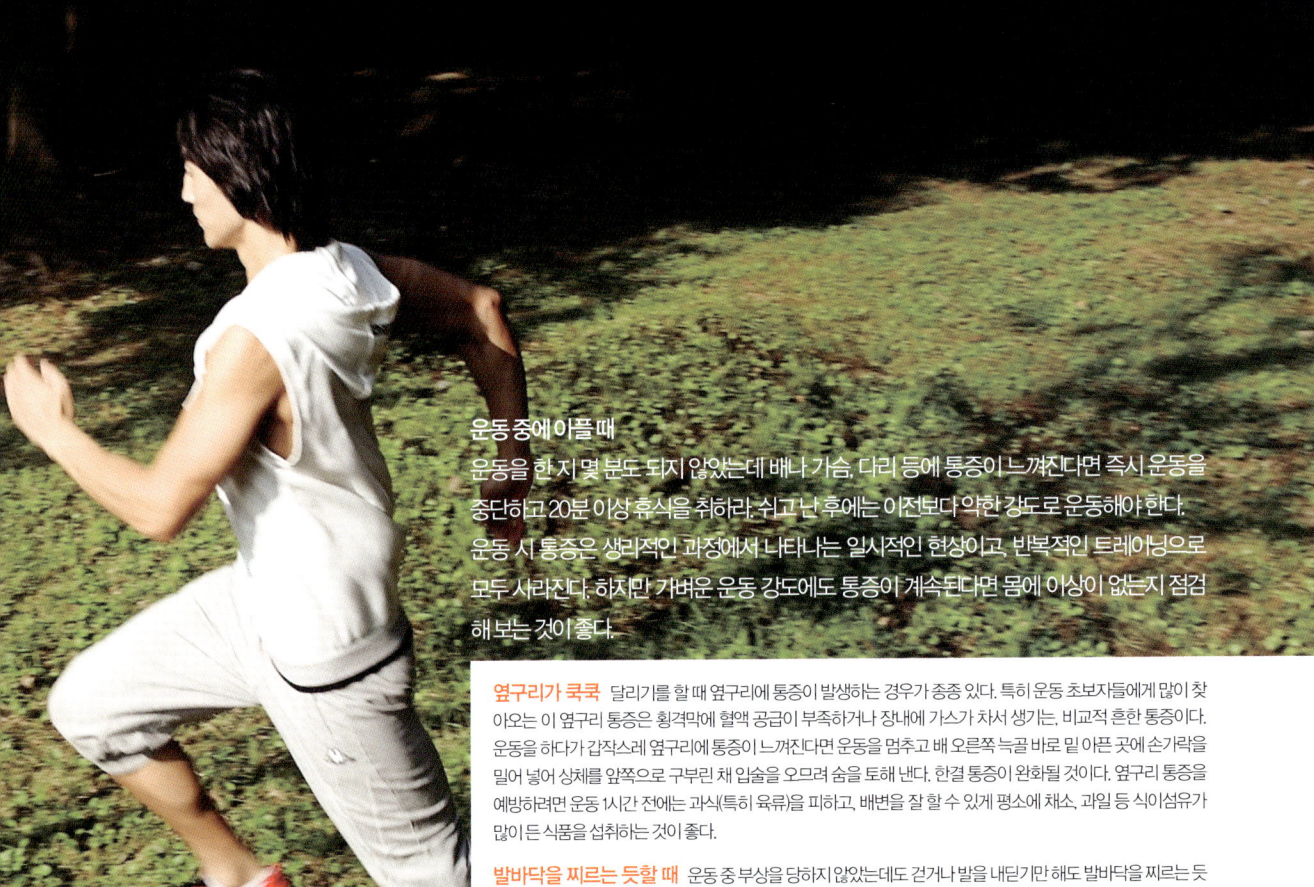

운동 중에 아플 때

운동을 한 지 몇 분도 되지 않았는데 배나 가슴, 다리 등에 통증이 느껴진다면 즉시 운동을 중단하고 20분 이상 휴식을 취하라. 쉬고 난 후에는 이전보다 약한 강도로 운동해야 한다. 운동 시 통증은 생리적인 과정에서 나타나는 일시적인 현상이고, 반복적인 트레이닝으로 모두 사라진다. 하지만 가벼운 운동 강도에도 통증이 계속된다면 몸에 이상이 없는지 점검해 보는 것이 좋다.

옆구리가 쿡쿡 달리기를 할 때 옆구리에 통증이 발생하는 경우가 종종 있다. 특히 운동 초보자들에게 많이 찾아오는 이 옆구리 통증은 횡격막에 혈액 공급이 부족하거나 장내에 가스가 차서 생기는, 비교적 흔한 통증이다. 운동을 하다가 갑작스레 옆구리에 통증이 느껴진다면 운동을 멈추고 배 오른쪽 늑골 바로 밑 아픈 곳에 손가락을 밀어 넣어 상체를 앞쪽으로 구부린 채 입술을 오므려 숨을 토해 낸다. 한결 통증이 완화될 것이다. 옆구리 통증을 예방하려면 운동 1시간 전에는 과식(특히 육류)을 피하고, 배변을 잘 할 수 있게 평소에 채소, 과일 등 식이섬유가 많이 든 식품을 섭취하는 것이 좋다.

발바닥을 찌르는 듯할 때 운동 중 부상을 당하지 않았는데도 걷거나 발을 내딛기만 해도 발바닥을 찌르는 듯한 통증을 느끼거나 다리를 절뚝인다면 신발을 점검해 보자. 이런 증상은 운동화가 오래되었거나 세탁을 자주 해서 발바닥의 충격을 막아 주는 운동화 본연의 기능을 상실했을 때 자주 나타난다. 이를 방치해 두면 발바닥을 감싸고 있는 족저근막이 스트레스를 받아 염증과 통증을 일으킬 수 있다. 자동차 운전자가 여분의 타이어를 구비해 놓듯, 운동하는 사람들도 여분의 운동화를 준비해 번갈아 착용해야 발을 보호할 수 있다.

조깅과 스트레칭으로 근육통 해소 대부분의 가벼운 근육통에는 조깅이 효과적이다. 조깅으로 혈액이 원활하게 순환하면서 통증이 완화된다. 조깅 후 스트레칭은 한 동작당 30초에서 길게는 1분씩 시행한다. 아픈 부위별로 스트레칭을 하는 것도 좋은데, 그러면 3~4일은 지속될 통증을 하루 만에 진정시킬 수 있다. 가장 중요한 것은 스트레스를 받지 않고 조금 아프다고 운동을 쉬지 않는 마음이다. 근육통이 와도 절대 걱정하지 마라. 갑작스러운 움직임으로 인한 근육 손상을 막기 위해 우리 몸이 열심히 대처하고 있다는 뜻이다. 처음이 어려울 뿐, 다음은 한결 쉬워진다. 규칙적으로 운동을 하다 보면 근육통으로 고생하는 일은 없을 것이다.

반신욕을 즐겨라 반신욕은 체온보다 약간 높은 37~40℃의 물에 명치 끝 아랫부분, 즉 하반신을 담그는 목욕법이다. 운동 후 근육통이 있거나 온몸이 결리고 당길 때 해 주면 피로도 빨리 풀리고, 근육통도 쉽게 없앨 수 있다.
방법은 간단하다. 욕조에 온수(38℃)를 무릎 정도 높이만큼 채운 후 20~30분 앉아 있으면 된다. 하반신만 담그는 것이기 때문에 명치 아래까지만 물에 담그고, 상반신은 팔을 포함해 모두 물 밖으로 내놓는다. 10분쯤 시간이 지나면 이마나 팔, 얼굴, 가슴 등에서 땀이 나기 시작하고 몸이 더워져 욕실 밖으로 나가도 찬 기운을 느끼지 않게 된다. 반신욕을 계속할수록 땀이 나기 시작하는 시간 역시 점점 빨라지는데, 몸이 좋아지고 있다는 뜻이다. 반신욕은 그냥 물로만 해도 효과가 충분하지만 근육통에 탁월한 청주, 피로를 풀어 주는 레몬 등의 입욕제를 넣으면 효과가 배가된다.

가슴이 조이거나 눌릴 때

운동 중 가슴이 조이고 눌리는 듯한 느낌을 받는다면 따뜻한 물 한 잔을 마시고, 팔을 넓게 벌려 호흡을 깊게 들였다 마시기를 반복하자.
또는 가슴이 조이는 부분을 손바닥으로 눌러 시계 방향으로 마사지하자.
5분 정도 휴식을 취한 뒤에도 가슴이 조인다면 운동을 멈추고 가벼운 스트레칭으로 마무리하자.

덤벨에서 스피닝까지 운동 기구와 친해져라!

헬스클럽의 복잡한 운동 기구들까지 모두 다 섭렵할 필요는 없지만 자신이 사용하는 운동 기구 정도는 능숙하게 다룰 수 있어야 한다. 홈피트니스에서 주로 사용하는 운동 기구의 기본 특징과 사용법, 주의사항 등을 소개한다.

기본 운동 기구

집집마다 한두 개쯤은 있는 운동 기구, 너무 익숙해서 오히려 그 특징과 사용법을 모르는 경우가 많다. 정확하게 알고 사용하면 제대로 된 효과를 볼 수 있다.

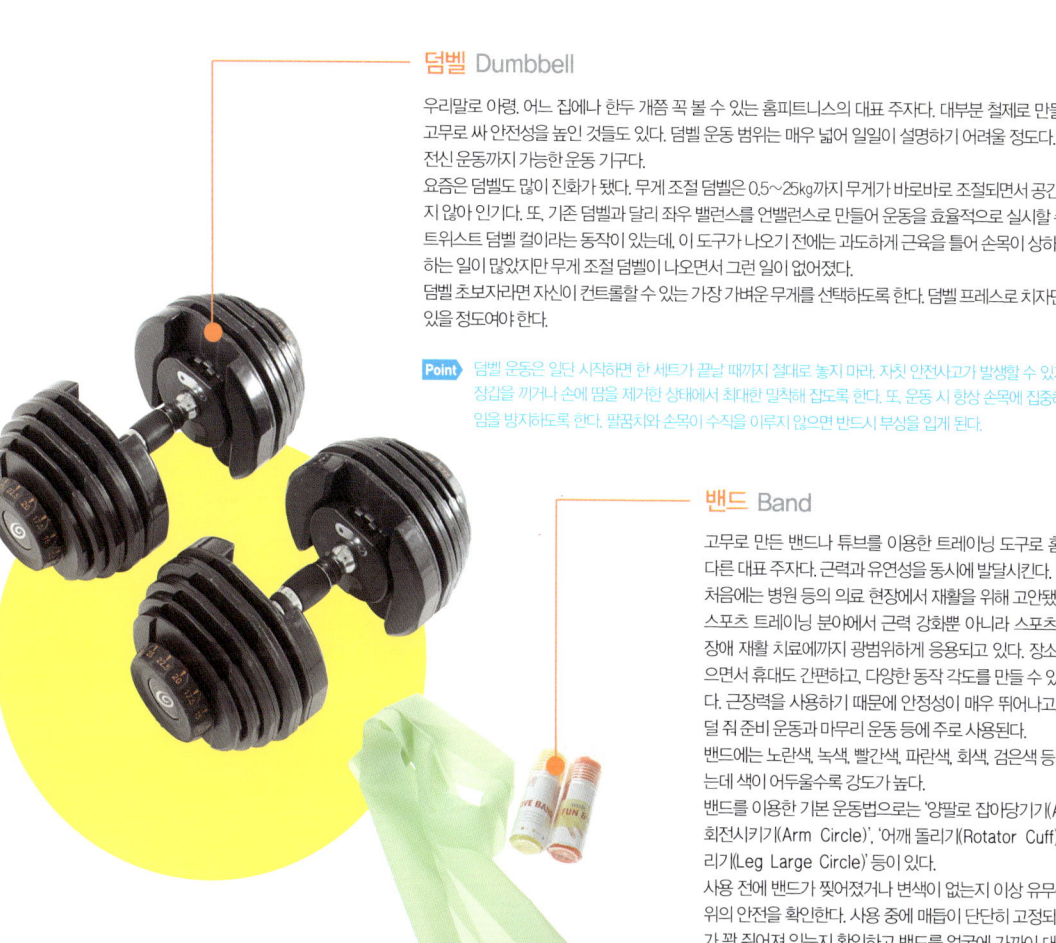

덤벨 Dumbbell

우리말로 아령. 어느 집에나 한두 개쯤 꼭 볼 수 있는 홈피트니스의 대표 주자다. 대부분 철제로 만들어졌는데 겉을 고무로 싸 안전성을 높인 것들도 있다. 덤벨 운동 범위는 매우 넓어 일일이 설명하기 어려울 정도다. 팔 운동은 물론 전신 운동까지 가능한 운동 기구다.

요즘은 덤벨도 많이 진화가 됐다. 무게 조절 덤벨은 0.5~25kg까지 무게가 바로바로 조절되면서 공간도 많이 차지하지 않아 인기다. 또, 기존 덤벨과 달리 좌우 밸런스를 언밸런스로 만들어 운동을 효율적으로 실시할 수도 있다. 가령, 트위스트 덤벨 컬이라는 동작이 있는데, 이 도구가 나오기 전에는 과도하게 근육을 틀어 손목이 상하는 등 부상을 당하는 일이 많았지만 무게 조절 덤벨이 나오면서 그런 일이 없어졌다.

덤벨 초보자라면 자신이 컨트롤할 수 있는 가장 가벼운 무게를 선택하도록 한다. 덤벨 프레스로 치자면 100개는 할 수 있을 정도여야 한다.

Point 덤벨 운동은 일단 시작하면 한 세트가 끝날 때까지 절대로 놓지 마라. 자칫 안전사고가 발생할 수 있기 때문이다. 헬스 장갑을 끼거나 손에 땀을 제거한 상태에서 최대한 밀착해 잡도록 한다. 또, 운동 시 항상 손목에 집중해 예상치 못한 꺾임을 방지하도록 한다. 팔꿈치와 손목이 수직을 이루지 않으면 반드시 부상을 입게 된다.

밴드 Band

고무로 만든 밴드나 튜브를 이용한 트레이닝 도구로 홈피트니스의 또 다른 대표 주자다. 근력과 유연성을 동시에 발달시킨다.

처음에는 병원 등의 의료 현장에서 재활을 위해 고안됐다. 현재는 주로 스포츠 트레이닝 분야에서 근력 강화뿐 아니라 스포츠 외상으로 인한 장애 재활 치료에까지 광범위하게 응용되고 있다. 장소에 구애받지 않으면서 휴대도 간편하고, 다양한 동작 각도를 만들 수 있어 각광받고 있다. 근장력을 사용하기 때문에 안정성이 매우 뛰어나고, 근육에 부담도 덜 줘 준비 운동과 마무리 운동 등에 주로 사용된다.

밴드에는 노란색, 녹색, 빨간색, 파란색, 회색, 검은색 등 다양한 색이 있는데 색이 어두울수록 강도가 높다.

밴드를 이용한 기본 운동법으로는 '양팔로 잡아당기기'(Arm Pulls)', '팔 회전시키기'(Arm Circle)', '어깨 돌리기'(Rotator Cuff)', '다리로 원 그리기'(Leg Large Circle)' 등이 있다.

사용 전에 밴드가 찢어졌거나 변색이 없는지 이상 유무를 체크하고, 주위의 안전을 확인한다. 사용 중에 매듭이 단단히 고정되어 있는지, 밴드가 꽉 쥐어져 있는지 확인하고 밴드를 얼굴에 가까이 대지 않는다. 사용 후 땀이나 물에 젖었다면 부드러운 헝겊으로 닦아 내고 그늘에서 건조시킨다. 직사광선과 불빛, 습기가 없는 곳에 보관한다.

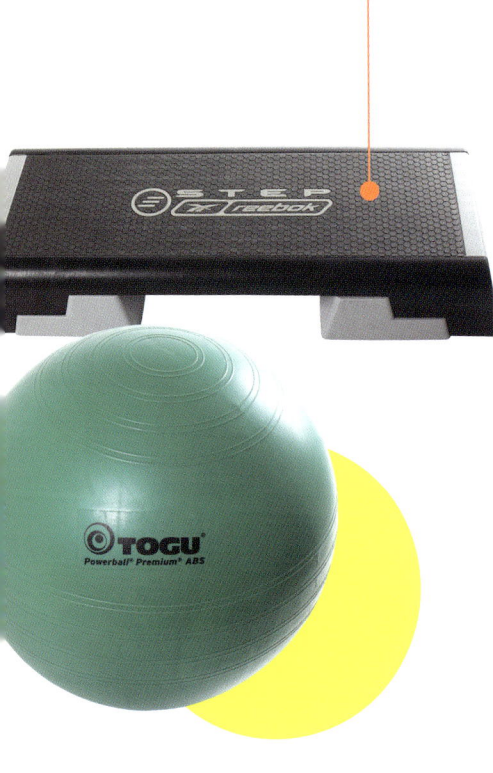

스텝박스 Step Box

심박수를 이용한 체력 측정법인 '하버드 스텝'에서 착안된 도구다. 계단 오르기 동작과 유사한 운동을 할 수 있으며, 운동 효과도 상당하다.

스텝박스를 이용한 대표적 운동으로는 이른바 '스텝 에어로빅'이 있다. 스텝박스 위에서 에어로빅을 하듯 리드미컬하게 발동작을 하는 것이다. 기본 동작으로는 두 손을 모으며 다리를 올렸다 내렸다 하는 '베이식 스텝(Basic Steps)'과 무릎을 복부까지 끌어올리듯 운동하는 '니 업(Knee Up)', 심박수를 높이는 '킥(Kick)', 허벅지 후면을 자극하는 '레그 컬(Leg Curl)' 등이 있다.

스텝박스의 높이는 3단까지 조절할 수 있다. 1단 15cm, 2단 20cm, 3단 25cm이다. 박스의 높이를 높일수록 자연스레 운동 강도가 증가한다. 아령 등을 활용해 운동 강도를 더 높일 수도 있다.

Point 지루한 제자리 뛰기도 스텝박스를 활용하면 더욱 즐겁게 할 수 있다. 그러나 계단 달리기와 마찬가지로 리듬감 있게 실시해야 하므로 운동을 하는 동안에는 절대로 주의가 산만해지지 않도록 조심한다. 자칫하면 부상을 입을 수 있기 때문이다.

짐볼 Gym Ball

무릎 위까지 올라오는 큰 공 모양의 도구로, 주로 환자의 재활 치료나 다이어트, 스트레칭 등에 활용된다. 최근에는 갖고 노는 것만으로도 운동이 되어 훌라후프나 줄넘기처럼 웬만한 가정에 하나쯤은 있는 필수품이 됐다.

남녀노소 누구나 사용할 수 있고, 신체 교정 효과도 탁월한데, 척추를 둘러싼 중심 근육인 코어 근육이 단련되어 허리와 주변 근육을 강화하고 안정성을 높여 준다.

기본 동작으로는 공에 등을 대고 복부를 펴는 '몸통 늘리기'(허리 스트레칭), 공에 엎드려 몸통을 좌우로 비트는 '몸통 비틀기'(옆구리 스트레칭), 다리를 양쪽으로 넓게 벌린 후 공을 밀고 당기는 '다리 벌려 공 밀어주기'(허벅지 스트레칭), 공에 앉아 한쪽 다리를 뒤로 뻗는 '공에 앉아 다리 늘려 주기'(엉덩이 스트레칭)' 등이 있다

Point 짐볼은 소재에 따라 가격차가 크다. 저가볼의 경우 운동 시 날카로운 것에 의해 찢어지면 뇌진탕이나 염통찰과 등 상해를 입을 우려가 있지만 고가 볼은 찢어진 곳에서만 바람이 빠져 나가는 ABS기능이 있어 상대적으로 안전하다.

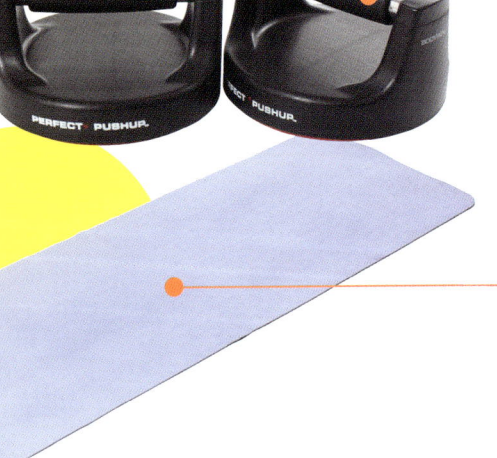

푸시업 바 Push-Up Bar

대개는 푸시업을 손바닥을 사용해서 하지만, 손목의 유연성이 떨어지면 집중력이 분산되어 부상을 당할 수 있으니 푸시업을 자주 하는 사람이라면 푸시업 바도 하나쯤 구비해 놓자.

푸시업 바를 사용하면 팔 전체로 힘이 들어가 집중이 더 잘 되고, 동작 시 가동 범위가 커져 가슴이 더 크고 탄탄하게 만들어진다. 자신이 원하는 각도대로 운동할 수 있어 운동 효율성도 높아진다.

바닥에 밀착시켜 사용하기 때문에 조립식보다는 완제품이 좋다. 또 플라스틱은 강도가 약해 운동 중 부러질 수 있으니 사용하지 않도록 한다. 푸시업을 했을 때 좌우로 흔들리지 않고 바닥에 잘 밀착되는 것을 선택한다.

매트 Mat

매트는 체육관이나 학교 체육물품 보관실에서만 봤는가? 사실 하나쯤은 보유하고 있어야 하는 기본 도구다. 매트가 필요한 운동을 할 때 사용하지 않으면 관절이 상할 확률도 자연히 높아진다. 쿠션이 좋고 부드러우며 두께는 1cm 이상인 것을 선택한다. 가격이 너무 저렴한 매트는 땀이 차면 냄새가 나고 곰팡이가 생겨 변색될 수 있다.

스피닝 Spinning

바퀴를 돌린다는 뜻을 가진 '스피닝'은 하체 사이클링 운동과 상체 운동을 결합한 전신 고정식 사이클 운동 기구다. 고정된 사이클의 페달을 밟으므로써 근력 운동과 심폐근력이 단련되고, 상대적으로 자유로운 상체를 이용해서 에어로빅, 태보와 같은 단체 운동을 할 수 있다. 가요나 댄스음악에 맞춰 여럿이 함께 즐겁게 운동할 수 있어 지루하지 않고 운동 효과도 좋다. 상·하체를 모두 움직이는 만큼 운동량이 많아 체중 감량에도 효과적이다. 러닝머신이 30분간 150~200kcal가 소모되는 반면 스피닝은 약 400~500kcal가 소모되는 것으로 알려져 있다. 하체가 고정되기 때문에 자전거를 잘 못 타는 사람도 쉽게 운동할 수 있는 장점이 있다.

그러나 운동 강도가 높기 때문에 운동 초보자나 심장이 약한 사람이라면 자칫 심장에 무리가 갈 수 있다. 숙달되지 않은 동작을 흥에 겨워 따라 하다 보면 힘줄이나 인대에 손상이 갈 우려도 있다. 무엇보다 자세가 올바르지 않은 상태에서 동작을 지속하거나 몸통 근력이 부족한 상태에서 무리할 경우 요통을 유발할 수 있다.

> **Point** 본격적인 운동에 들어가기 전에 반드시 스트레칭을 충분히 해야 한다. 단체 운동 시 동작이 충분히 숙달되기 전에는 너무 무리하게 따라 하지 않는 것이 좋다.

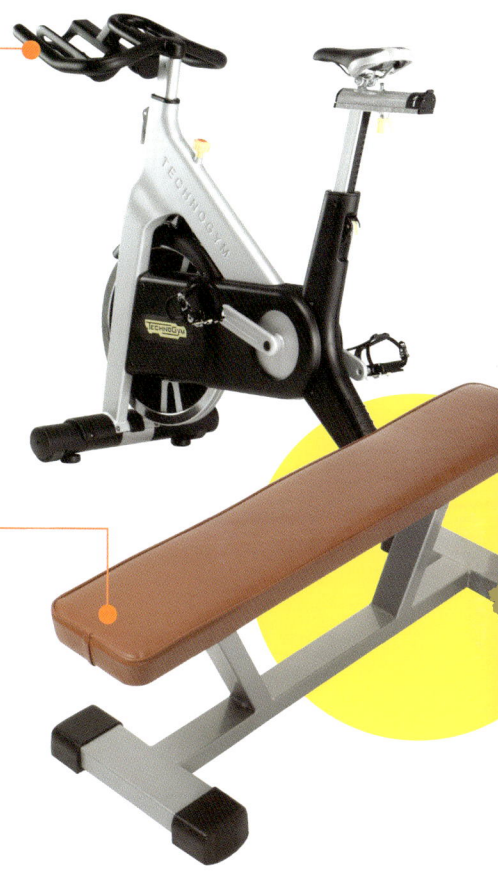

벤치 Bench

앉아서 혹은 누워서 운동할 때 일정한 높이를 유지하기 위해 필요한 도구다. 흔히 집 안에 있는 가구들을 활용해도 좋지만 안정성이 많이 떨어지고 정확한 수평을 유지하기 어렵기 때문에 벤치가 필수적이다. 사실 벤치 하나만 있으면 헬스클럽에서 할 수 있는 모든 운동을 집 안에서 즐길 수 있을 만큼 쓰임새가 무궁무진하다.

벤치를 선택할 때는 프레임이 튼튼하고 좌우로 흔들었을 때 움직이지 않는지 살펴본다. 시간이 흐름에 따라 앉는 면의 가죽 부분이 닳고 찢어지기 쉬우므로 너무 저렴한 제품은 선택하지 않도록 한다.

철봉 Chin-Up Bar

철봉 운동은 체조선수같이 균형 잡힌 몸매, 조각 같은 몸매를 만들어 준다. 일반적으로 신체를 누르는 작용으로 구성되는 웨이트 트레이닝과 달리 전체 골격을 '늘이는' 효과가 있어 성장기 청소년들에게도 좋은 운동 기구다. 허리에 부담이 적고 척추를 이완시키는 효과가 있어 허리가 불편한 요통 환자들에게도 좋다.

> **Point** 문틀이나 좁은 벽 사이에 설치할 수 있는 철봉으로 집 안에서도 간편히 철봉 운동을 즐길 수 있다. 인터넷에서 싸구려를 구입하기보다는 가까운 인테리어 소품 가게를 이용하는 편이 안전하다. 철봉 소재는 스테인리스가 좋고, 특히 문틀 사이 고정 장치가 쇠로 된 것이 튼튼하다. 철봉을 설치한 후 2~3일 동안은 계속 꼭 조여 완전히 자리를 잡도록 해야 하고, 사용할 때마다 철봉이 느슨하지 않은지 확인하고 꼭 조이는 습관을 들인다.

최신 운동 기구 경향

치료를 위해, 혹은 근력 향상을 위해 운동 기구가 눈부시게 진화하고 있다. 주된 특징이라면 보다 입체적인 운동을 가능하게 한다는 점이다. 국내에는 아직 생소하지만 눈에 띄는 활약을 펼치고 있는 최신 운동 기구들을 만나 보자.

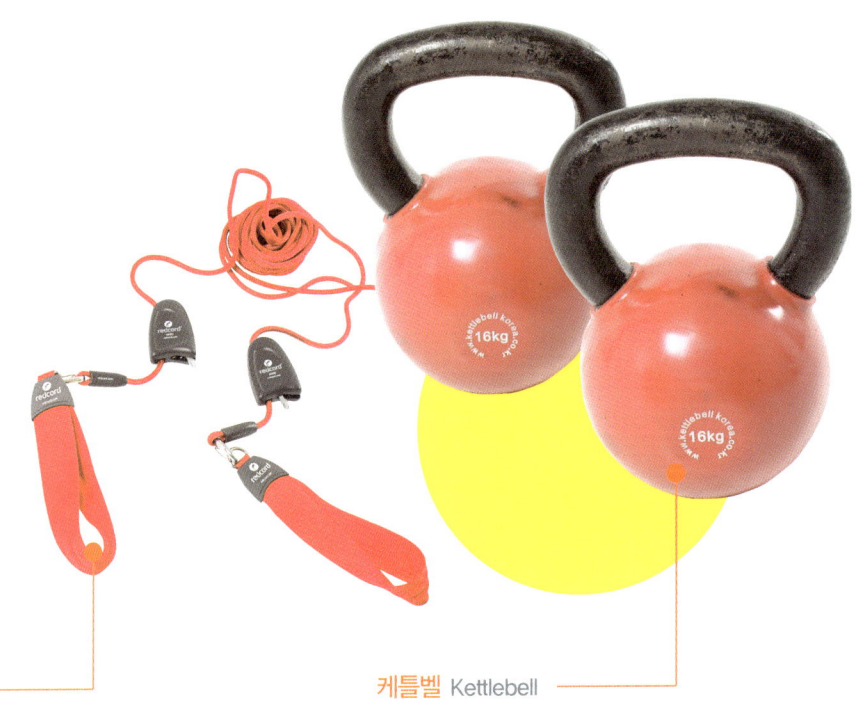

슬링 Sling

남자 체조경기 종목 가운데 링이란 것이 있다. 높은 곳에 매달린 2개의 줄에 손잡이가 달렸고, 선수는 그 손잡이를 잡고 연기를 펼치는 종목이다. 공중에 뜬 줄이 끊임없이 흔들리는 가운데 온몸의 균형을 잡기란 여간 어렵지 않다. 그런데도 선수는 그 위에서 묘기까지 펼친다. 대단한 근력을 보여 준다. 그러나 단순히 팔 힘이 센 것만으로는 안 되는 일! 온몸의 근육이 협응력, 균형 유지 능력, 근지구력, 순간근력 등을 발휘할 때 비로소 가능한 것이다.

슬링은 이러한 원리를 이용한 운동 기구다. 천장 혹은 높은 곳에 여러 개의 줄을 매달고 손잡이에 손이나 발을 걸치고 운동을 하는 방식이다. 즉, 모든 운동이 공중에서 뜬 상태로 이루어지기 때문에 우리가 운동을 하면서 잃어버렸던 감각을 다시 일깨워 준다. 가령, 슬링에 손을 얹고 푸시업 동작을 한다고 하면 일단 팔에서부터 엄청난 진동이 시작될 것이다. 몸에 힘이 없어서가 아니라 '전혀 다른' 환경에서 '익숙한' 운동을 하기 때문이다.

뇌와 중추신경계는 평소 하던 푸시업 자세를 유지하기 위해 보다 안정된 자세를 만들려고 할 것이고, 이로 인해 우리 몸은 세부 근육을 총동원하게 된다. 바닥에서 푸시업할 때 주로 사용하던 큰 근육은 물론 작은 근육까지 동원되어 결과적으로 근육이 더 세밀하고 디테일하게 움직이게 되는 것이다.

케틀벨 Kettlebell

동그란 추에 손잡이가 달린 형태로, 덤벨의 일종이다. 덤벨처럼 2~88kg까지 무게가 다양하다. 아직 우리에겐 낯설지만 미국에서는 케틀벨 대회가 열릴 정도로 일반화된 운동 기구다. 본래 300여 년 전 러시아 농부들이 무게를 잴 때 추 대신 사용했으며, 이후 농부들의 힘겨루기 수단으로 사용된 바 있다. 1980년 모스크바 올림픽 때, 구소련이 거의 모든 종목에서 메달을 따며 체육 강국의 면모를 드러내면서 케틀벨의 효과가 전 세계에 알려지기 시작했다.

케틀벨은 덤벨의 일종이지만 여느 덤벨과 비교할 수 없을 정도로 월등한 운동 효과를 자랑하는데, 그 비밀은 손잡이에 있다. 무게 중심이 손안에 있는 일반 덤벨과 달리 손잡이가 바깥에 있어 신체 한 부분이 아니라 몸 전체를 사용해야 하고, 그만큼 전신을 골고루 발달시킬 수 있다. 그 과정에서 유산소 운동과 무산소 운동이 동시에 이뤄지는 것이다.

기본 동작으로는 케틀벨 전신 운동인 '스윙(Swing)', '클린 앤 저크(C&J)'와 바닥에 누워 케틀벨을 밀어 올리는 '겟업(Get-Up)', '윈드밀(Windmill)', '스내치(Snatch)', '파머스 워킹(Farmer's Walking)' 등이 있다. 한국에도 케틀벨 운동을 배울 수 있는 협회(www.kettlebellkorea.co.kr)가 있다.

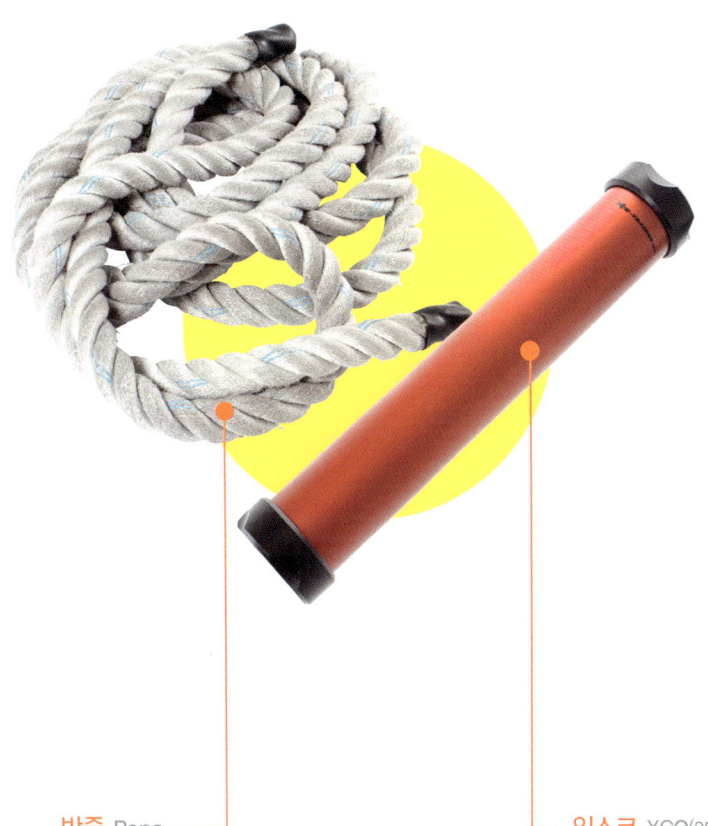

메디신볼 Medicine Ball

운동 능력의 강도를 조절하고 전략적인 움직임을 제어하는 등 운동 능력의 향상에 중요한 역할을 하는 운동 기구이다. 실전에서 운동 패턴을 그대로 재현해 낼 수 있어 이미 유럽, 미국 등에서는 선수들의 훈련 필수품으로 자리 잡고 있다. 서킷 트레이닝, 인터벌 트레이닝, 플라이오메트릭스 훈련 등 많은 운동 개발 프로그램에 활용되고 있다.

운동 능력 향상뿐만 아니라 스포츠 재활 치료에도 활용되며 모든 운동 분야에서 가치를 인정받고 있다. 메디신볼은 무게와 크기에 따라 다양한데 국내에는 가죽과 고무로 만든 것이 있으며, 무게는 1~7kg이 있다.

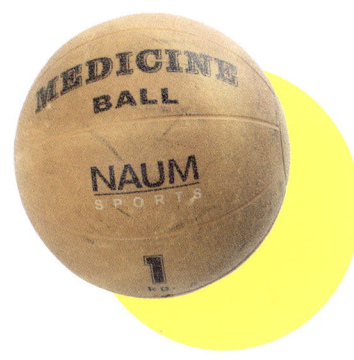

밧줄 Rope

줄을 갖고 할 수 있는 운동은 오로지 줄넘기뿐이라고? 여기 줄로 할 수 있는 독특한 운동이 하나 더 있다. 방법도 간단하다. 양손으로 줄을 꼭 잡아 물결을 일으키고 회전시키면 된다. 밧줄 다이어트다.

무려 길이가 12.5m, 둘레가 18cm로, 줄 자체의 무게가 엄청나기 때문에 그것을 컨트롤하기 위해서는 온몸이 땀에 젖도록 애를 써야 한다. 손만 흐느적거려서는 꿈쩍도 안 하는 이 줄을 갖고 15분만 운동해 보라. 온몸이 땀으로 흠뻑 젖을 것이다.

이미 미국에서 심혈관 강화를 위한 최고의 운동 기구로 인정받은 바 있다. 아직 우리에게는 생소하지만 미국에서는 초등학교에서도 밧줄 운동을 시킬 만큼 남녀노소에게 대중적인 기구다. 제일 좋은 점은 복잡한 동작 없이 밧줄을 흔드는 것만으로도 헬스클럽의 16가지 기구를 다루는 것과 같은 운동 효과를 얻을 수 있다는 것이다. 줄을 사용해 단 10초만 전신의 힘을 쏟아도 100m를 전력 질주한 것 같은 효과를 볼 수 있다. 밧줄의 모양과 발의 위치에 따라 자신이 원하는 부위를 단련할 수 있다.

국내에서는 필자가 운영하는 〈바디 작(作)〉을 비롯해 몇몇 피트니스 센터에서 만날 수 있는데, 줄 한 개만도 우리 돈으로 80만 원을 호가하는 귀하신(?) 몸이다. 하지만 그 효과만큼은 제값을 톡톡히 한다.

익스코 XCO(3D Extreme Core Training)

네덜란드에서 온 새로운 운동 기구이다. 긴 원통 막대 안에 돌가루 같은 특수 물질을 넣은 것으로, 기구를 움직일 때 돌가루가 원통 내에서 따라 움직이면서 하중을 주고, 인체가 그 하중을 견디는 방식으로 근력을 키우는 도구다. 쉽게 말하자면 '흔들기만 해도 운동이 된다'는 겐 익스코를 흔들 때 자연적으로 복부에 매우 강한 힘이 들어가게 되어 복부 강화는 물론 전신 운동 효과를 발휘한다. 효과는 큰 반면 관절에는 무리를 주지 않아 비교적 안전하다.

익스코는 가정용, 야외용, 그룹 운동용 등 다양한 제품이 있고, 남녀노소 누구나 쉽게 근력 및 스트레칭 효과를 볼 수 있다. 뭐니뭐니 해도 다이어트 효과가 탁월하다.

익스코의 가장 큰 장점은 모든 방향과 위치에서 트레이닝이 가능하다는 것이다. 흔들기만 해도 운동이 되니 아무리 좁은 공간에서라도 단 1분이면 이마에서 송골송골 땀방울이 맺히게 할 수 있다.

네덜란드의 물리 치료사 얀(Yan)이 16년의 연구 끝에 개발에 성공했고, 2000년대에 들어 그의 아들 수어드(Sjoerd)가 세계적으로 알리기 시작했다. 필자도 익스코 마스터 트레이너 강사로 활동 중인데, 〈바디 작(作)〉의 회원들 역시 익스코의 운동 효과를 톡톡히 느끼고 있다.

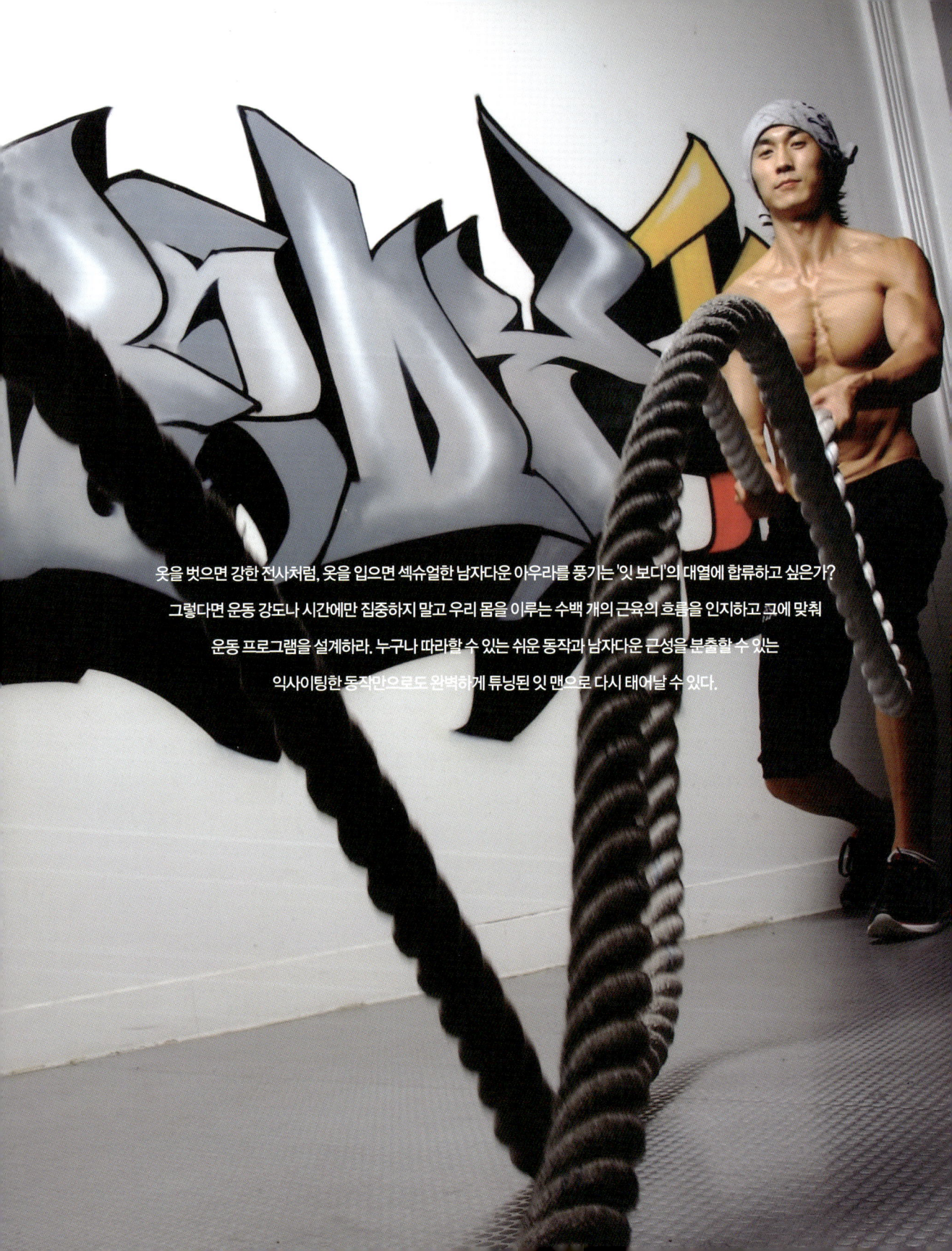

옷을 벗으면 강한 전사처럼, 옷을 입으면 섹슈얼한 남자다운 아우라를 풍기는 '잇 보디'의 대열에 합류하고 싶은가? 그렇다면 운동 강도나 시간에만 집중하지 말고 우리 몸을 이루는 수백 개의 근육의 흐름을 인지하고 그에 맞춰 운동 프로그램을 설계하라. 누구나 따라할 수 있는 쉬운 동작과 남자다운 근성을 분출할 수 있는 익사이팅한 동작만으로도 완벽하게 튜닝된 잇 맨으로 다시 태어날 수 있다.

PART 2

Men's It Body

남자의 몸, **스타일리시한 잇 보디로** 튜닝하라

It Body ABS
부드럽게 갈라진 **초콜릿 복근** 만들기

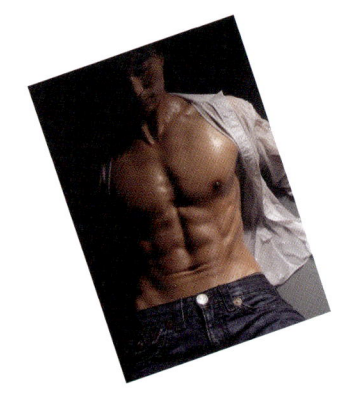

부드럽게 갈라진 흔적이 선명한 초콜릿 복근은, 스타일리시한 잇 보디의 기본이다. 장혁, 송승헌처럼 옷을 입으면 스타일리시하고 벗으면 더없이 섹시한 복근을 만들기 위해서는 근육의 크기를 적절히 조절해야 한다. 복근의 부피를 너무 크게 키우기보다는 허리 라인과 가슴을 강조해야 탄력 있는 복근을 만들 수 있다. 그래야 옷을 입었을 때 오히려 강인한 남성미가 더 잘 드러난다.

복근 운동 포인트
복근 운동은 크게 복횡근, 외복사근, 내복사근, 복직근 네 부위로 나뉜다. 네 부위를 빠짐없이 운동하면서 동시에 목과 허리의 부담을 최소화하는 동작들을 소개한다. 먼저 엎드려 허리 펴기로 몸을 풀고 복부 운동의 기본인 엎드려 버티기를 시작으로, 명품 복사근을 만드는 사선으로 복부 말아 올리기를 시행한다. 내복사근이 단련됐다면 할리우드 스타들의 최신 운동법인 밧줄 양쪽으로 흔들기를 통해 외복사근을 엣지 있게 단련한다. 이렇게 투팩이 만들어지면 식스팩을 향해 달려갈 수 있는 문이 열릴 것이다.

옷발 잘 받는 복근 만들기
누구나 쉽게 할 수 있는 베스트 5 복부 운동과 옷발 좋기로 유명한 할리우드 스타들의 비밀 운동법인 3D 운동을 더하면 잇 보디를 완성할 수 있다. 의외로 간단한 복부 운동만으로도 입어도 벗어도 섹시한 복근을 만들 수 있다.

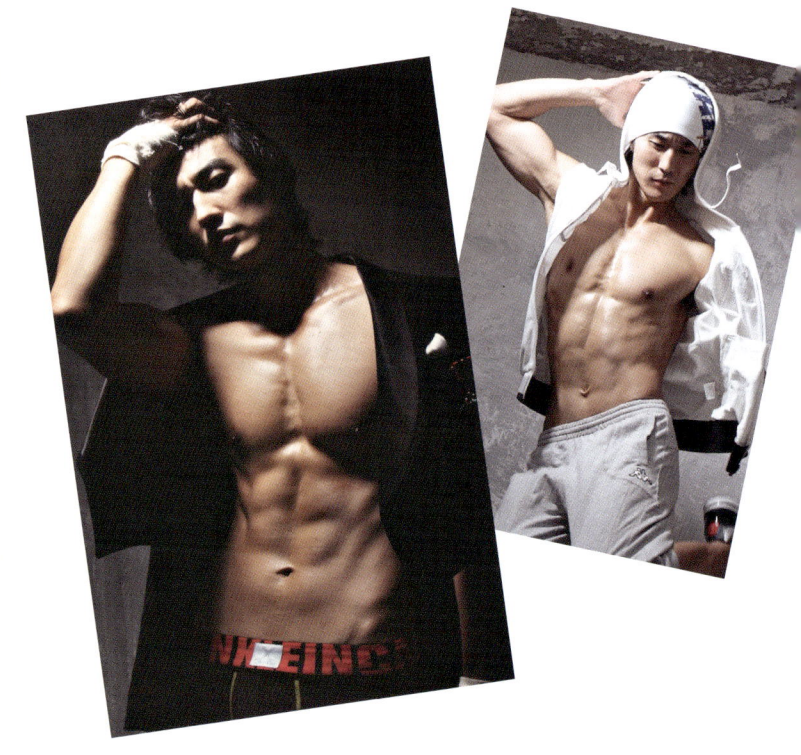

Best 5 복부 운동 프로그램

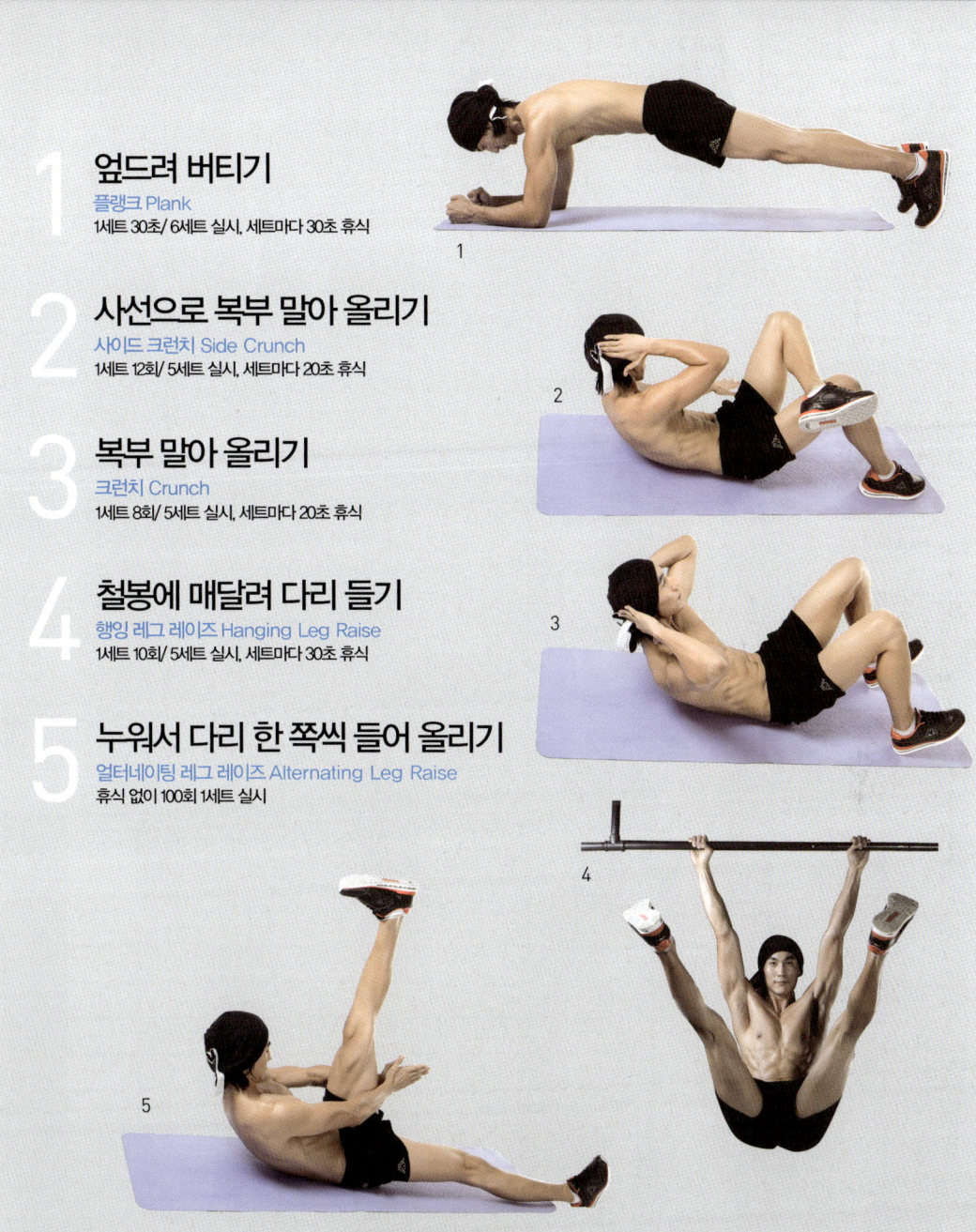

1 엎드려 버티기
플랭크 Plank
1세트 30초 / 6세트 실시, 세트마다 30초 휴식

2 사선으로 복부 말아 올리기
사이드 크런치 Side Crunch
1세트 12회 / 5세트 실시, 세트마다 20초 휴식

3 복부 말아 올리기
크런치 Crunch
1세트 8회 / 5세트 실시, 세트마다 20초 휴식

4 철봉에 매달려 다리 들기
행잉 레그 레이즈 Hanging Leg Raise
1세트 10회 / 5세트 실시, 세트마다 30초 휴식

5 누워서 다리 한 쪽씩 들어 올리기
얼터네이팅 레그 레이즈 Alternating Leg Raise
휴식 없이 100회 1세트 실시

스트레칭

복근 운동 전후에 꼭 해야 할 스트레칭

복근 운동을 하기 전에 스트레칭을 해 두면 체력과 균형감이 좋아지고, 동시에 힘을 필요로 하는 모든 운동의 수행 능력이 향상된다. 특히 규칙적인 스트레칭은 근육과 관절 간의 긴장 상태를 이완시켜 자세를 좋게 하고 보다 훌륭한 복근을 가져다 준다.

세트	20~30초간 실시
효과	복부 유연성을 높여주고 균형잡힌 근육을 만든다
부위	복직근 ★★★★★

엎드려 허리 펴기 ①

프론 트렁크 익스텐션 Prone Trunk Extension

복부 스트레칭 가운데서도 복직근의 이완성 수축을 가장 크게 느낄 수 있는 동작이다. 이 동작을 제대로 익히면 다른 복부운동들을 더 정확하게 수행해 낼 수 있다.

1. 배를 대고 엎드려 양손으로 가슴 옆 바닥을 짚는다. 턱을 당겨 시선을 바닥에 둔다.

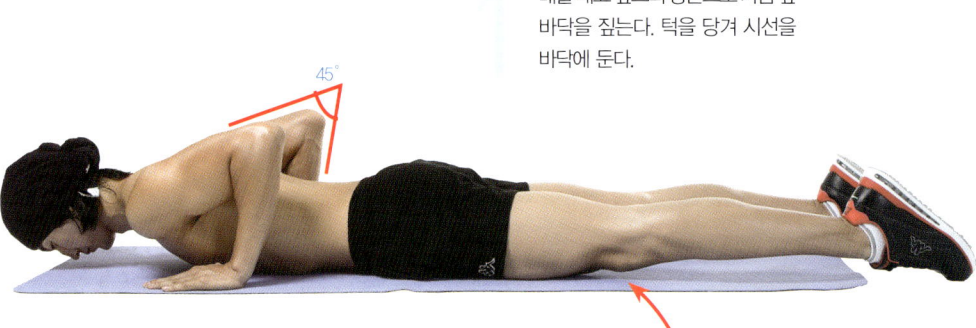

허벅지에 힘을 주어 무릎이 바닥에 닿지 않게 한다

2. 호흡을 들이마셨다가 내뱉으며 팔을 편다. 20~30초간 자세를 유지하며 자연스럽게 호흡한다. 허벅지 앞을 매트에 밀착시키고 힙에 힘이 들어가도록 괄약근을 조인다. 가슴을 내밀어 등이 펴지고 복직근이 늘어남을 느낀다. 20~30초가 지나면 호흡을 천천히 유지하며 매트 위에 복부, 가슴 순서로 밀착시키며 1번 자세로 돌아간다.

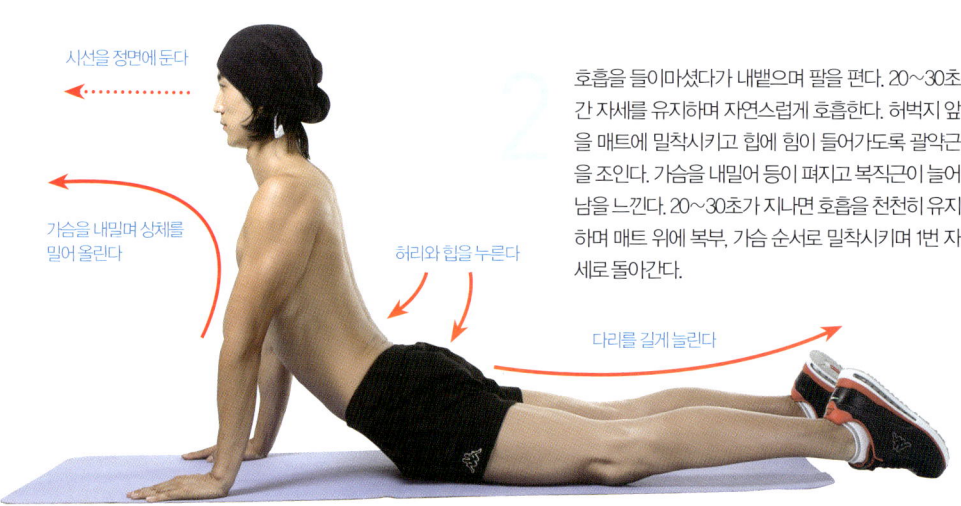

시선을 정면에 둔다

가슴을 내밀며 상체를 밀어 올린다

허리와 힙을 누른다

다리를 길게 늘린다

누워서 허리 바닥 붙이기 ②

포스테리어 펠빅 틸트 Posterior Pelvic Tilt

운동 초보자들은 복부 운동을 할 때 흔히 복부가 아닌 다른 부위에 의지해서 복부 운동을 시행한다. 그래서 배가 당기기 전에 목과 허리에 먼저 통증이 오고 결국 부정확한 동작으로 인해 운동의 퀄리티가 떨어진다. 운동 전후에 펠빅 리프트를 시행하면 정확한 동작을 취할 수 있어 운동 효과가 극대화한다.

세트 ▶ 운동 전 1분, 운동 후 최대 5분 실시

효과 ▶ 복부 운동을 안전하게 할 수 있도록 도와준다

부위 ▶ 코어 ★★★★

1 바닥에 누워 어깨를 매트에 붙이고 무릎을 구부린다. 수건을 둥글게 말아 허리 밑에 넣고 발끝을 무릎 방향으로 당긴다.

발끝을 무릎 쪽으로 당기면 코어 근육을 부각시킬 수 있다

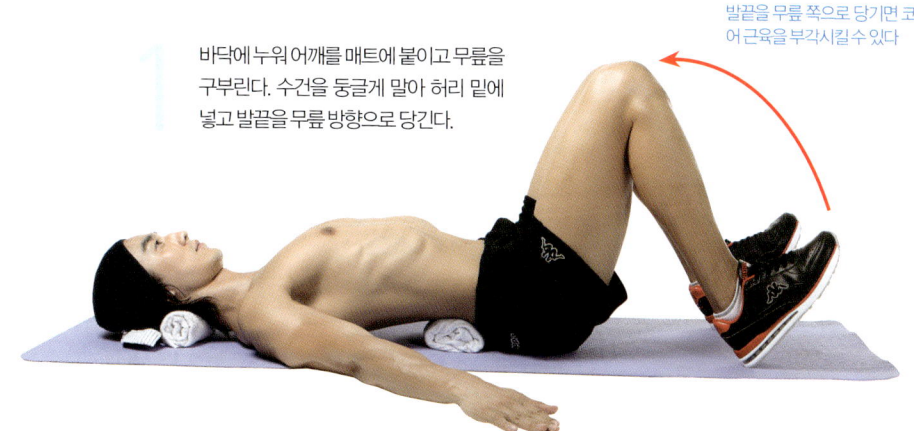

2 호흡을 들이마시다가 내뱉으며 허리를 바닥에 밀착시킨다. 이때 복부에서 강한 수축과 자극을 받을 수 있도록 입을 통해서 호흡을 내뱉는다. 다시 자연스럽게 호흡하며 복부에 강한 수축과 자극은 그대로 유지한다.

턱을 잡아당겨 목과 수평을 이루게 한다

머리에 수건을 받치면 턱을 당겼을 때 숨이 막히지 않는다

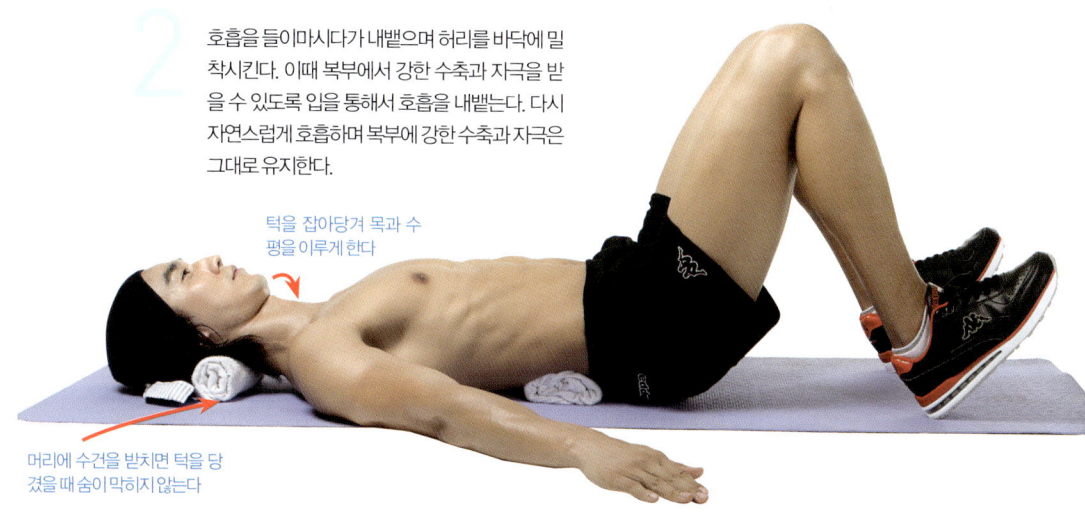

Help me 노코치
1. 허리를 바닥에 밀착시키려 할 때 등이 굽어 있는 남자들은 목에 불편함을 느낄 있다. 수건을 말아 머리 뒤쪽에 두면 불편함을 완화할 수 있다.
2. 코어 머슬(Core Muscle)이란? 척추를 둘러 싼 근육으로 우리 몸을 중심부로 잡아 주는 기능을 한다.

복근

01

엎드려 버티기

플랭크 Plank

복부 운동 가운데서도 에피타이저격인 기본 운동으로 아래팔 전완근과 어깨 밑의 팔꿈치 및 발끝을 이용해 몸을 지탱한다.

세트 30초/6세트 실시
세트마다 30초 휴식

효과 복부 중에서도 특히 복직근, 이른바 식스팩 부위를 단련. 복부 비만을 예방한다

부위 복근 ★★★★
전거근 ★★★
등 ★★
엉덩이 ★★★
허벅지 앞 ★★★

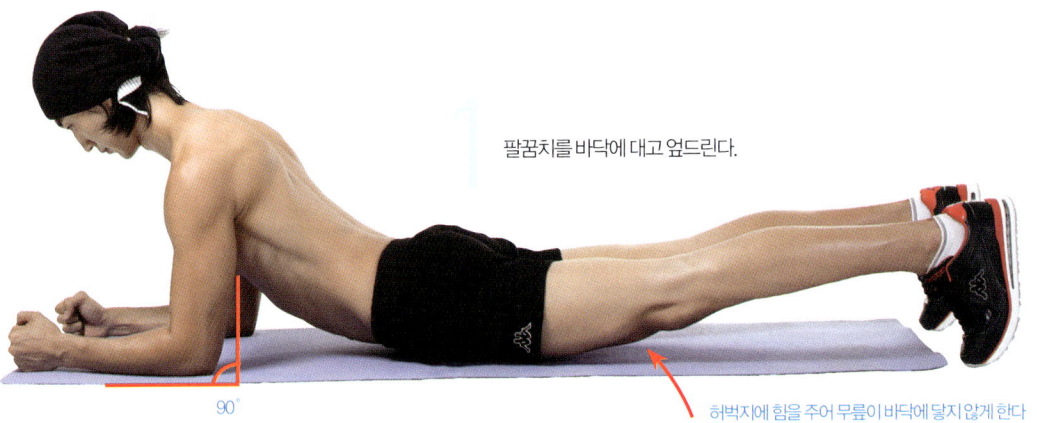

1 팔꿈치를 바닥에 대고 엎드린다.

허벅지에 힘을 주어 무릎이 바닥에 닿지 않게 한다

2 호흡을 내뱉으며 팔꿈치와 발끝에 힘을 주고 몸을 천천히 들어 올린다. 이때 힙과 허벅지 앞에 힘을 가한다. 30초간 자세를 유지하면서 호흡한다. 복부는 안으로 단단히 당기고 등은 평평하게 편다. 호흡을 들이마셨다가 잠시 멈춘 다음 다시 호흡을 자연스럽게 진행하면서 1번 자세로 돌아간다.

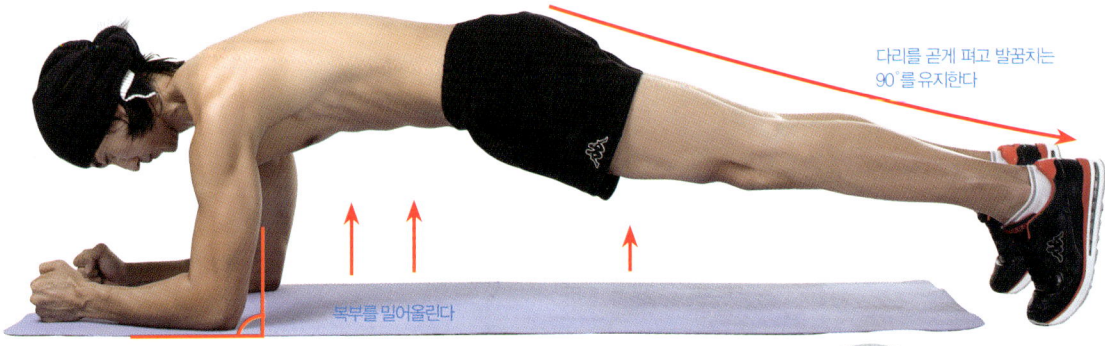

다리를 곧게 펴고 발꿈치는 90°를 유지한다

복부를 밀어올린다

 Help me 노크지 플랭크를 마스터하고 난 뒤 운동 강도를 높이고 싶다면 발바닥을 수직으로 세워 실시해 보자. 신체의 중심부(코어 머슬)가 단련된다.

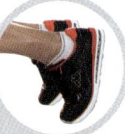

메디신볼 넣고 엎드려 버티기

플랭크 베리에이션 메디신볼 Plank Variation Medicine Ball

엎드려 버티기 동작이 어렵다면 복부에 메디신볼을 받치고 실시해 보자. 메디신볼을 배꼽 위치에 받치고 높은 위치에서 시작하면, 운동 강도는 플랭크보다 약하지만, 원하는 복부는 충분히 발달시킬 수 있다. 목이나, 허리가 약한 사람들도 수월하게 실시할 수 있다.

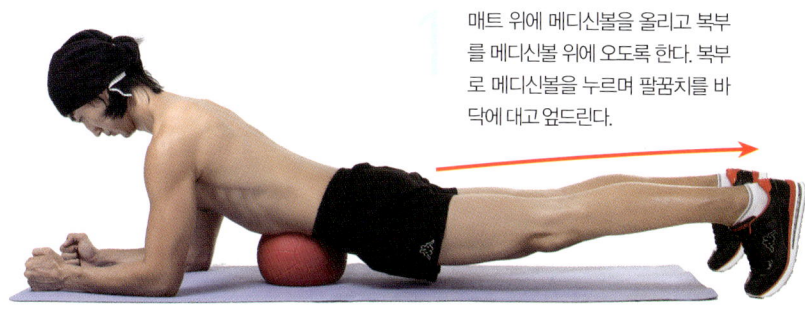

1. 매트 위에 메디신볼을 올리고 복부를 메디신볼 위에 오도록 한다. 복부로 메디신볼을 누르며 팔꿈치를 바닥에 대고 엎드린다.

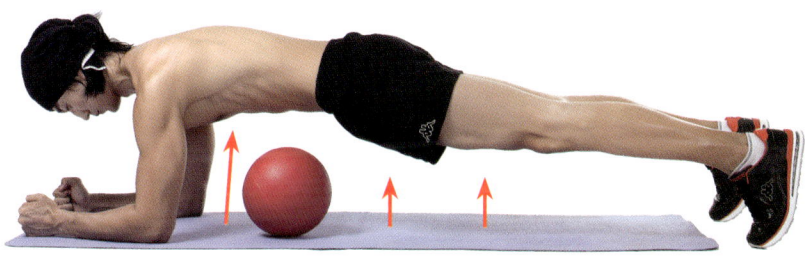

2. 메디신볼을 누르며 팔꿈치와 발끝에 힘을 주고 몸을 천천히 들어 올린다. 30초간 자세를 유지하면서 복부는 안으로 단단히 당기고 등은 평평하게 편다. 복부에 강한 수축을 주기 위해 짧고 굵게 입을 통해서 호흡을 내뱉고, 1번 자세로 돌아갈 때 입을 통해서 호흡을 살짝 들이마신다.
1세트 30초 / 6세트 실시, 세트마다 30초 휴식

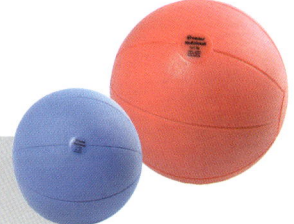

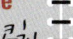
- 메디신볼은 환자의 재활 치료나 다이어트, 스트레칭 등에 폭넓게 활용된다.
- 메디신볼이 없다면 비슷한 무게인 농구공이나 물을 넣은 비치볼을 써도 좋다.

복근 02

사선으로 복부 말아 올리기

사이드 크런치 Side Crunch

상체가 살짝 틀어진 자세인 것을 빼고는 일반적인 크런치와 크게 다를 바 없다. 다른 말로는 '오블리크(Oblique, 복사근) 크런치'라고도 하며, 이른바 '명품 복사근'을 만드는 중요한 동작이다.

세트 12회/ 5세트 실시 세트마다 20초 휴식

효과 마지막 횟수까지 집중하면 명품 복사근을 만들 수 있다

부위 옆구리 ★★★

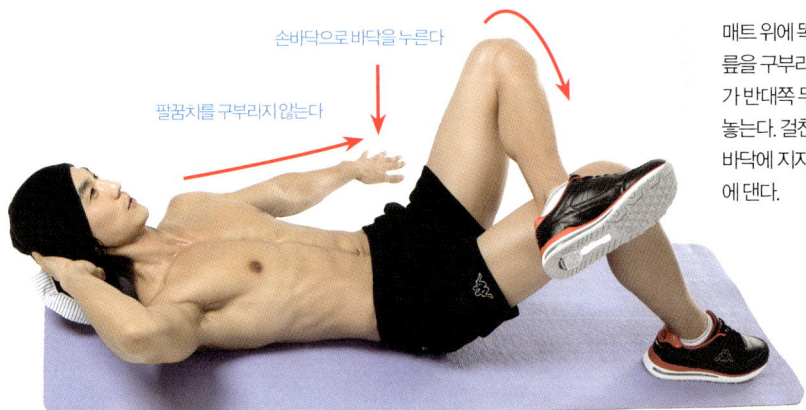

손바닥으로 바닥을 누른다
팔꿈치를 구부리지 않는다

매트 위에 똑바로 또는 옆으로 누워 무릎을 구부리고, 한쪽 다리는 발뒤꿈치가 반대쪽 무릎 위에 오도록 교차시켜 놓는다. 걸친 다리쪽 팔은 사선으로 펴 바닥에 지지하고 반대쪽 손은 머리 뒤에 댄다.

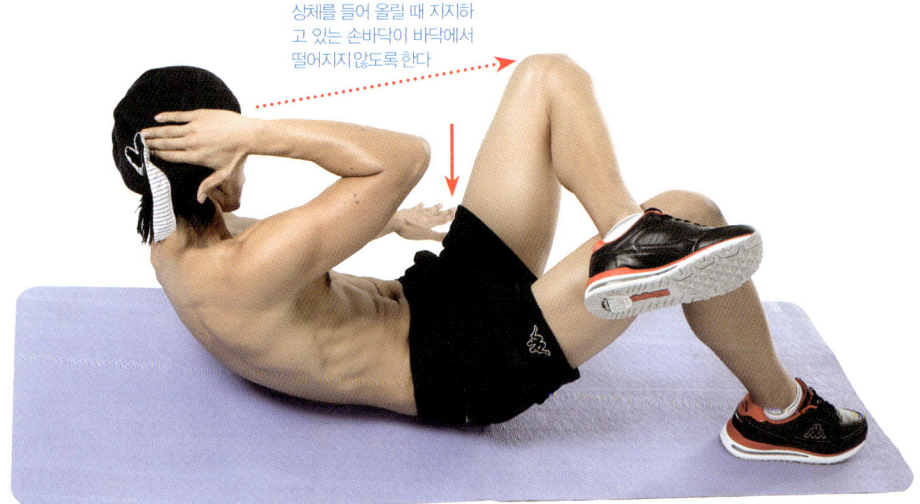

상체를 들어 올릴 때 지지하고 있는 손바닥이 바닥에서 떨어지지 않도록 한다

2 호흡을 내쉬면서 상체를 들어 올린다. 시선을 걸친 무릎에 고정하고, 3초간 버틴다. 천천히 긴장을 유지한 채 내려오면서 숨을 들이마신다. 복부에 강한 수축을 주기 위해 2번 자세에서 짧고 굵게 입을 통해서 호흡을 내뱉고, 1번 자세로 돌아갈 때 입을 통해 살짝 들이마신다.

Help me 노크지 입을 통해서 호흡을 강하게 내뱉어라! 복부 운동의 포인트는 강력한 근육 수축이다!

밧줄 좌우로 흔들기

로프 더블 스네이크 Rope Double Side Snake

누워 있을 때보다 앉아 있거나, 서 있을 때 몸의 라인이 드러난다. 복부의 기능적 근육을 사용하는 일도 마찬가지다. 복부 운동 중에서도 사이드 부분인 외복사근을 멋있게 보이려면, 누워서 하는 동작보다 서서 만들어 주는 근육이 더 필요하다. 더블 사이드 스네이크! 그것이 그 해결책이다. 만약 당신의 취미가 골프라면 더없이 좋은 운동법이 될 것이다.

1 양발을 어깨 너비로 선 후 로프의 손잡이를 잡는다. 허리 등을 곧게 펴고, 힙을 뒤로 최대한 빼고, 자연스럽게 무릎을 구부려 주며 상체를 숙인다.

- 양손의 높이는 무릎 높이에 맞추고, 어깨와 손목이 수직이 유지되도록 팔을 편다
- 밧줄을 좌우로 흔드는 동안, 무릎이 흔들리지 않도록 하체에 힘을 준다
- 줄을 흔드는 동안 무릎이 흔들리면 안 된다
- 밧줄을 흔드는 동안 시선을 고정한다
- 양발을 어깨보다 조금 넓게 서고, 발 뒤꿈치에 체중을 실어주고 엄지발가락은 바닥을 살짝 눌러준다
- 양발에 체중을 5:5로 균등하게 싣는다

2 1번 자세를 유지하며, 양손을 좌·우 수평을 유지하며 빠른 속도로 흔든다. 로프는 바닥을 쓸며, 부드러운 S자 모양이 나오도록 한다. 밧줄을 흔드는 동안 입을 통해서 자연스럽게 호흡한다.
1세트 30초/6세트 실시, 세트마다 30초 휴식

Help me 노크기 아직 우리에게는 생소하지만 미국에서는 초등학교에서도 밧줄 운동을 시킬 만큼 남녀노소 대중적인 기구다. 복잡한 동작 없이 밧줄을 흔드는 것만으로도 16가지 운동 기구를 다루는 것과 같은 운동 효과를 얻을 수 있다. 국내에서는 〈바디 작(作)〉을 비롯해 몇몇 피트니스 센터에서 배울 수 있는데, 줄 한 개만도 우리 돈으로 80만 원을 호가하는 귀하신(?) 몸이다.

복근

03 복부 말아 올리기

크런치 Crunch

상복부를 사용하여 늑골을 골반 쪽으로 올리는 안정성 높은 복부 운동으로 허리가 아픈 사람들도 쉽게 할 수 있다. 정점에서 최대한 복부를 쥐어짜는 느낌을 받아야 한다. 식스팩을 넘어 에이트팩도 가질 수 있다.

- **세트** 8회/5세트 실시, 세트마다 20초 휴식
- **효과** 옆구리 근육을 강화하여 매끈한 옆 라인을 만들 수 있다
- **부위** 복직근 ★★★★★

1 매트 위에 누워 다리를 90°로 굽히고 양팔을 머리 뒤로 살짝 감싸 안는다. 턱은 너무 당기지 말고 주먹 하나 공간만큼 여유를 둔다.

시선을 천장에 둔다

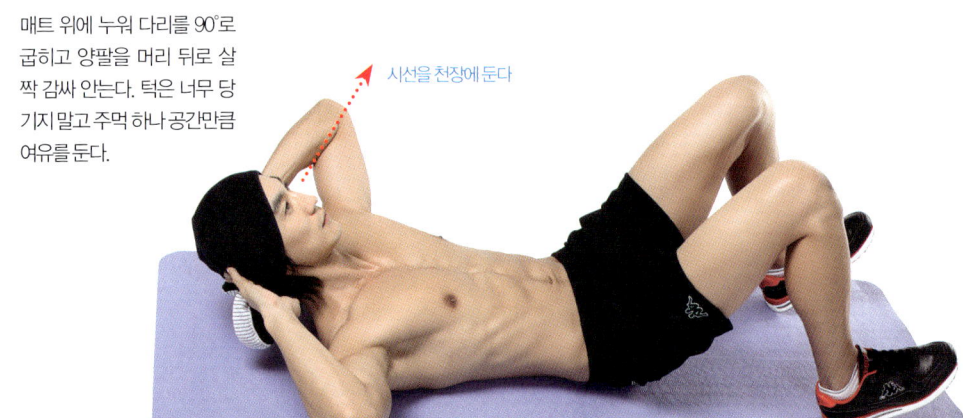

2 복부의 힘을 느끼면서 천천히 상체를 들어 올린다. 반동을 사용하지 말고, 복부를 수축시키며 말아 올릴 때 입을 통해 호흡을 내뱉는다. 정점에 이르렀을 때 2초간 지속적으로 복부의 수축을 위해 호흡을 내뱉는다. 2초가 지나면 입을 통해 서서히 호흡을 들이마시며 1번 자세로 돌아간다.

시선을 천장에 고정한다

가슴은 사선을 유지하며 천장을 향해 들어 올린다

발끝을 당긴다

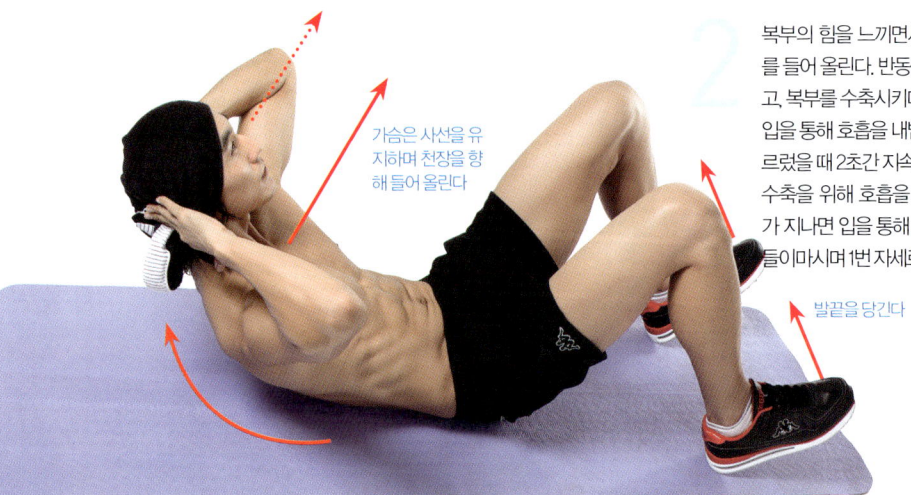

Help me 수건을 머리 뒤로 받쳐, 당기면서 실시하면 목 통증을 감소시킬 수 있다.

04 철봉에 매달려 다리 들기

행잉 레그 레이즈 Hanging Leg Raise

하복부에 강력한 자극을 주는 고난이도 운동법이다. 철봉에 매달리기 때문에 흔히 반동을 사용하기 쉬운데, 반동을 줄이고 복부와 다리 힘만으로 들어 올리는 노력이 필요하다.

세트 10회/5세트 실시
세트마다 30초 휴식

효과 복직근의 가장 아래쪽 근육을 단련해 남성의 핫한 복부라인을 만든다

부위
복부 ★★★★★
악력 ★★★★★
등 ★★★
허벅지 앞 ★★

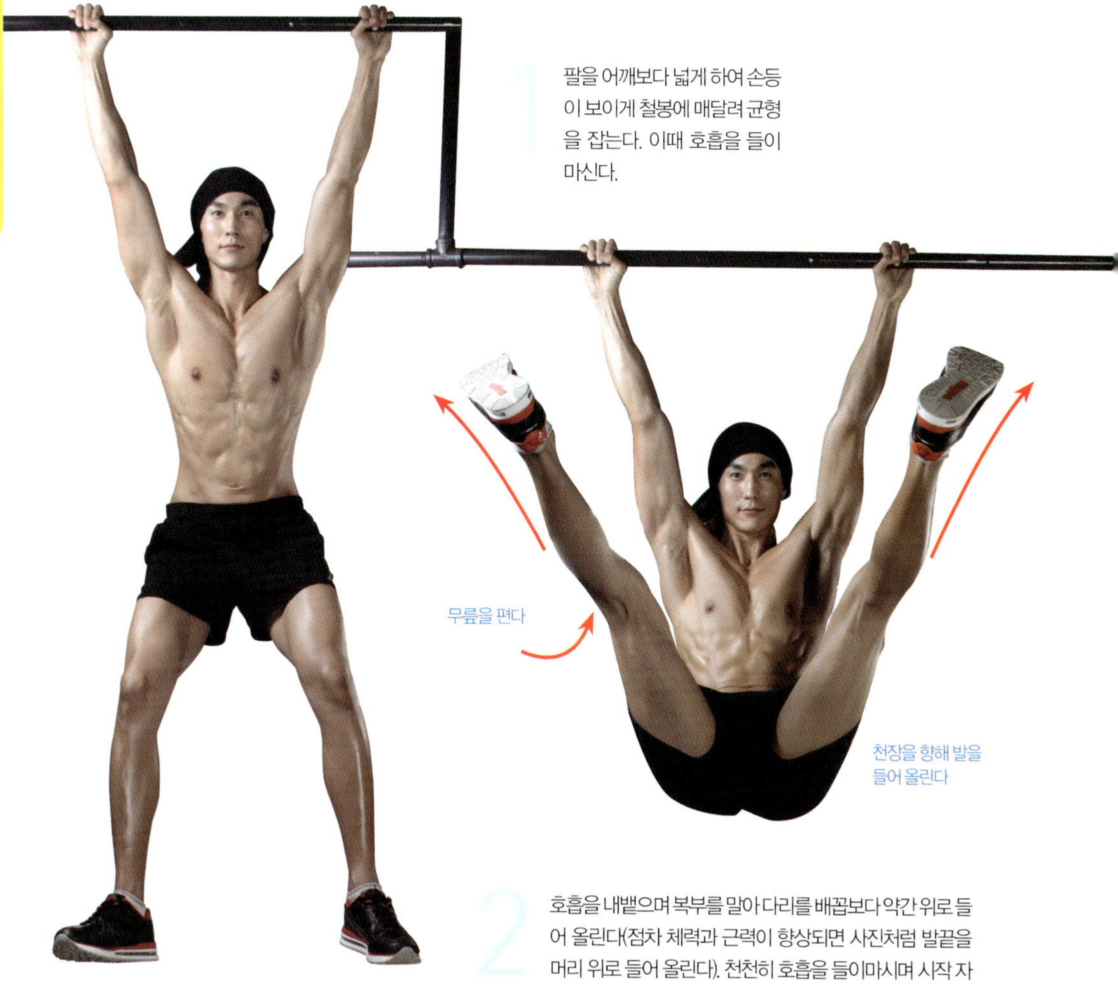

1. 팔을 어깨보다 넓게 하여 손등이 보이게 철봉에 매달려 균형을 잡는다. 이때 호흡을 들이마신다.

무릎을 편다

천장을 향해 발을 들어 올린다

2. 호흡을 내뱉으며 복부를 말아 다리를 배꼽보다 약간 위로 들어 올린다(점차 체력과 근력이 향상되면 사진처럼 발끝을 머리 위로 들어 올린다). 천천히 호흡을 들이마시며 시작 자세로 돌아간다.

Help me 동작이 어렵다면, 무릎을 붙인 채 90°로 구부리고, 복근에 긴장감을 느끼면서 다리를 올렸다 내리는 동작을 반복한다.

복근

05 누워서 다리 한 쪽씩 들어 올리기

얼터네이팅 레그 레이즈 Alternating Leg Raise

복부 운동을 마무리하는 동시에 하복부를 단련시키는 운동. 쉽고 빠르게 실시할 수 있으며, 매일 해도 질리지 않는다.

세트 휴식 없이 100회 1세트 실시

효과 허리가 크게 불편하지 않다면 속도를 높여라. 더욱 큰 운동 효과를 볼 수 있다

부위 복부 ★★★★

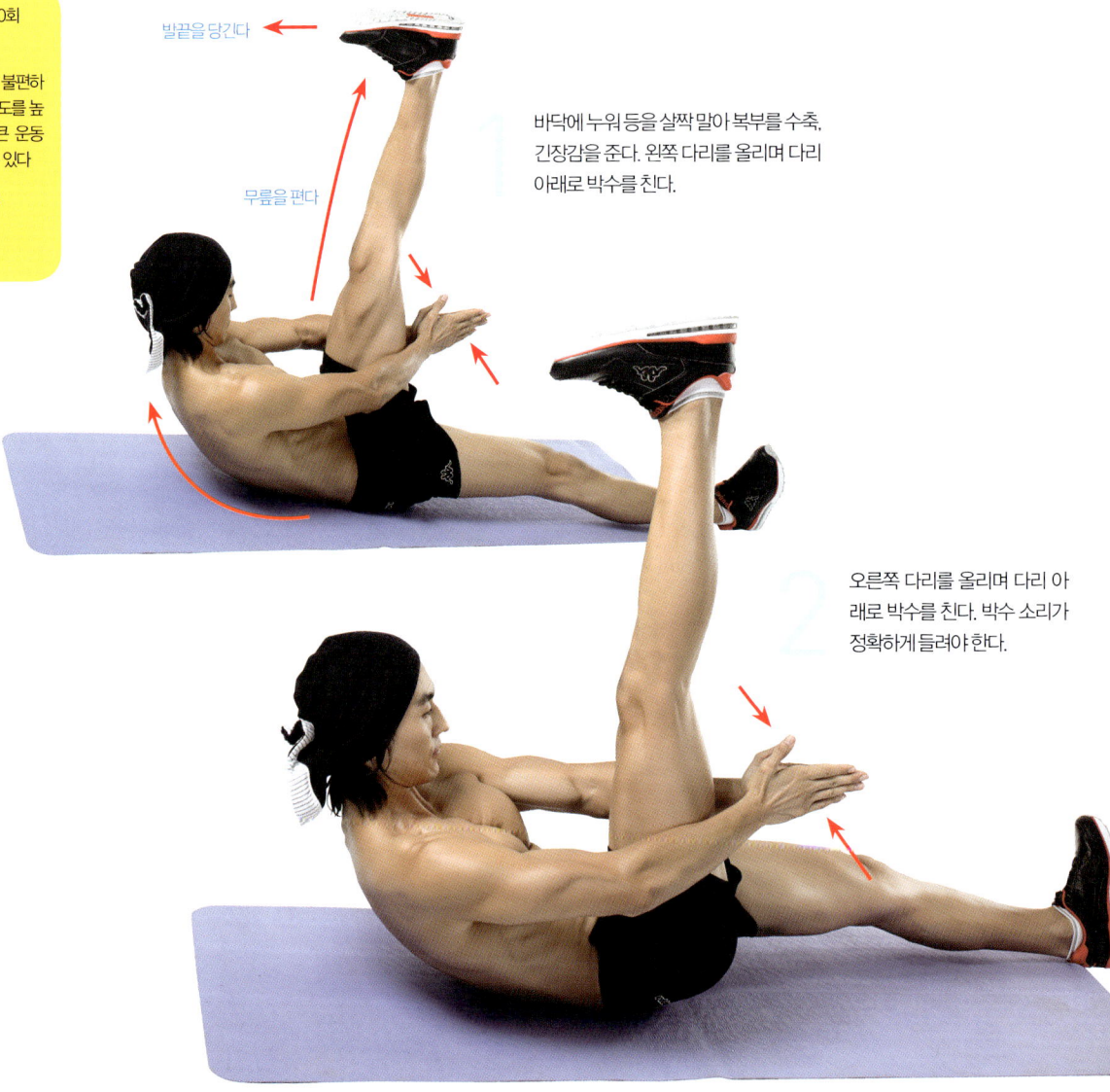

발끝을 당긴다

무릎을 편다

1. 바닥에 누워 등을 살짝 말아 복부를 수축, 긴장감을 준다. 왼쪽 다리를 올리며 다리 아래로 박수를 친다.

2. 오른쪽 다리를 올리며 다리 아래로 박수를 친다. 박수 소리가 정확하게 들려야 한다.

Help me 노리시 호흡은 입을 통해, 짧고 굵게, 일정한 속도로 내뱉고 들이마신다.

부드럽게 갈라진 **명품 복근**이 강조된
맨즈 잇 스타일링

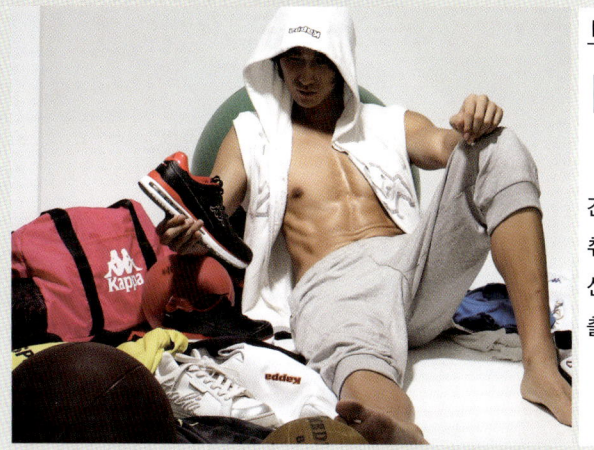

간지남으로 거듭나는 복근 만들기에 성공했다면 옷발 사는 스타일링 공식에 맞춰 입어도 벗어도 섹시한 룩을 완성해 보자. 탄탄하고 볼륨 있는 복근을 가진 당신은 어떤 옷을 입느냐에 따라 때로는 터프하게, 때로는 부드럽게 자유자재로 연출할 수 있다.

이기적인 옷발의 시작, 복근을 드러내라!

'배 나온 사람들'의 공통점이 있다면 최대한 체형을 드러내지 않는 이른바 박스 스타일을 선호한다는 건데, 이런 선택은 분명히 잘못됐다. 통자옷이 오히려 배를 퉁퉁 부풀려 보이게 하기 때문이다. 오히려 허리선이 어느 정도 들어간 옷을 입는 것이 결점 커버에 효과적이다. 단, 몸매가 노골적으로 드러나는 옷은 NG다. 또, 큼직한 무늬가 있는 패턴 역시 체형을 더욱 부풀려 보이게 하므로 삼간다. 점퍼나 재킷 등 겉옷은 ==짙은 톤을 기본으로, 셔츠는 밝은 톤을 기본==으로 입는다. 여러 옷을 겹쳐 입는 레이어드 룩도 효과적이다.

초콜릿 복근이 돋보이는 스타일링

여름에만 복근을 강조할 수 있다는 고정관념을 버려라. ==가죽 재킷의 와일드풍과 집업 후드의 영한 스타일의 레이어드로 와일드==하면서 캐주얼한 룩을 연출할 수 있다. 남자라면 누구나 한 벌쯤 가지고 있는 화이트 셔츠도 멋진 패션 아이템이 될 수 있다. 슈트 속에 입으면 세련된 비즈니스맨으로, 단추를 두 서너 개 풀면 섹시한 남자로 보일 수 있는 남성의 매력을 가장 잘 드러내는 아이템이다. 이너웨어로 타이트한 티셔츠 또는 러닝탑을 매치해도 좋다.

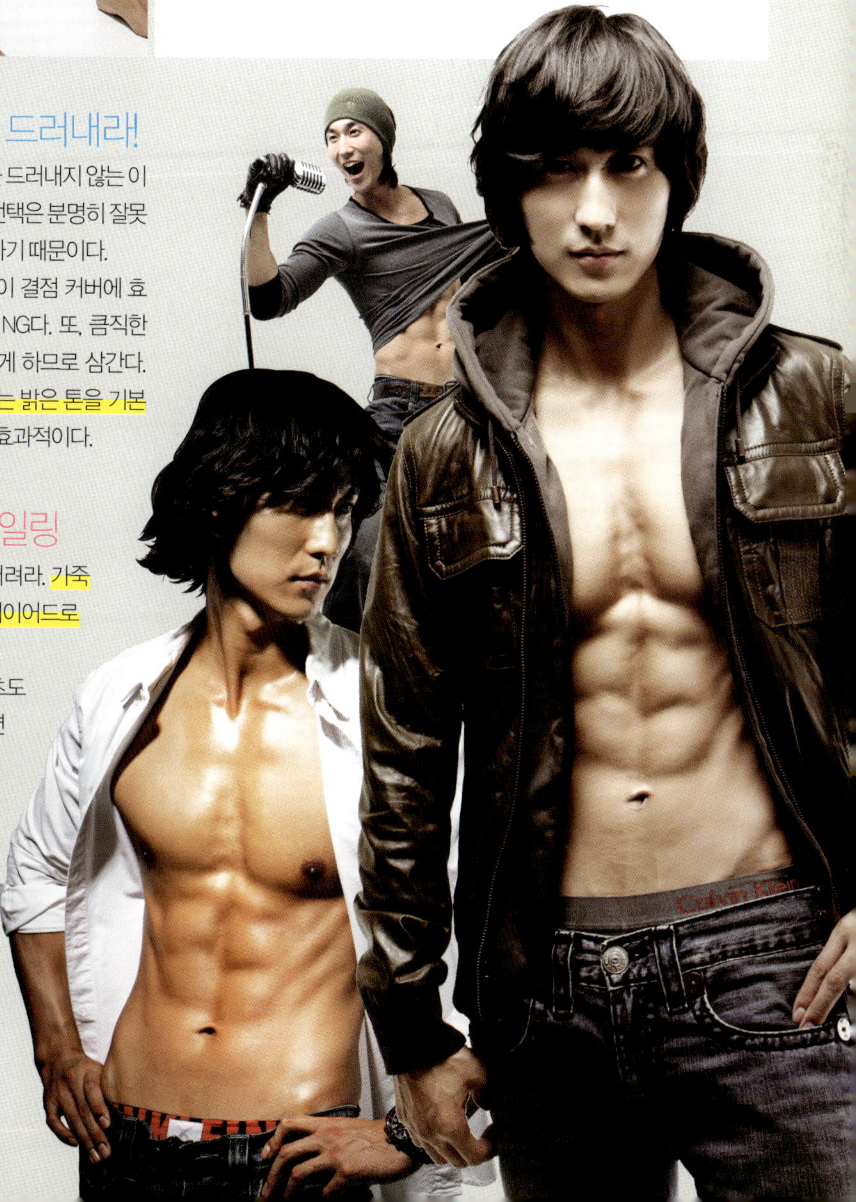

잇 아이템 집업 점퍼, 화이트 셔츠, 집업 후드 베스트

It Body Chest
남자의 아우라, 간지나는 **가슴** 만들기

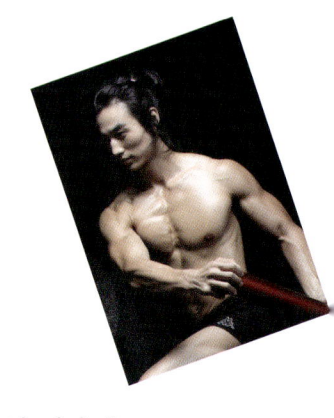

단추 두어 개 풀린 셔츠 사이로 살짝 갈라진 근육이 보일 때 여자들의 가슴은 뛴다. 넓고 탄탄한 가슴은 간지나는 남자만의 스타일이며 자신감의 상징! 반대로 움츠러진 가슴은 어딘가 의기소침하고 없어 보이기까지 한다. 와이셔츠든 쫄티든 제대로 가슴골에 음영을 새기고 입는다면 옷발은 180° 달라질 것이다. 하물며 벗은 몸이라면!

가슴 운동 포인트
가슴은 다른 부위와 다르게 계속적으로 확장해 나가는 트레이닝이 필요하다. 그만큼 근육 부위가 크고, 무게에 쉽게 적응하기 때문이다. 같은 강도로 실시하는 트레이닝은 더 이상 근육을 발달시키지 못한다. 운동 동작에 대한 자신감이 생겼다면 실패 지점까지 계속하라. 금세 완벽하고 멋진 가슴을 가질 수 있을 것이다. 가령, 푸시업을 할 때도 단순히 횟수에 집착하기보다는 체력이 완전히 바닥날 때까지, 지쳐 쓰러질때까지 실시한다.

옷발이 잘 받는 가슴 근육 만들기
가슴을 단련하지 않으면 상체의 힘을 기르고 멋진 몸매를 가꾸기 힘들다. 넓은 가슴은 강한 남자의 상징이다. 적당한 볼륨, 균형잡힌 가슴은 스타일리시한 옷발을 위한 필수조건이다.

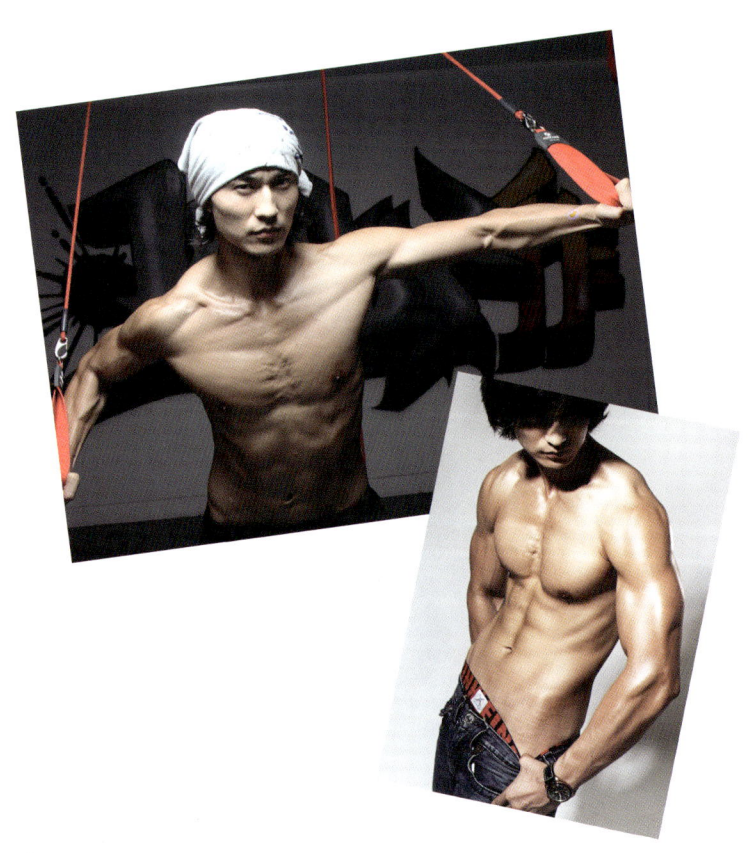

Best 4 가슴 운동 프로그램

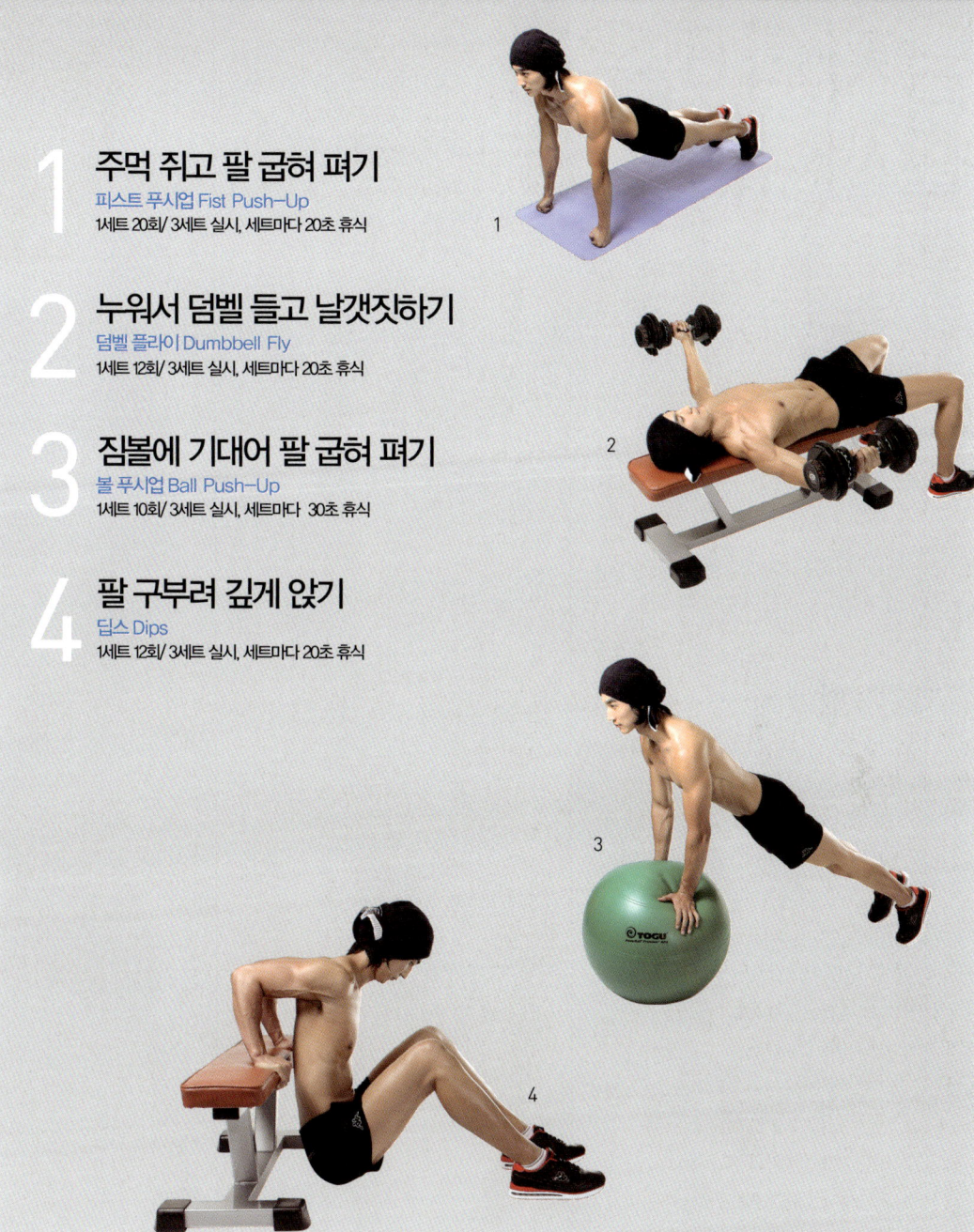

1 주먹 쥐고 팔 굽혀 펴기
피스트 푸시업 Fist Push-Up
1세트 20회/ 3세트 실시, 세트마다 20초 휴식

2 누워서 덤벨 들고 날갯짓하기
덤벨 플라이 Dumbbell Fly
1세트 12회/ 3세트 실시, 세트마다 20초 휴식

3 짐볼에 기대어 팔 굽혀 펴기
볼 푸시업 Ball Push-Up
1세트 10회/ 3세트 실시, 세트마다 30초 휴식

4 팔 구부려 깊게 앉기
딥스 Dips
1세트 12회/ 3세트 실시, 세트마다 20초 휴식

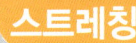

스트레칭

가슴 운동 전후에 꼭 해야 할 스트레칭

가슴 근육은 운동하거나 동작을 할 때 팔과 어깨를 움직이고 보호한다. 그래서 운동 전에 목부터 가슴까지의 근육을 풀어 주는 스트레칭이 꼭 필요하다.

세트	5~10초간 실시
효과	남성다운 볼륨감의 가슴 라인을 만들어 줘 셔츠를 입었을 때 옷맵시가 돋보인다
부위	가슴(대흉근) ★★★ 삼각근(어깨) ★★★

가슴 늘이기 ①

체스트 스트레칭 Chest Stretching

가슴 근육, 목과 어깨 근육의 긴장을 풀어 준다.

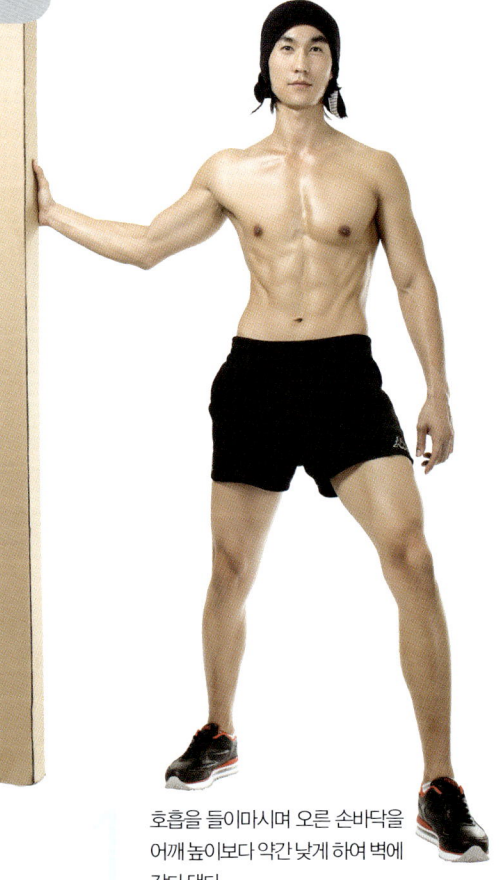

1 호흡을 들이마시며 오른 손바닥을 어깨 높이보다 약간 낮게 하여 벽에 갖다 댄다.

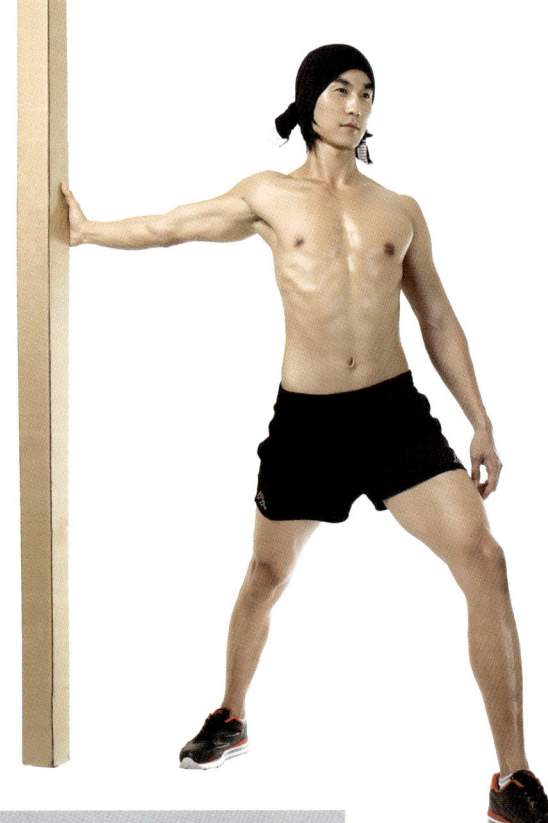

2 호흡을 내쉬며 몸을 왼쪽 방향으로 틀어 스트레칭한다. 자세를 5초 동안 유지하면서 몸의 긴장이 풀리는 것을 느낀다. 휴식 없이 반대쪽도 마찬가지로 실시한다.

Help me 노크지 : 벽을 잡을 때 손을 어깨 높이보다 낮은 위치에 잡고 스트레칭하면 윗가슴이, 어깨와 같은 위치에 잡고 스트레칭하면 가운뎃가슴이, 어깨보다 높이보다 높은 위치에 잡고 스트레칭하면 아랫가슴이 발달한다.

앞쪽 어깨 늘이기 ②

앤테리어 숄더 스트레칭 Anterior Shoulder Stretching

가슴 근육, 상복부의 긴장을 완화해 준다.

세트 3~6초간 실시
효과 근육 집중도가 높아져 탁월한 운동 효과를 발휘한다
부위 어깨 ★★★★
　　　　가슴(대흉근) ★★★★

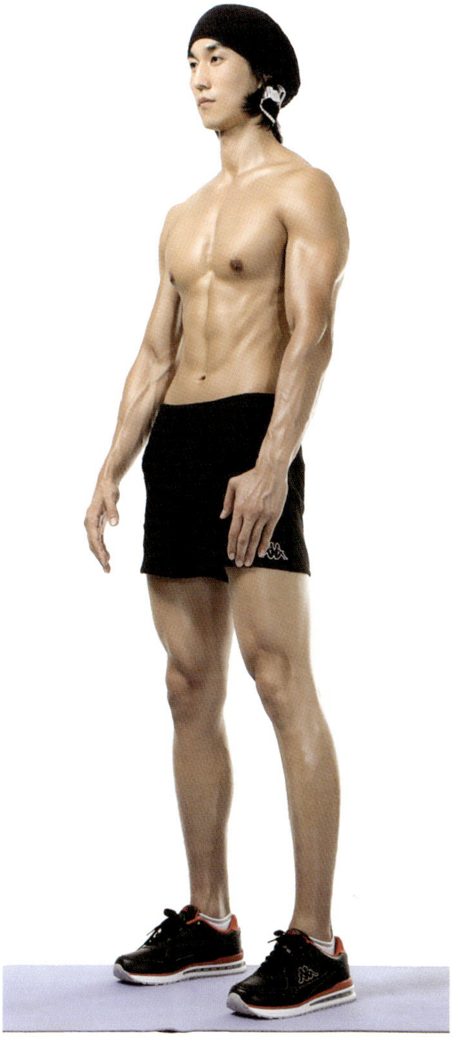

1 가슴을 펴고 매트 위에 선다.

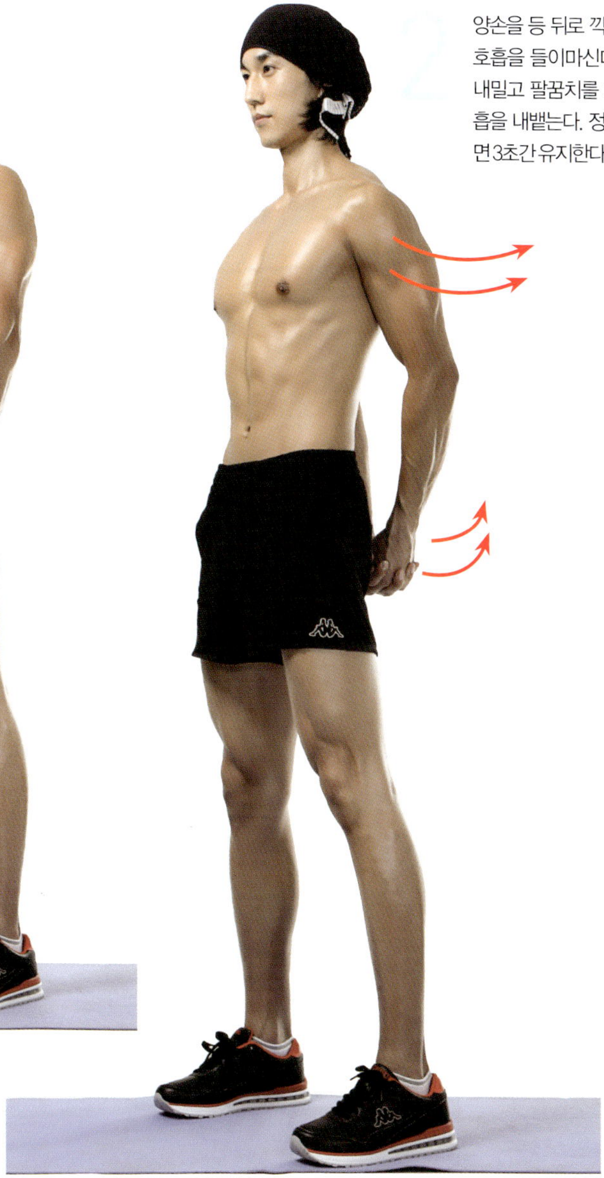

2 양손을 등 뒤로 깍지 끼면서 호흡을 들이마신다. 가슴을 내밀고 팔꿈치를 펴면서 호흡을 내뱉는다. 정점에 이르면 3초간 유지한다.

077

가슴

01 주먹 쥐고 팔 굽혀 펴기

피스트 푸시업 Fist Push-Up

피트니스 3대 운동 가운데 하나인 팔 굽혀 펴기! 팔 굽혀 펴기는 가슴과 어깨, 삼두근에 동시 작용하는 3D 운동법이다. 동작을 반복하는 동안 어느 부위에 정확하게 힘을 주는지에 따라 성공 여부가 달라진다. 근육에 자극을 느끼며 천천히 실시한다.

세트 20회/ 5세트 실시
세트마다 30초 휴식

효과 대흉근, 삼두근은 물론 소흉근, 전거근같이 작은 근육도 자극해서 매끈한 옆 라인을 만들 수 있다

부위
삼각근 ★★★
대흉근 ★★★
소흉근 ★★
전거근 ★★
삼두근 ★★★

1. 엎드려 양손을 어깨 너비로 벌리고, 발끝은 붙여 기본 팔 굽혀 펴기 자세를 취한다.

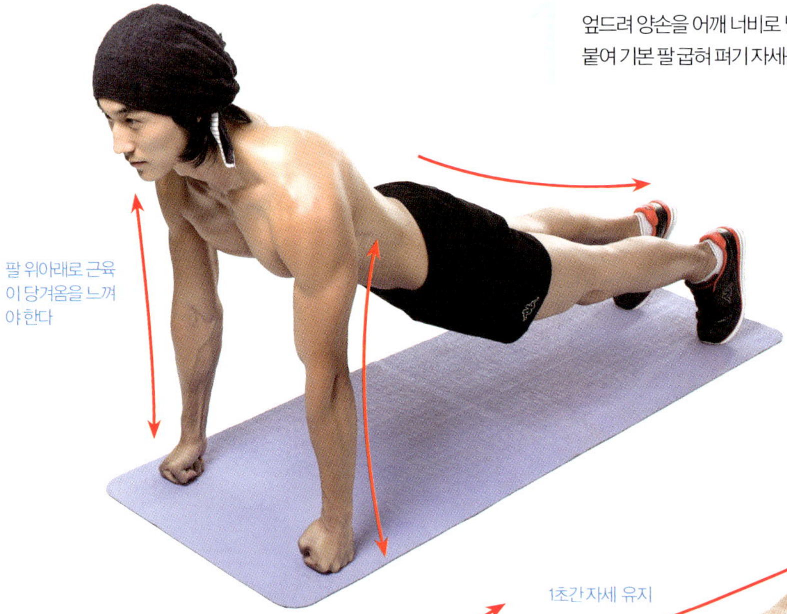

팔 위아래로 근육이 당겨옴을 느껴야 한다

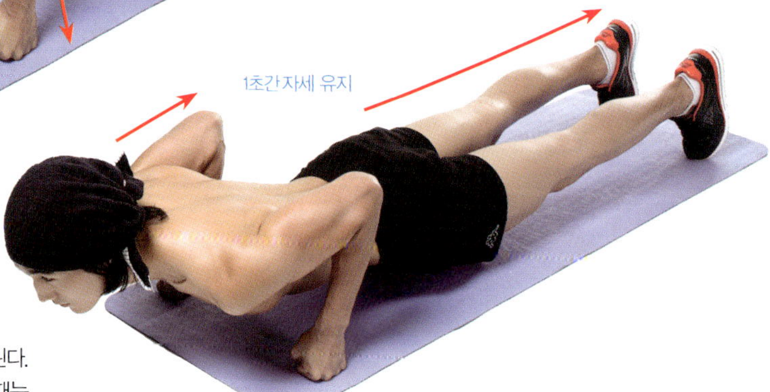

1초간 자세 유지

2. 가슴을 바닥에서 1cm 위 지점까지 내린다. 시선을 정면에 둔다. 아래로 내려갈 때는 숨을 들이쉬고, 위로 올라갈 때는 숨을 내쉰다. 실패 지점까지 실시한다.

Help me 노크지
1. 동작 시 일반적으로 가슴보다 허리가 밑으로 처지는 경우가 더 많다. 몸 라인을 일직선으로 만든다는 느낌으로 하체와 엉덩이, 복부에 집중하면서 정확하게 실행한다.
2. 실패 지점이란 젖산이 쌓여서 더는 운동할 수 없는 상태이다. 휴식을 통해서 젖산을 제거한 후 다시 운동을 시작한다.

의자에 기대어 팔 굽혀 펴기

벤치 푸시업 Bench Push-Up

벤치를 활용한 팔 굽혀 펴기. 얼핏 쉬워 보이지만 자세 유지를 제대로 하지 않으면 운동이 되지 않으니 주의한다. 배가 너무 많이 나와 팔 굽혀 펴기에 어려움을 느끼는 사람들에게 권한다. 볼륨감 있고 단단한 가슴 라인을 만들어 줘 셔츠를 입었을 때 옷맵시가 돋보인다.

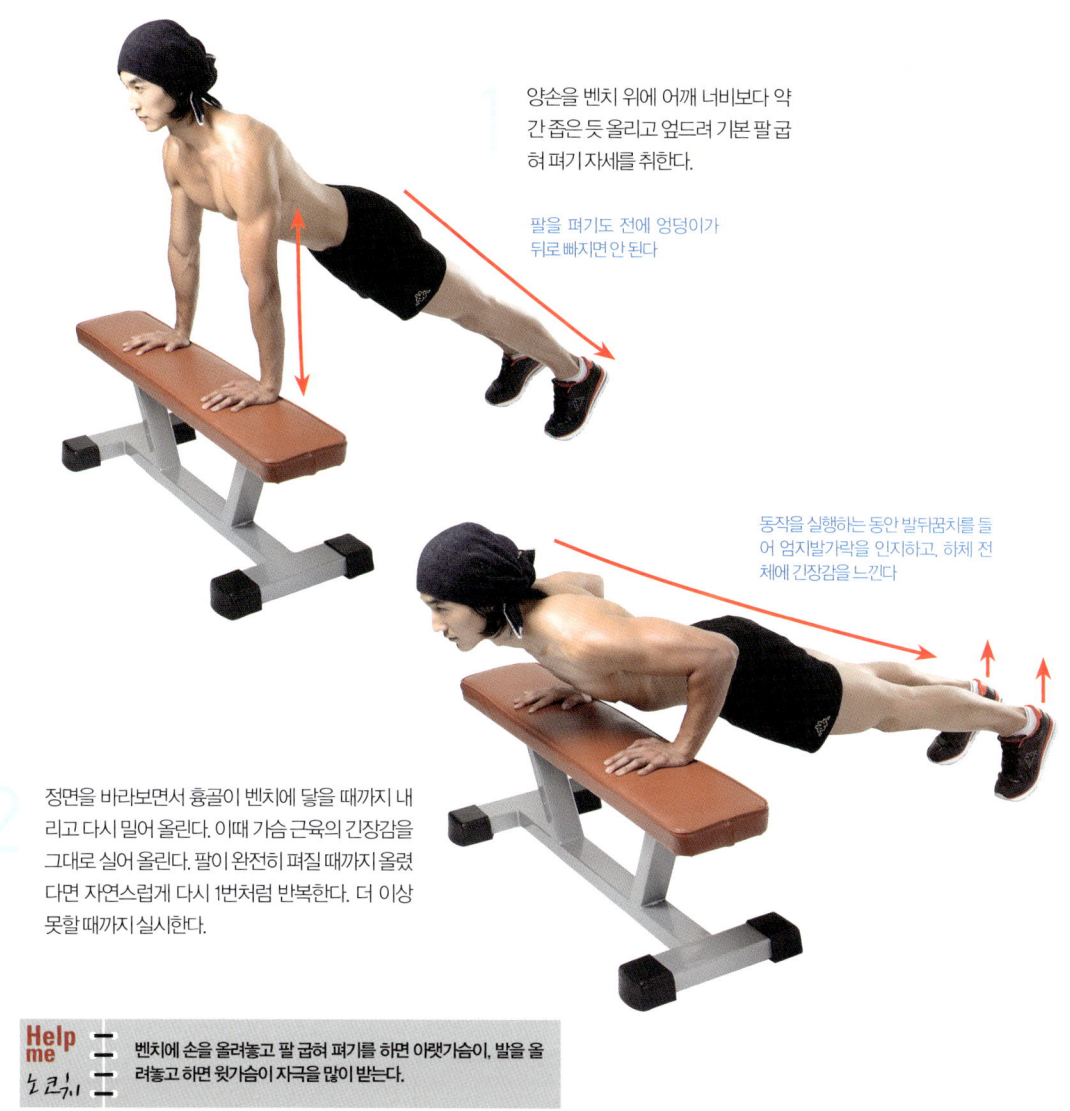

1 양손을 벤치 위에 어깨 너비보다 약간 좁은 듯 올리고 엎드려 기본 팔 굽혀 펴기 자세를 취한다.

팔을 펴기도 전에 엉덩이가 뒤로 빠지면 안 된다

동작을 실행하는 동안 발뒤꿈치를 들어 엄지발가락을 인지하고, 하체 전체에 긴장감을 느낀다

2 정면을 바라보면서 흉골이 벤치에 닿을 때까지 내리고 다시 밀어 올린다. 이때 가슴 근육의 긴장감을 그대로 실어 올린다. 팔이 완전히 펴질 때까지 올렸다면 자연스럽게 다시 1번처럼 반복한다. 더 이상 못할 때까지 실시한다.

Help me 노하우 벤치에 손을 올려놓고 팔 굽혀 펴기를 하면 아랫가슴이, 발을 올려놓고 하면 윗가슴이 자극을 많이 받는다.

케틀벨 팔 굽혀 펴기 & 한쪽 팔씩 당기기

케틀벨 푸시업 & 원-암 로우 Kettlebell Push-Up & One-Arm Row

대표적인 전신 운동 중 하나인 팔 굽혀 펴기를 변형한 운동으로, 케틀벨을 사용하여 몸 전체의 근지구력 향상에 좋은 운동법이다. 남자다운 강력한 보디 셰이프를 만들고 싶다면, 케틀벨 푸시업 & 로우를 하라! 와일드한 스타일 보디가 완성될 것이다.

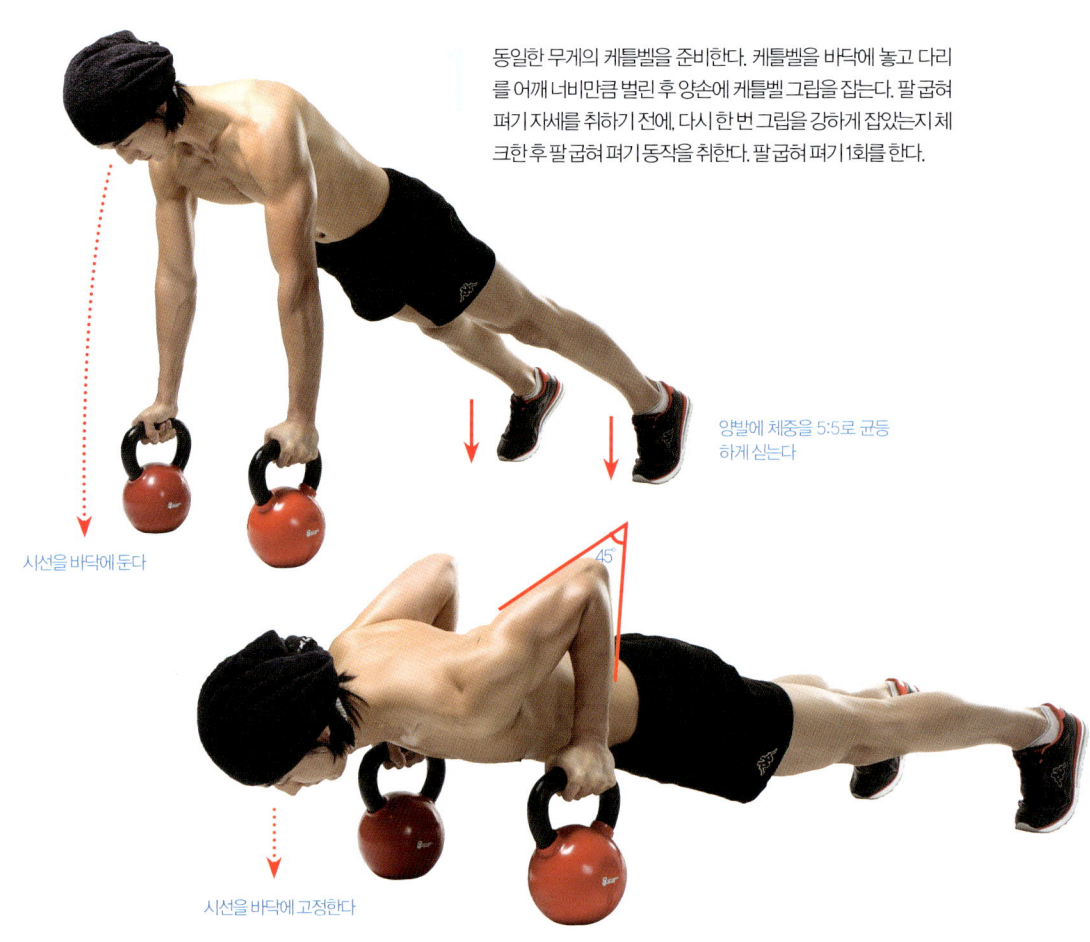

동일한 무게의 케틀벨을 준비한다. 케틀벨을 바닥에 놓고 다리를 어깨 너비만큼 벌린 후 양손에 케틀벨 그립을 잡는다. 팔 굽혀 펴기 자세를 취하기 전에, 다시 한 번 그립을 강하게 잡았는지 체크한 후 팔 굽혀 펴기 동작을 취한다. 팔 굽혀 펴기 1회를 한다.

양발에 체중을 5:5로 균등하게 싣는다

시선을 바닥에 둔다

시선을 바닥에 고정한다

Help me 노크기: 케틀벨이 없다면 본인이 감당할 수 있는 무게의 덤벨로 대치한다.

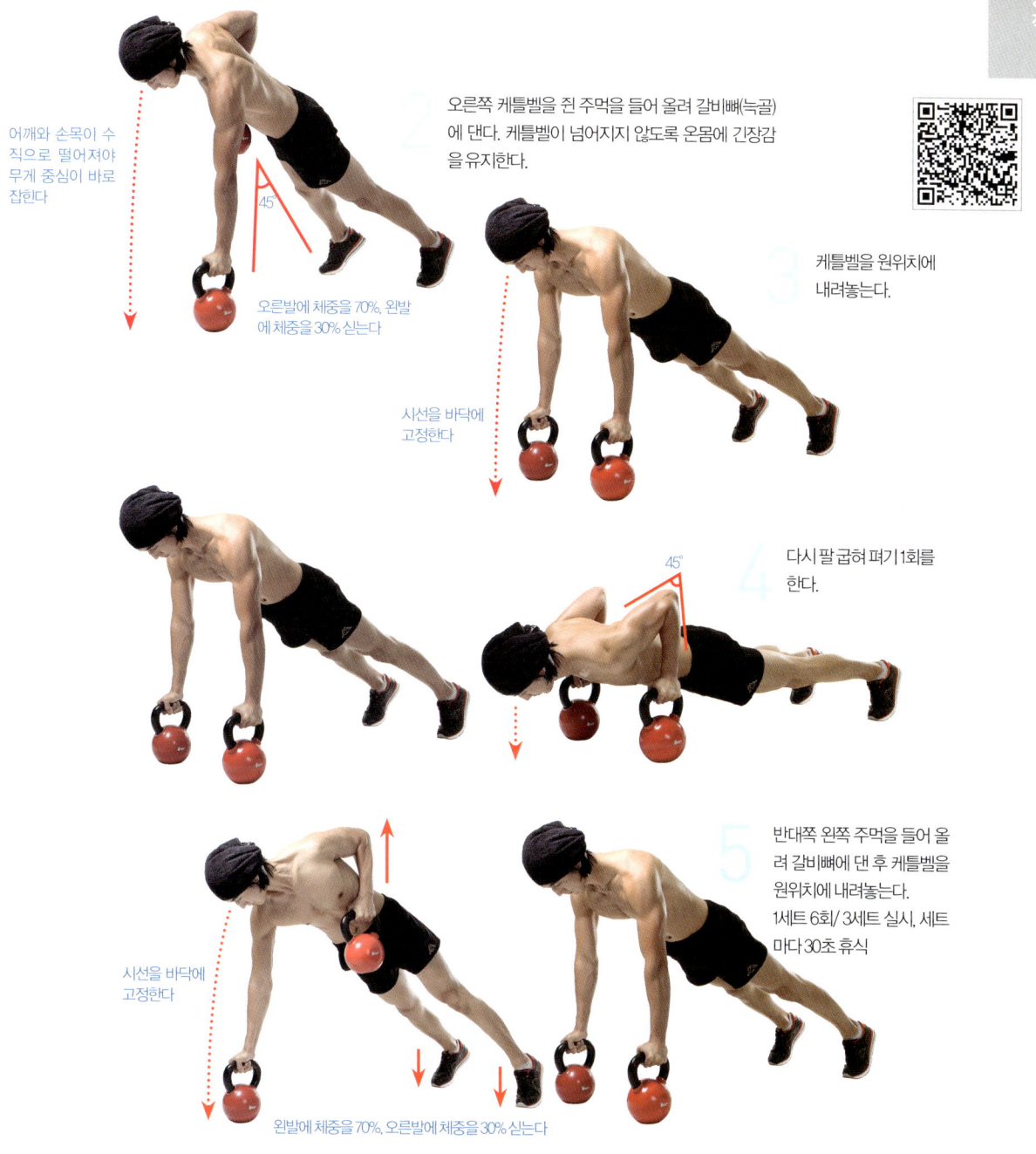

가슴 02

누워서 덤벨 들고 날갯짓하기

덤벨 플라이 Dumbbell Fly

가슴 안쪽 근육을 효과적으로 발달시켜 균형미 넘치는 가슴을 만들어 준다. 팔을 아치형으로 편 상태에서 껴안듯이 위로 올리는 것이 포인트. 충분히 컨트롤할 수 있는 너무 무겁지 않은 덤벨을 사용한다.

- **세트**: 12회/3세트 실시, 세트마다 20초 휴식
- **효과**: 가슴에 선명도를 만들어 준다
- **부위**: 가슴(대흉근) ★★★★, 삼각근(어깨) ★★

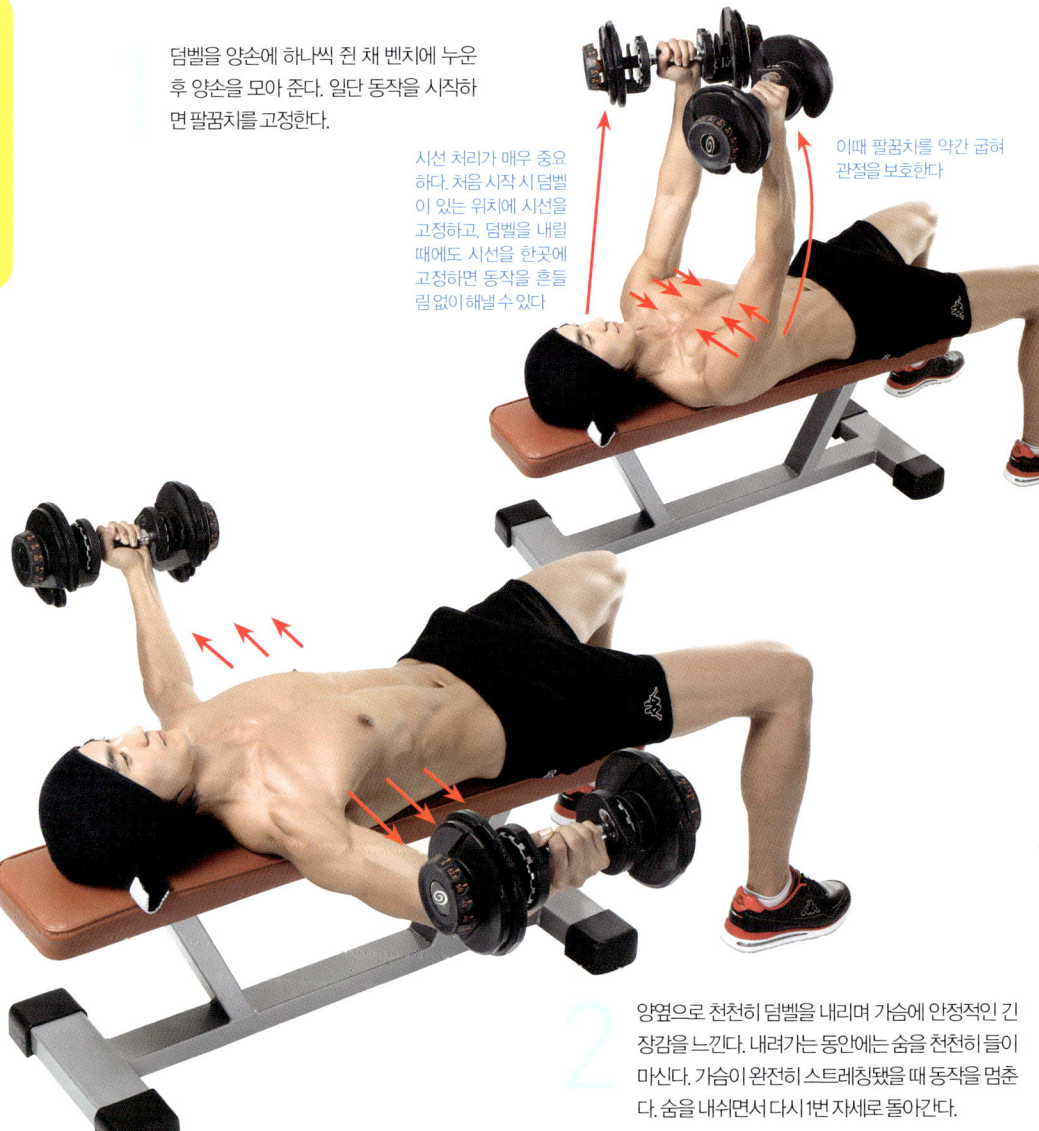

1. 덤벨을 양손에 하나씩 쥔 채 벤치에 누운 후 양손을 모아 준다. 일단 동작을 시작하면 팔꿈치를 고정한다.

시선 처리가 매우 중요하다. 처음 시작 시 덤벨이 있는 위치에 시선을 고정하고, 덤벨을 내릴 때에도 시선을 한곳에 고정하면 동작을 흔들림 없이 해낼 수 있다

이때 팔꿈치를 약간 굽혀 관절을 보호한다

2. 양옆으로 천천히 덤벨을 내리며 가슴에 안정적인 긴장감을 느낀다. 내려가는 동안에는 숨을 천천히 들이마신다. 가슴이 완전히 스트레칭됐을 때 동작을 멈춘다. 숨을 내쉬면서 다시 1번 자세로 돌아간다.

Help me 노크지: 동작에 대해 정확하게 이해하는 것이 우선이다. 이후 무게를 점진적으로 올리면 부상을 예방하고 볼륨 있는 가슴 라인을 만들 수 있다. 덤벨을 내릴 때 벤치 높이보다 많이 내리면 어깨 관절에 무리가 갈 수 있으므로 주의한다.

밧줄 양쪽으로 흔들기

로프 싱글 스네이크 Rope Single Snake

폭발적인 로프 트레이닝을 이용해 누구보다도 엣지 있는 가슴을 만들어 보자!

변형 동작

1. 양손에 로프 손잡이를 잡은 후 힙을 뒤로 살짝 빼고 허리 등을 펴 준다. 무릎은 인위적으로 구부리지 않고, 힙을 뒤로 빼면서 자연스럽게 구부려진 각도를 유지한다.

2. 시선은 밧줄 끝을 바라보고 호흡은 자연스럽게 실시하면서, 양손은 서로 반대 방향으로 좌우로 흔들어 준다. 로프의 모양은 뱀이 기어가는 것처럼 바닥에서 부드러운 곡선을 그리며, 웨이브가 만들어져야 한다.

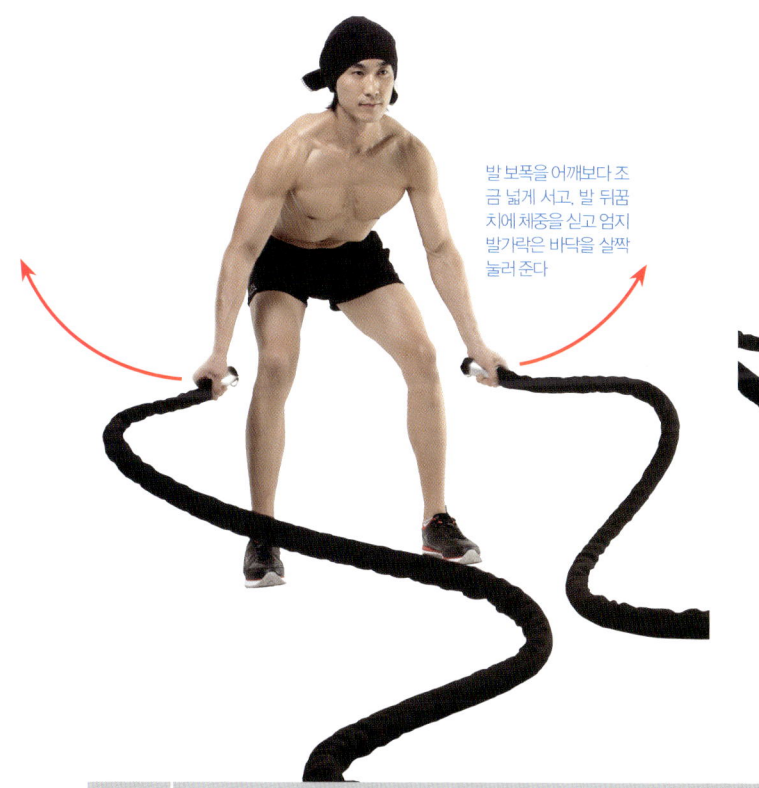

발 보폭을 어깨보다 조금 넓게 서고, 발 뒤꿈치에 체중을 싣고 엄지발가락은 바닥을 살짝 눌러 준다

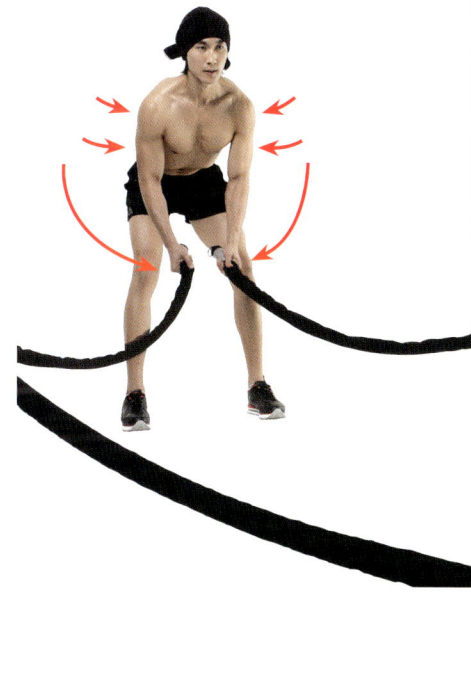

Help me 노크기
손의 위치에 따라 가슴 운동 부위가 달라진다. 윗가슴에 더 강한 자극을 받고 싶다면, 밧줄을 흔들 때 손의 위치를 무릎에서 시작하고, 아랫가슴에 더 강한 자극을 받고 싶다면, 골반 높이에서 실시한다. 가슴의 볼륨을 전체적으로 키우고 싶다면 무릎과 골반 중간에서 밧줄을 잡고 실시한다.

가슴

03 짐볼에 기대어 팔 굽혀 펴기

볼 푸시업 Ball Push-Up

짐볼을 사용한 볼 푸시업. 기본 푸시업은 팔을 펴고 시작하지만, 특성상 볼은 흔들리므로 부상 위험을 최소화하기 위해 먼저 엎드리고 팔을 펴는 순으로 실시한다. 안정되어 있는 바닥이 아닌 불안정한 볼을 사용하므로써 온몸의 균형 감각까지 키울 수 있다.

- **세트** 10회/3세트 실시 세트마다 30초 휴식
- **효과** 가슴과 팔 운동을 동시에 함으로써 균형 있는 상체 근육을 만들 수 있다
- **부위** 가슴(대흉근) ★★★
  삼각근(어깨) ★★★★★
  상완삼두근(팔 뒤쪽) ★★★★★

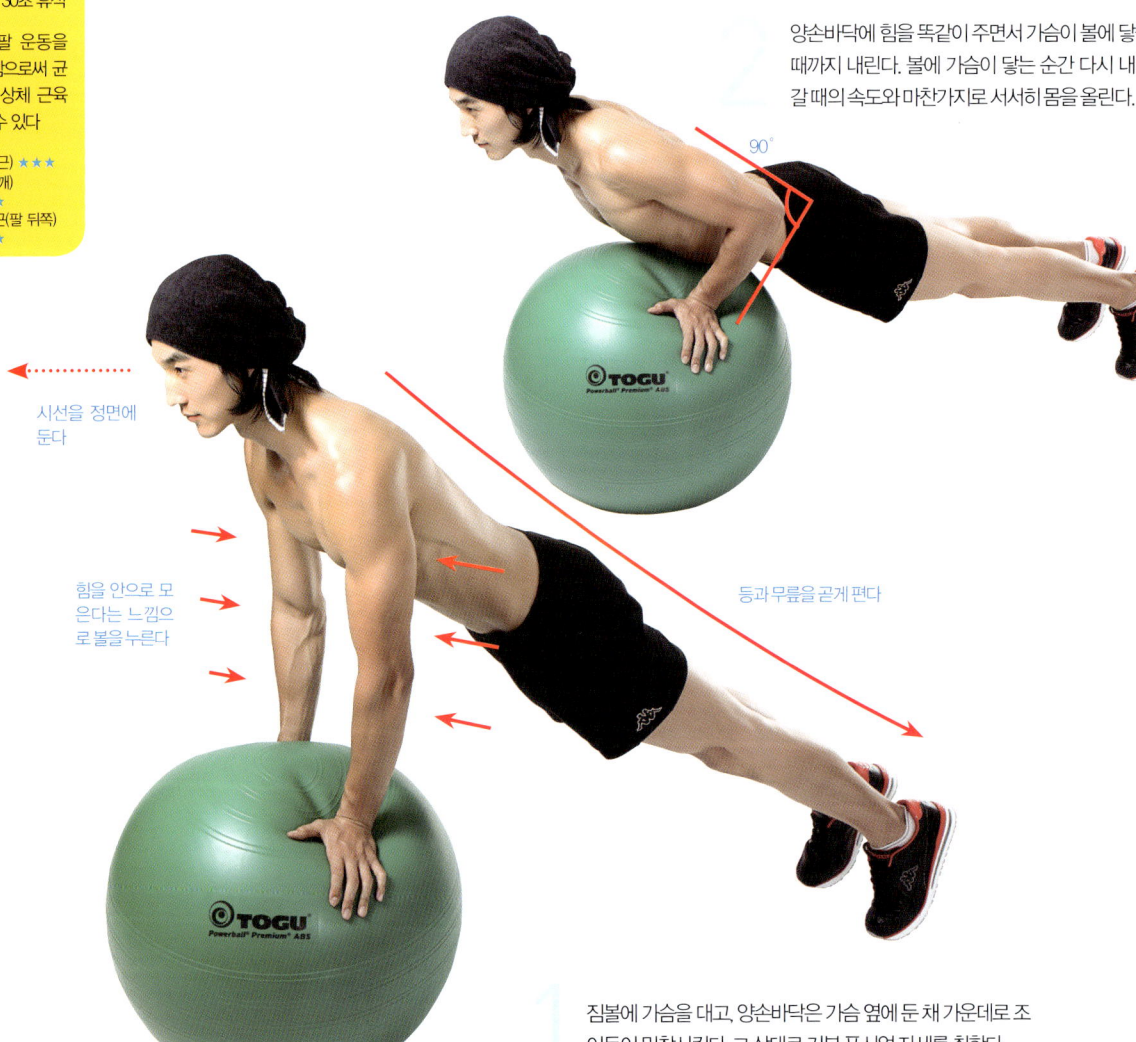

② 양손바닥에 힘을 똑같이 주면서 가슴이 볼에 닿을 때까지 내린다. 볼에 가슴이 닿는 순간 다시 내려갈 때의 속도와 마찬가지로 서서히 몸을 올린다.

시선을 정면에 둔다

힘을 안으로 모은다는 느낌으로 볼을 누른다

등과 무릎을 곧게 편다

① 짐볼에 가슴을 대고, 양손바닥은 가슴 옆에 둔 채 가운데로 조이듯이 밀착시킨다. 그 상태로 기본 푸시업 자세를 취한다.

Help me 노리치 가슴을 볼에 터치한다는 느낌으로 내려갔다가 터치하면서 바로 팔을 펴며 올라온다.

짐볼에 다리 얹고 팔 굽혀 펴기

볼 푸시업 Ball Push-Up

팔 굽혀 펴기를 응용한 동작은 무궁무진하다. 짐볼에 다리를 걸쳐 실시하면 평소 어렵게 느껴졌던 팔 굽혀 펴기도 쉽게 할 수 있다. 좌우로 움직이는 하체를 상체의 힘으로 조절하면 가슴뿐 아니라 상체 전체를 발달시킬 수 있다.

1 짐볼에 무릎을 얹고, 양손바닥은 가슴 옆에 둔 채 가운데로 조이듯이 밀착시킨다. 그 상태로 기본 팔 굽혀 펴기 자세를 취한다.

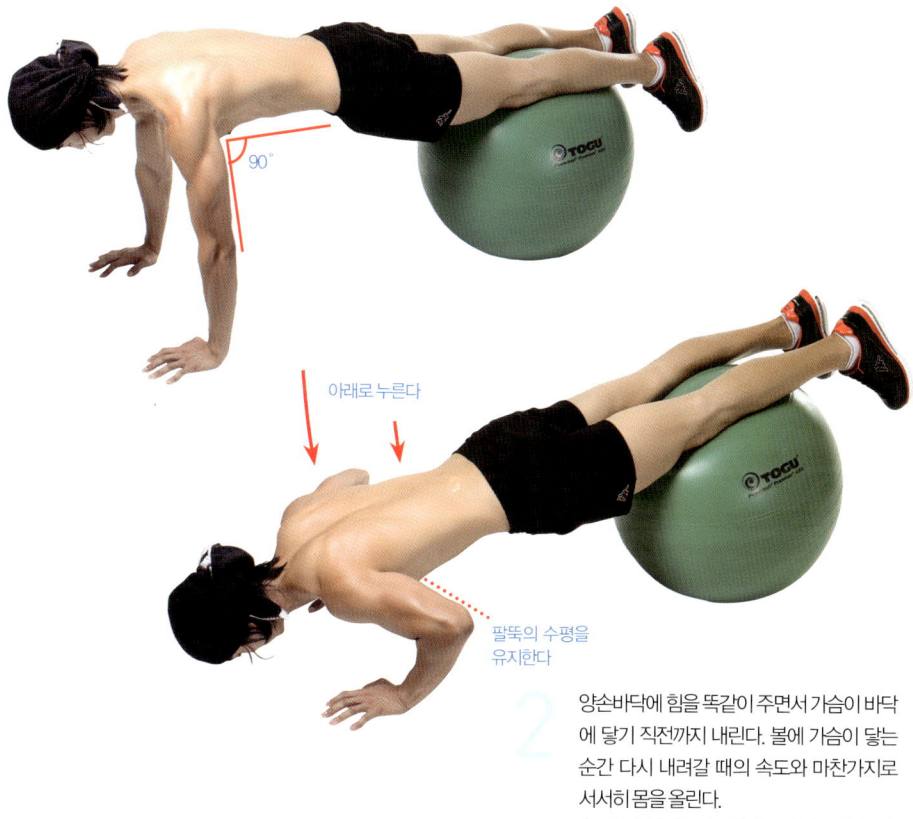

아래로 누른다

팔뚝의 수평을 유지한다

2 양손바닥에 힘을 똑같이 주면서 가슴이 바닥에 닿기 직전까지 내린다. 볼에 가슴이 닿는 순간 다시 내려갈 때의 속도와 마찬가지로 서서히 몸을 올린다.
1세트 10회 / 3세트 실시, 세트마다 30초 휴식

Help me 노크기 짐볼 위치가 발끝에 가까울수록 운동 강도가 높아진다. 반대로 짐볼 위치가 발끝에서 멀어질수록 운동 강도가 낮아진다.

가슴

04 팔 구부려 깊게 앉기

딥스 Dips

가슴과 삼두근을 동시에 단련할 수 있는 운동 동작이다. 정확하게 실행해야 부상을 막을 수 있다. 과체중인 사람은 팔로 자신의 체중을 버텨야 하기 때문에 처음에는 힘들 수 있다. 하지만 꾸준히 운동하면 운동 능력을 향상시킬 수 있다.

세트 12회 / 3세트 실시, 세트마다 20초 휴식

효과 근육 집중도가 높아져 탁월한 운동 효과를 발휘한다

부위 가슴(대흉근) ★★★★★
상완삼두근(팔 뒤쪽) ★★★★

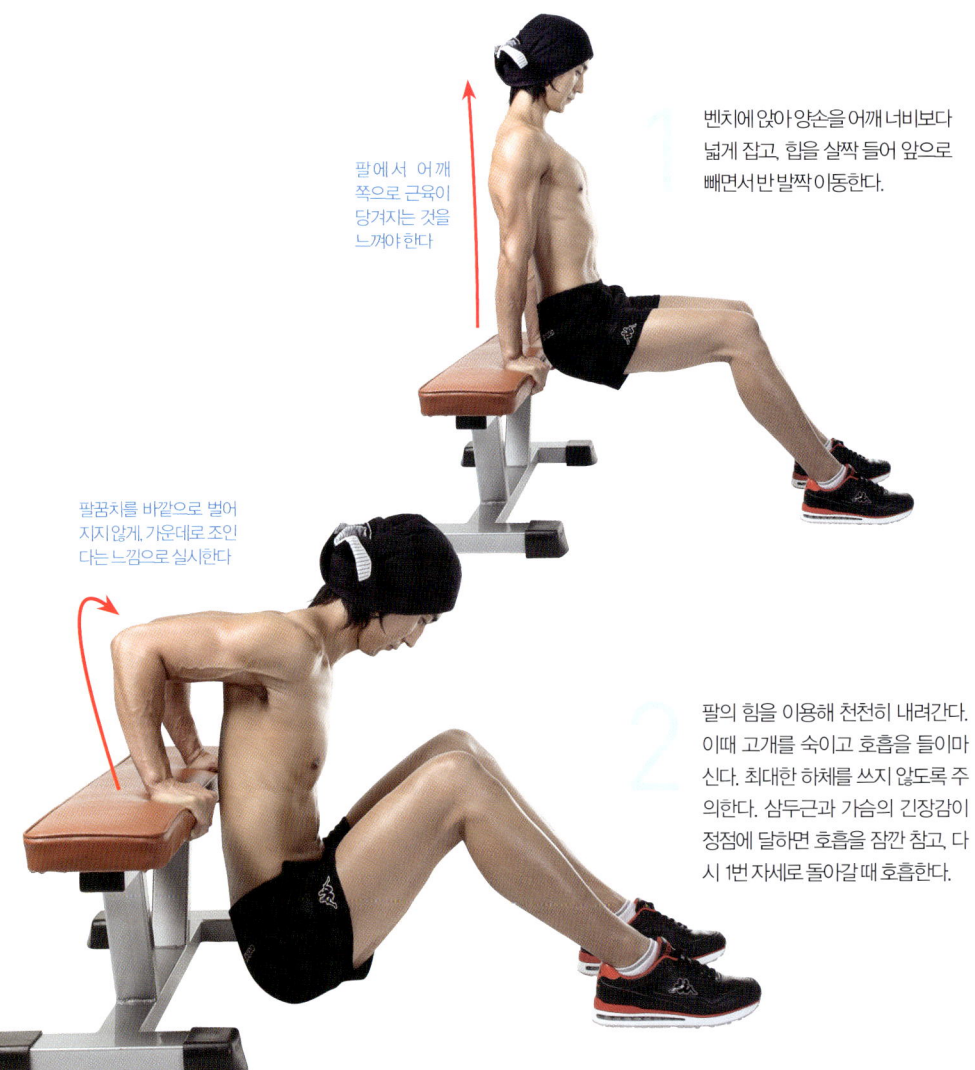

1 벤치에 앉아 양손을 어깨 너비보다 넓게 잡고, 힙을 살짝 들어 앞으로 빼면서 반 발짝 이동한다.

팔에서 어깨 쪽으로 근육이 당겨지는 것을 느껴야 한다

팔꿈치를 바깥으로 벌어지지 않게, 가운데로 조인다는 느낌으로 실시한다

2 팔의 힘을 이용해 천천히 내려간다. 이때 고개를 숙이고 호흡을 들이마신다. 최대한 하체를 쓰지 않도록 주의한다. 삼두근과 가슴의 긴장감이 정점에 달하면 호흡을 잠깐 참고, 다시 1번 자세로 돌아갈 때 호흡한다.

Help me 노크지 시선을 정면으로 두면 삼두근에 더 집중되고, 바닥에 두면 가슴에 더 집중된다.

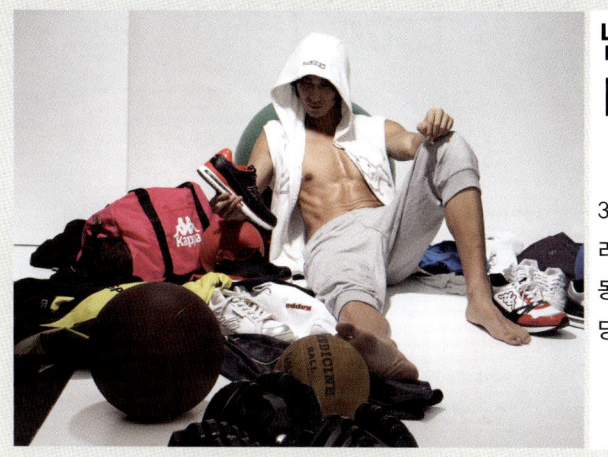

남자의 아우라, 가슴을 드러낸
맨즈 잇 스타일링

365일 흰색 티셔츠만 입고 다닐 게 아니라면 우락부락한 볼륨만 큰 가슴은 잊어라!〈여자들이 훔쳐보는 초단기 몸 만들기〉에서 추천하는 기본에 충실한 기본 운동 동작 5가지와 기본 동작을 응용해 만든 할리우드 스타들의 3D 운동법을 통해 당신의 가슴은 슬림하지만 더욱 탄력 있고 콤팩트해질 것이다.

차도남 스타일링으로 가슴 근육을 강조

스타일링 공식을 몰라도 평범한 패션 아이템만으로도 당신의 가슴은 빛날 수 있다. 차가운 도시 남자는 꾸미지 않은 듯 무심하지만, 어떤 옷을 입어도 간지나는 옷발을 풍긴다. 차도남의 스타일링 포인트는 '무심함'이다.

와일드 & 스타일리시의 공존

몸에 핏되는 V 네크라인 카디건으로 은근 슬쩍 가슴 근육을 강조하면 특별한 스타일링 없이도 섹시한 남성미를 연출할 수 있다. 와일드하면서도 스타일리시하게 가슴 근육을 살릴 수 있는 베스트 아이템은 의외로 평범하다. 워싱이 멋스러운 청바지와 몸에 자연스럽게 핏되는 러닝탑이다. 남자라면 누구나 하나쯤 가지고 있는 러닝탑만 매치해도 와일드하면서도 스타일리시한 옷발이 완성된다. 박시한 셔츠나 박시하면서 루즈한 카디건을 덧입어 섹시한 이미지까지 곁들일 수 있다.
콤비 재킷을 카디건 위에 입음으로써 차도남의 결정판 완성!

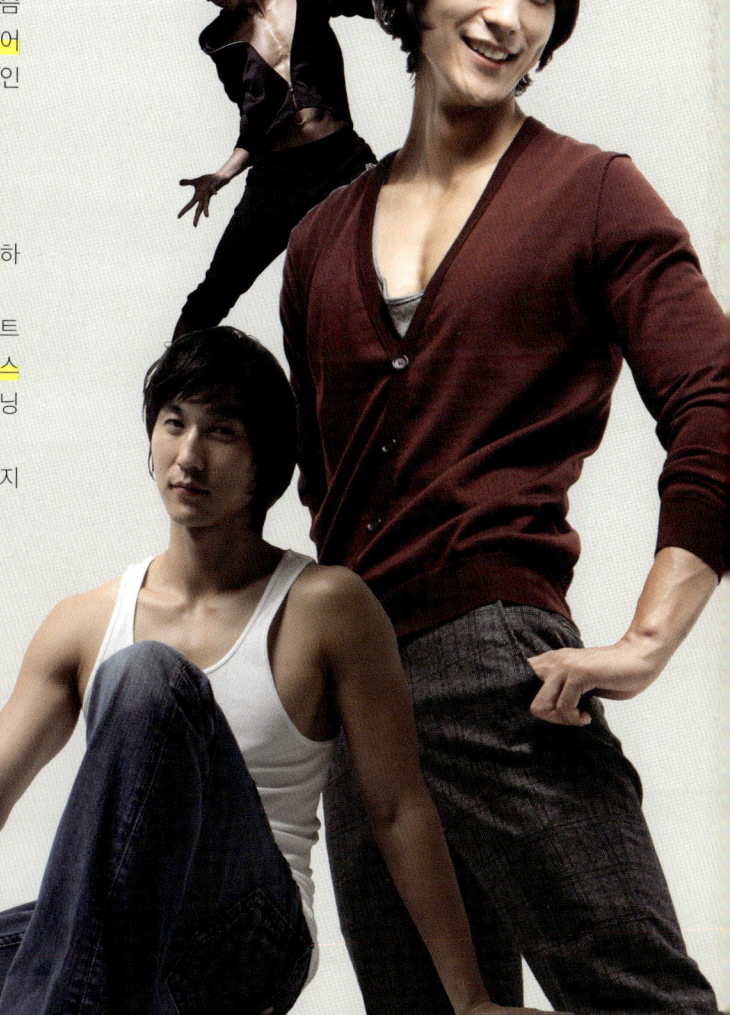

잇 아이템 청바지+러닝탑, 박시한 셔츠 +루즈한 카디건

It Body Back
완벽한 V 라인 뒤태 만들기

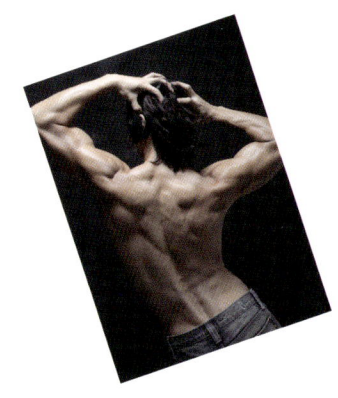

V 라인이 여성의 얼굴에만 있는 것은 아니다. ==남자의 뒷모습에도 V 라인이 있다. 승모근과 맞닿아 역삼각형의 실루엣을 완성해 내는 광배근이 그 주인공.== 그러므로 등, 허리 근육을 가꿔야 진정 옷발 사는 멋진 몸매를 만들 수 있다. 등허리 근육과 양옆으로 잘 뻗은 두 어깨가 조화를 이룰 때 *날렵하고 섹시한 아름다움이 완성된다.*

뒤태 운동 포인트
이상적인 등 라인은 허리 건강과도 직결된다. 운동 부족으로 등과 허리가 약하고 구부정하며 근육이 발달하지 않으면 몸은 늘 피곤하고 체력 역시 약해질 수밖에 없다.
상하 좌우 균형을 맞추고, 근육의 리프팅을 느끼며 부드럽고 강인한 뒤태를 만들어 보자.

옷발이 잘 받는 뒤태 만들기
슈트를 입었을 때 드러나는 날렵하고 길쭉한 등 라인은 남성다운 강인함을 느끼게 하는 동시에 옷발 사는 뒤태의 마무리다. 당기고 회전하는 운동에 주력하여 큼직큼직한 스타일이 아닌, 넓고 강인한 V자의 모습을 완성해 보자.

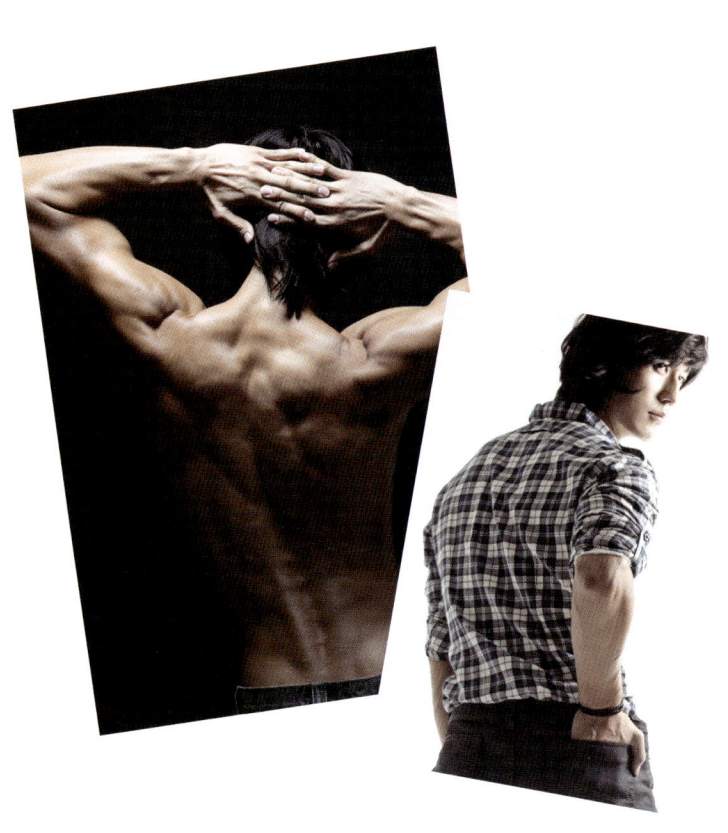

Best 5 등허리 운동 프로그램

1 **덤벨 들고 상체 숙였다 펴기**
덤벨 데드 리프트 Dumbbell Dead Lift
1세트 10회/ 5세트 실시, 세트마다 30초 휴식

2 **허리 젖히기**
백 익스텐션 Back Extension
1세트 10회/ 5세트 실시, 세트마다 30초 휴식

3 **덤벨 들어 올리기**
덤벨 로우 Dumbbell Row
1세트 12회/ 3세트 실시, 세트마다 30초 휴식

4 **밴드 잡고 몸통 회전하기**
밴드 트렁크 로테이션 Band Trunk Rotation
1세트 12회/ 3세트 실시, 세트마다 10초 휴식

5 **턱걸이**
풀 업 Pull-Up
1세트 5회/ 5세트 실시, 세트마다 30초 휴식

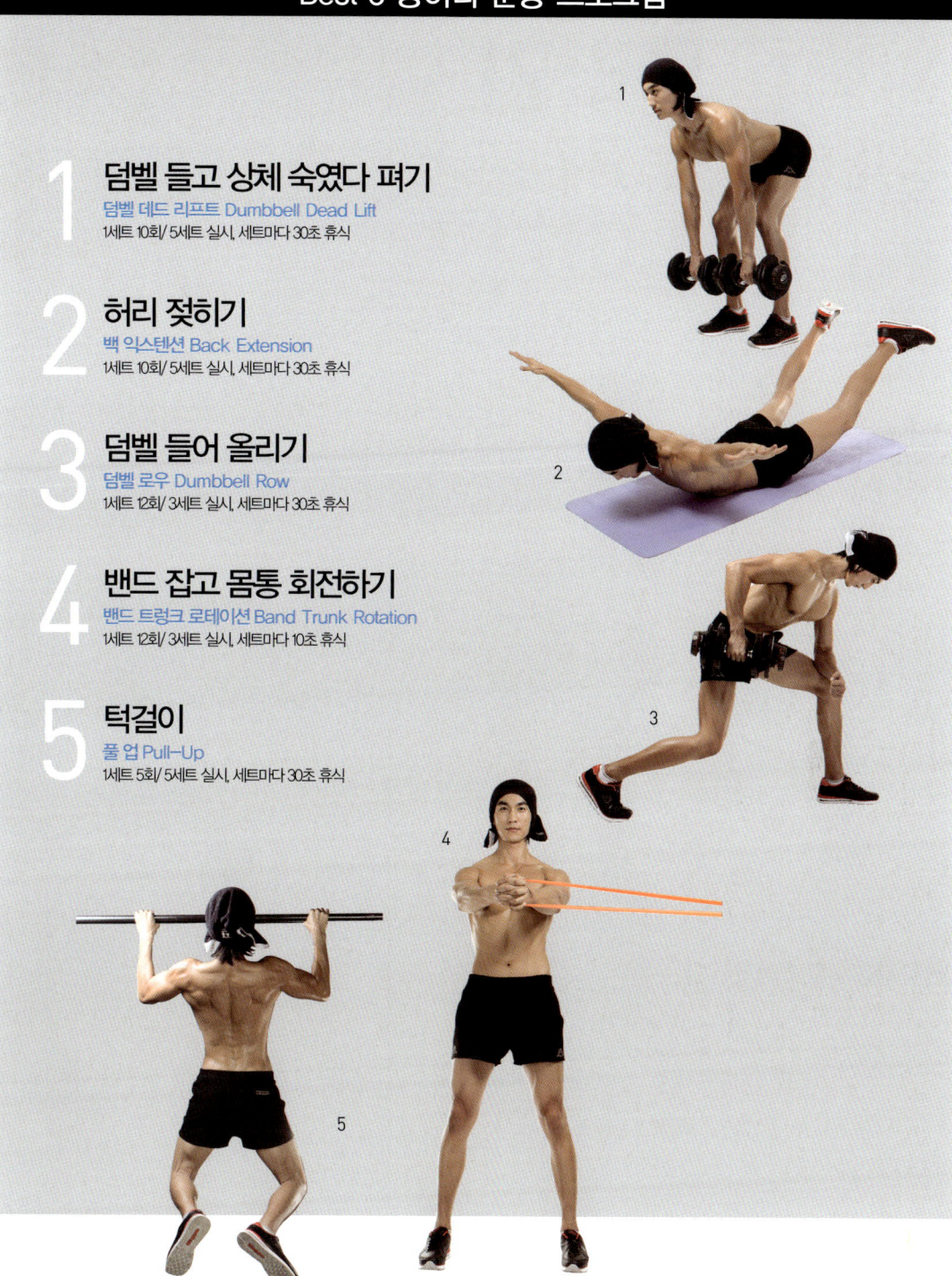

스트레칭

등허리 운동 전후에 꼭 해야 할 스트레칭

장시간의 컴퓨터 사용과 누적된 피로 등으로 우리의 일상은 늘 무겁게 짓눌려 있다. 무기력한 어깨와 구부정한 목에 활력을 주고 싶다면 등 늘이기 스트레칭을 마스터하라.

세트	10~20초간 실시
효과	스트레스로 인해 긴장된 어깨와 등의 뭉친 근육을 완화시키는 효과를 볼 수 있다
부위	소원근 ★★★ 대원근 ★★★ 승모근 ★★★ 광배근 ★★★★ 전거근 ★★★

등 늘이기 ①

행잉 랫 도시 스트레칭 Hanging Lat Dorsi Stretching

우리의 일상은 무거운 것들에 짓눌려 있다. 누적된 피로로 인해 무기력한 등과 어깨와 목. 오랜 시간 컴퓨터를 사용하고 MP3를 귀에 꽂고 다니는 시간들이 우리 몸을 굳게 하고 있다. 일을 안 할 수도 없고, 그렇다면 등 늘이기 스트레칭으로 해결하자.

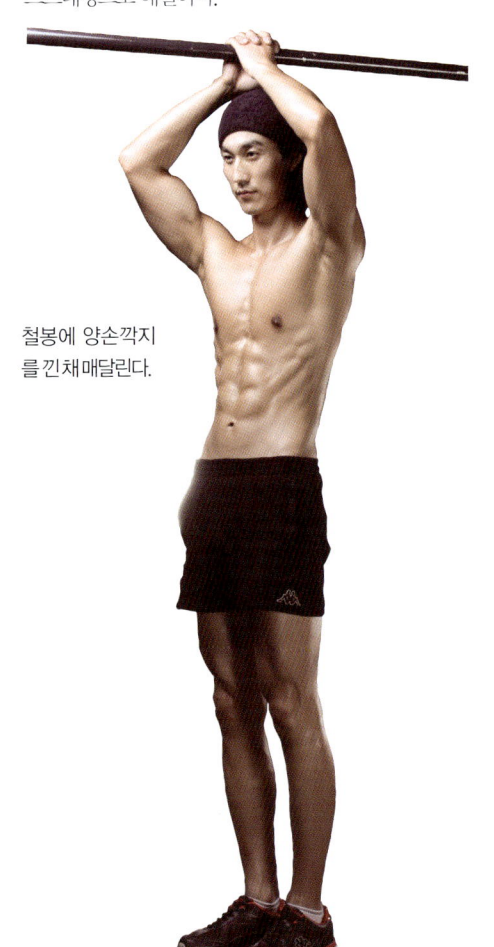

철봉에 양손깍지를 낀채 매달린다.

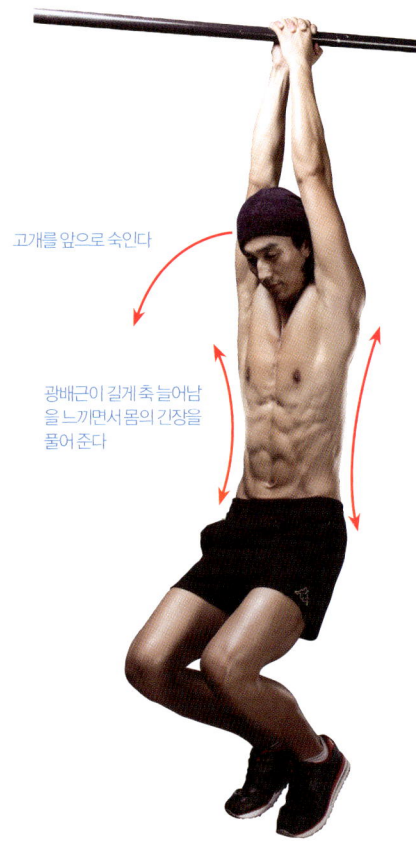

무릎을 구부리면서 체중을 철봉에 싣는다. 양손깍지는 힘을 줘 버티면서 10초간 유지한다.

고개를 앞으로 숙인다

광배근이 길게 축 늘어남을 느끼면서 몸의 긴장을 풀어 준다

앞으로 숙이기 ❷

닐링 포워드 밴딩 트렁크 Kneeling Forward Banding Trunk

날렵한 V 라인 뒤태를 완성하기 위해 반드시 필요한 스트레칭이다. 쉽게 할 수 있는 동작이라고 대충 넘기지 마라. 앞으로 숙였을 때 불편함이 전혀 없이 편안해질 때까지 실시한다.

세트 20~30초간 실시

효과 운동 시 부상을 예방할 수 있고 등, 허리, 목의 불편함을 완화시킬 수 있다

부위
- 등 ★★★
- 허리 ★★★
- 엉덩이 ★★★
- 허벅지 뒤 ★★★★
- 종아리 ★★★

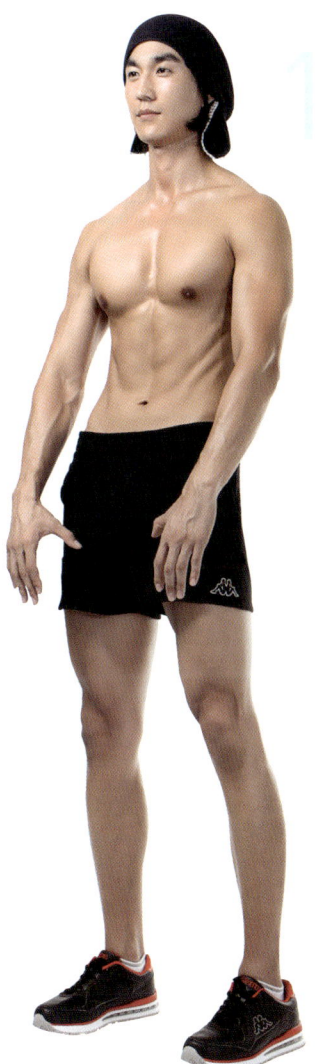

1 양다리를 골반보다 약간 좁게 벌린다.

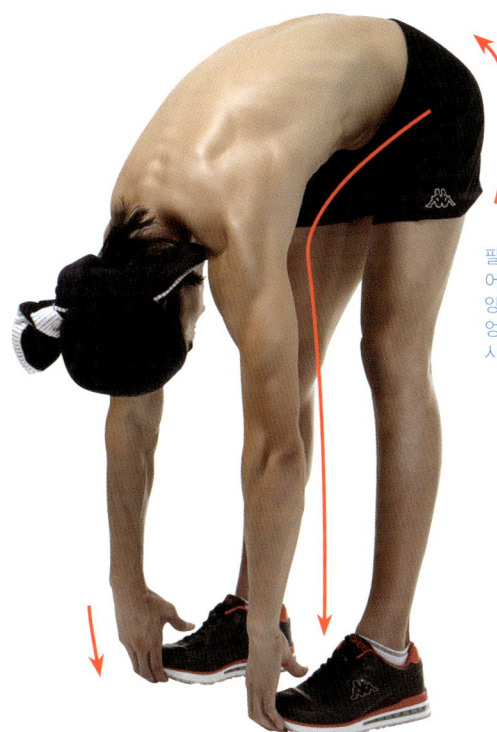

2 허리를 숙인 채 양손은 발끝을 잡고 살짝 잡아당긴다. 심호흡을 깊게 하며 등허리 힘을 빼 준다.

팔을 아래쪽으로 끌어내린다는 기분으로 양쪽을 늘어뜨리고, 엉덩이에 힘을 줘 업시킨다

등허리

01

덤벨 들고 상체 숙였다 펴기

덤벨 데드 리프트 Dumbbell Dead Lift

데드 리프트는 3대 운동 가운데 하나로 손꼽힌다. 덤벨 데드 리프트는 바벨 대신 덤벨을 사용하여 등 하부 뿐 아니라 대퇴근, 슬와근, 전완근을 단련시킨다. 처음에는 5kg으로 시작하고 차츰 무게를 늘려 나간다. 중량이 무거워질수록 효과는 더욱 좋아진다. 부상을 막기 위해 충분한 준비 운동과 스트레칭, 워밍업이 반드시 필요하다.

- **세트** 10회/5세트 실시 세트마다 30초 휴식
- **효과** 데드 리프트 마스터가 되면 군더더기 없는 스타일을 만들 수 있다
- **부위** 등 ★★★★★ 허리 ★★★★★ 엉덩이 ★★★★★ 허벅지 뒤 ★★★★★

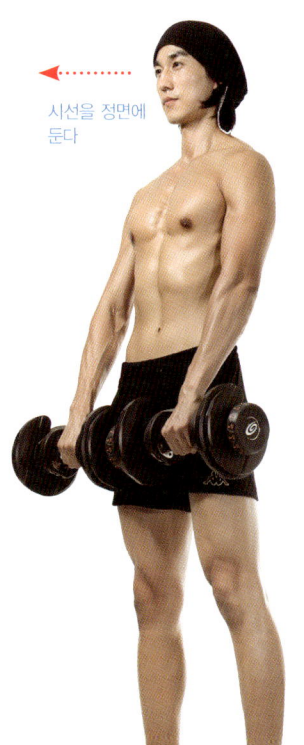

양손에 덤벨을 하나씩 들고, 두발을 골반 너비만큼 벌려 11자로 선다.
시선을 정면에 둔다

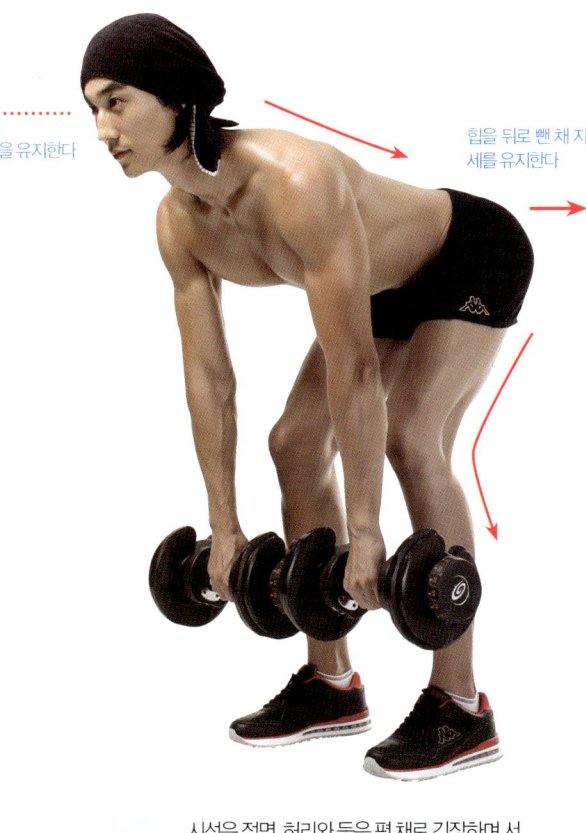

시선을 유지한다
힙을 뒤로 뺀 채 자세를 유지한다

시선은 정면. 허리와 등은 편 채로 긴장하며 서서히 정강이 중간까지 내려가나 무릎을 살짝 구부려 준다. 다시 힙부터 힘을 주는 것을 느끼면서 그대로 올라온다.

Help me 노하기
1. 호흡이 중요하다. 내려갈 때는 입을 통해 호흡을 들이마신다. 다시 올라올 때 긴장을 늦추지 않기 위해 호흡을 멈췄다가 거의 다 올라왔을 때 입으로 호흡을 내뱉는다.
2. 운동 시 무릎과 허리에 통증이 온다면 두 발을 골반보다 넓게 벌리고 발끝을 살짝 바깥으로 벌려 실시한다.

밧줄 더블 웨이브

로프 더블 웨이브 Rope Double Wave

평소 헬스클럽의 덤벨 운동이 재미없고 효과도 별로 볼 수 없었다면, 이 운동은 어떨까? 짧은 시간 내에 폭발적인 몸에 반응을 느낄 수 있는 로프 더블 웨이브! 묵직한 로프가 지겨웠던 운동에서 벗어나게 해 줄 것이다.

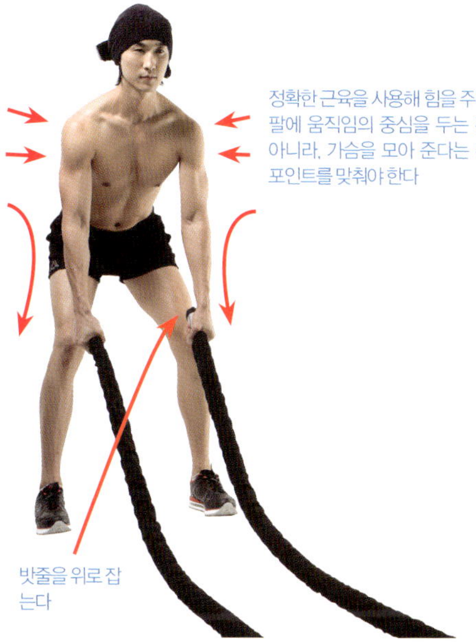

정확한 근육을 사용해 힘을 주려면 팔에 움직임의 중심을 두는 것이 아니라, 가슴을 모아 준다는 것에 포인트를 맞춰야 한다

밧줄을 위로 잡는다

양손으로 로프 손잡이를 잡고 로프를 위아래로 빠르게 흔들어 준다. 로프가 웨이브를 시작하면 그 웨이브가 로프의 끝지점까지 도달할 수 있도록 지속적으로 흔들어 준다.
1세트 30초/ 3세트 실시, 세트마다 30초 휴식

1 발 보폭은 어깨 너비만큼 벌리고, 힙은 뒤로 살짝 뺀다. 동시에 무릎을 자연스럽게 구부려 준다. 이때 체중이 발뒤꿈치 실리는 것을 느껴야 한다. 엄지발가락은 바닥을 꾹 눌러 준다.

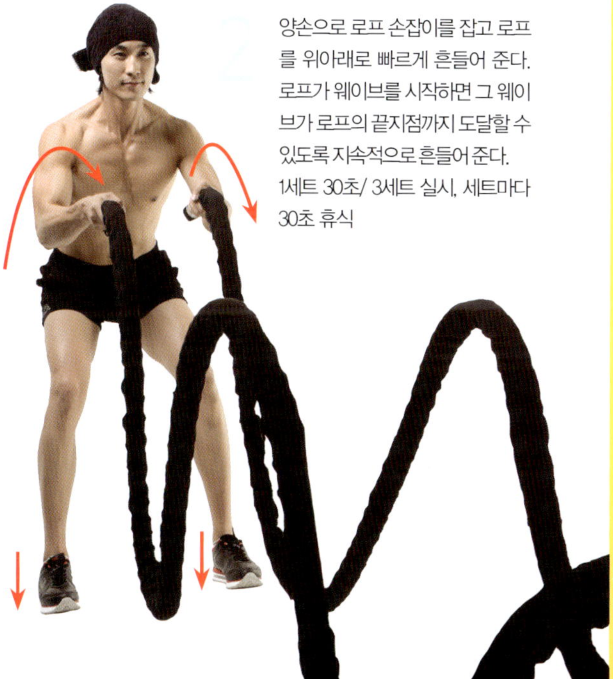

체중을 양발에 5:5로 균등하게 싣는다

Help me 노리치
동작을 하기 어렵다면 밧줄을 언더 그립으로 잡고 실행해 보자. 내려칠 때 반발력이 팔의 뒤쪽을 타고 등, 허리 부분에서도 바깥 라인으로 힘이 전달된다. 로프를 바닥에 내려칠 때 힘의 중심을 둔다.

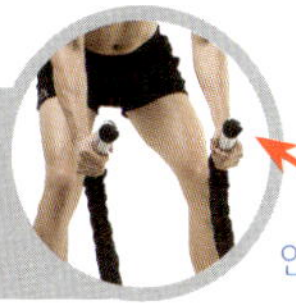

언더 그립

변형 동작

등허리

02

허리 젖히기

백 익스텐션 Back Extension

남자의 '간지'는 당당하고 멋진 자세에서부터 출발하는 법. 늘 구부정한 모습으로 있다면 절대 시크한 남자가 될 수 없다. 말 그대로 등을 쫙 펴는 백 익스텐션을 익혀 '간지남'으로 다시 태어나자.

- **세트** 10회/ 5세트 실시 세트마다 30초 휴식
- **효과** 평소 등과 허리가 구부정하다면, 엎드릴 만한 곳이 있다면 수시로 해 보자. 바른 자세의 기초 운동이다
- **부위** 등 ★★★★ 허리 ★★★ 엉덩이 ★★★

1 양팔을 쭉 뻗고 엎드린다.

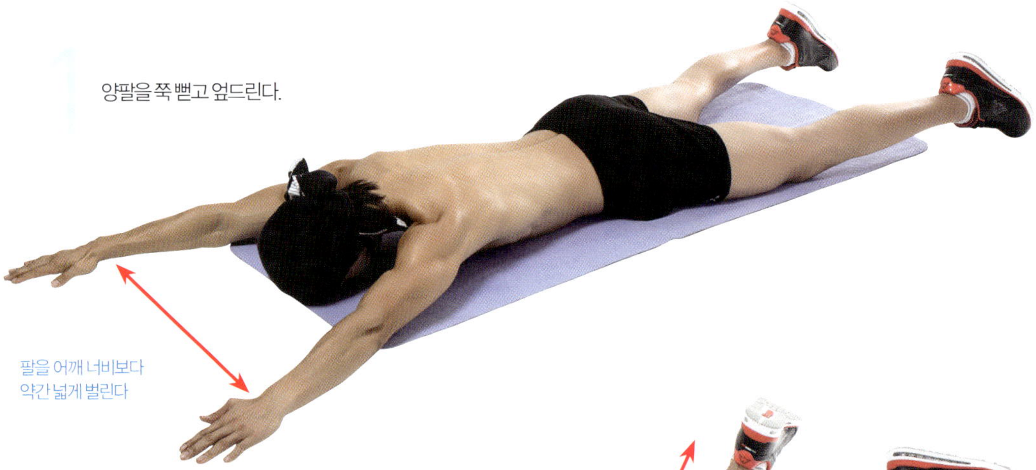

팔을 어깨 너비보다 약간 넓게 벌린다

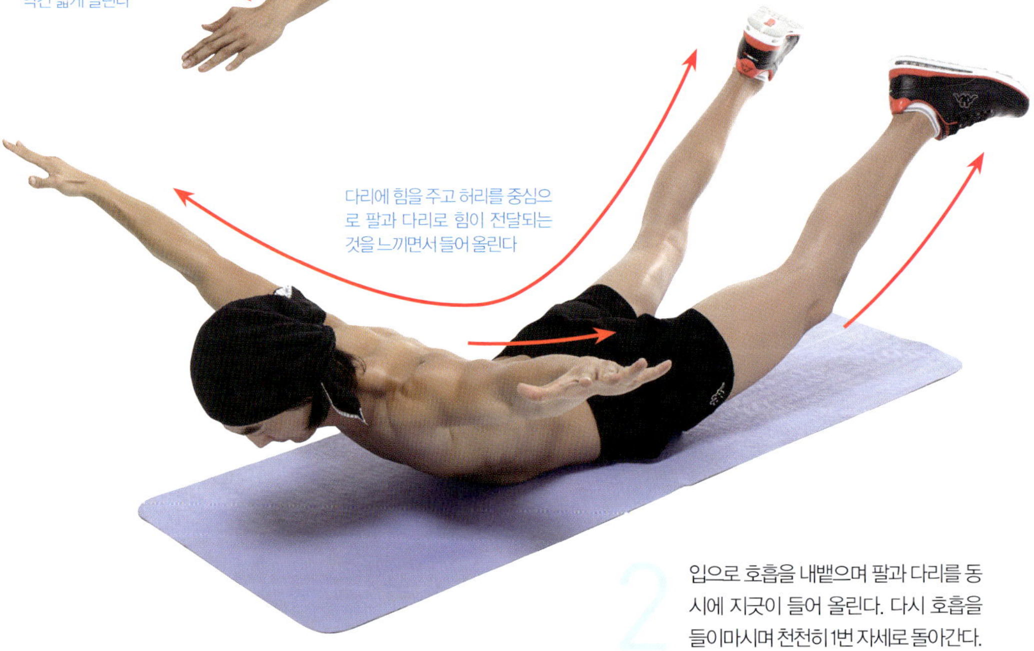

다리에 힘을 주고 허리를 중심으로 팔과 다리로 힘이 전달되는 것을 느끼면서 들어 올린다

2 입으로 호흡을 내뱉으며 팔과 다리를 동시에 지긋이 들어 올린다. 다시 호흡을 들이마시며 천천히 1번 자세로 돌아간다.

 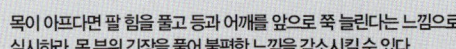 목이 아프다면 팔 힘을 풀고 등과 어깨를 앞으로 쭉 늘린다는 느낌으로 실시하라. 목 부위 긴장을 풀어 불편한 느낌을 감소시킬 수 있다.

03 덤벨 들어 올리기

덤벨 로우 Dumbbell Row

광배근을 단련시키는 동시에 넓은 등판을 만드는 기본 운동법이다. 한쪽씩 움직여 운동하므로 좌우 비대칭을 바로잡는 데도 효과를 발휘한다.

세트 12회/3세트 실시 세트마다 30초 휴식

효과 등에 힘이 집중될 수 있도록 지지대 역할을 하는 손바닥과 무릎 그리고 발바닥에 시선을 고정하자

부위 등 ★★★
전거근 ★★★★

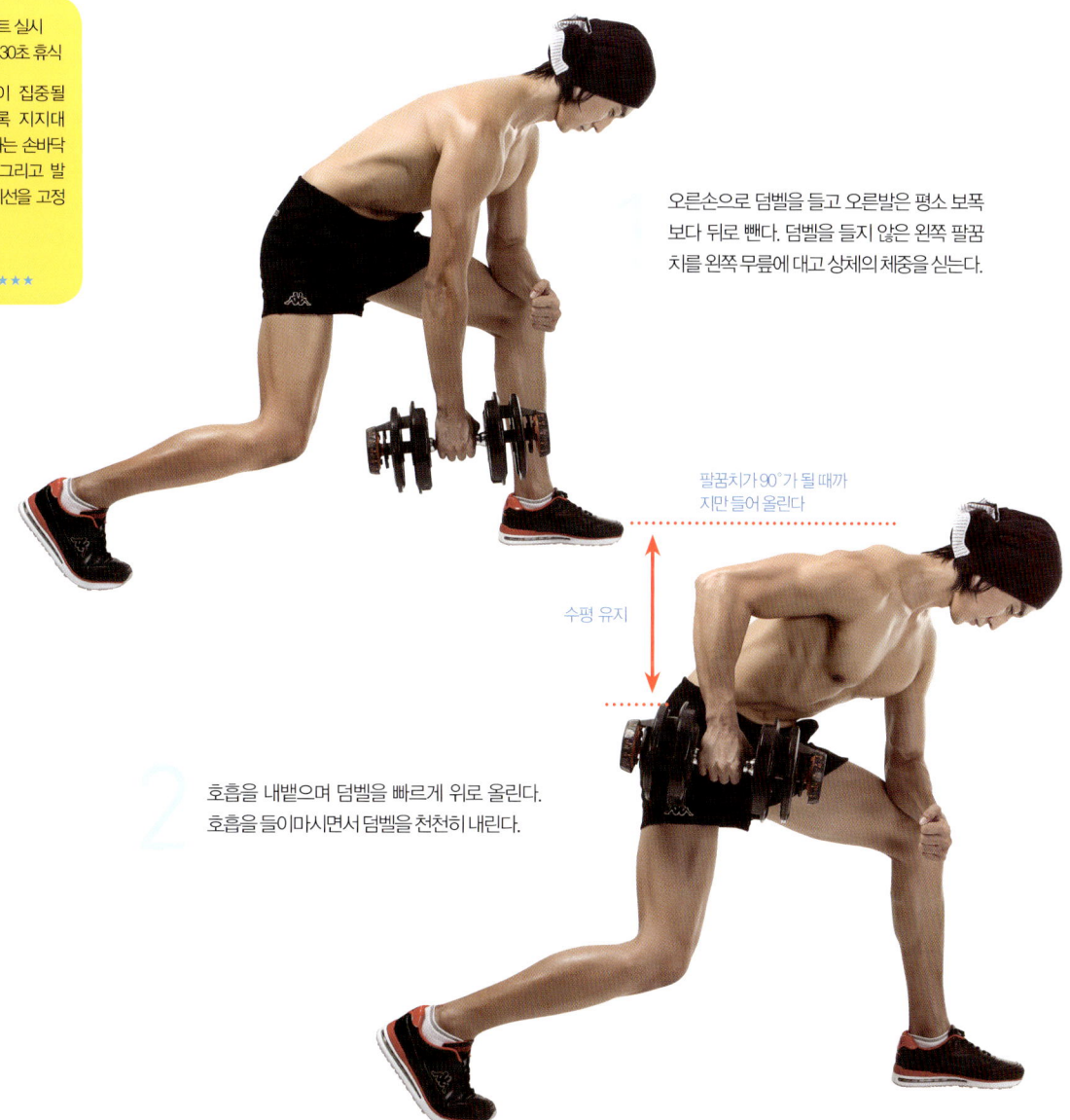

1 오른손으로 덤벨을 들고 오른발은 평소 보폭보다 뒤로 뺀다. 덤벨을 들지 않은 왼쪽 팔꿈치를 왼쪽 무릎에 대고 상체의 체중을 싣는다.

팔꿈치가 90°가 될 때까지만 들어 올린다

수평 유지

2 호흡을 내뱉으며 덤벨을 빠르게 위로 올린다. 호흡을 들이마시면서 덤벨을 천천히 내린다.

Help me 노리기 손가락별로 힘을 다르게 주면 운동 시 발생할 수 있는 목과 어깨의 불편감도 없애고 동작을 더욱 정확하게 할 수 있다. 넷째 손가락과 새끼손가락을 조금 더 꽉 쥐어 보자. 그냥 쥐고 할 때보다 등과 전거근에 깊은 운동성 통증이 느껴질 것이다.

등허리

04 밴드 잡고 몸통 회전하기

밴드 트렁크 로테이션 Band Trunk Rotaion

등 라인에 긴장감을 더해 옷발 잘 받는 몸을 만들어 주는 운동법이다. 운동을 시작하기 전부터 등을 활짝 펴고 자신감 있게 실행한다.

- **세트** ▶ 12회/ 3세트 실시 세트마다 10초 휴식
- **효과** ▶ 빨래를 쥐어짜듯 몸통을 회전하면서 등과 복부 근육을 수축시키면 가늘고 긴 근육을 만들 수 있다
- **부위** ▶ 복부 ★★★ 전거근 ★★

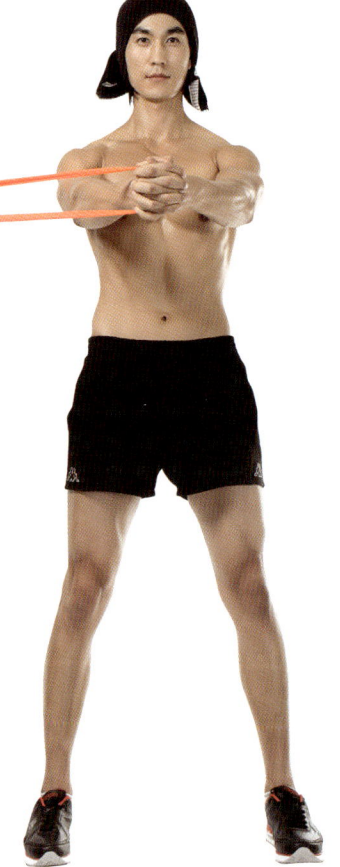

기둥에 밴드를 걸어 가슴뼈 높이에 맞춘 후 옆으로 선다.

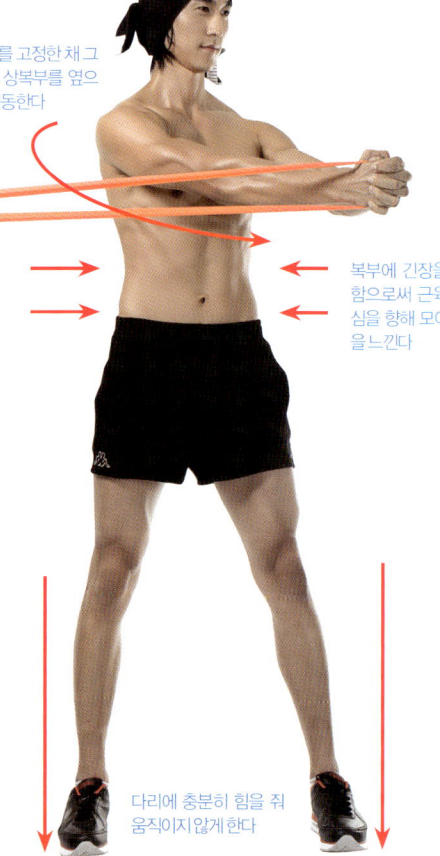

깍지를 낀 주먹이 밴드의 저항을 느낄 수 있도록 천천히 회전시킨다. 이때 입을 통해 호흡을 내뱉는다. 밴드의 저항을 최대한 느끼며 입을 통해 호흡을 천천히 들이마신 후 1번 자세로 돌아간다.

허리를 고정한 채 그대로 상복부를 옆으로 이동한다

복부에 긴장을 유지함으로써 근육이 중심을 향해 모이는 것을 느낀다

다리에 충분히 힘을 줘 움직이지 않게 한다

Help me 노크기
1. 동작 시작 시 어깨가 으쓱 올라간다면 NG! 등을 조이고 승모근과 어깨가 올라가지 않도록 주의한다.
2. 회전 시 골반이 너무 따라 돌아가면 근육의 협응성으로 인해 운동 부위의 집중력이 떨어질 수 있다. 이 현상을 막으려면 두 다리에 힘을 주고 회전시켜야 한다.

익스코 로테이션

익스코를 이용한 몸통 회전하기 | XCO Rotation

3D 운동 도구의 선두격인 익스코를 활용한 몸통 회전 운동이다. 조금만 움직여도 금세 땀을 흘릴 수 있어 충분한 운동 효과를 볼 수 있고, 재미까지 가질 수 있다.

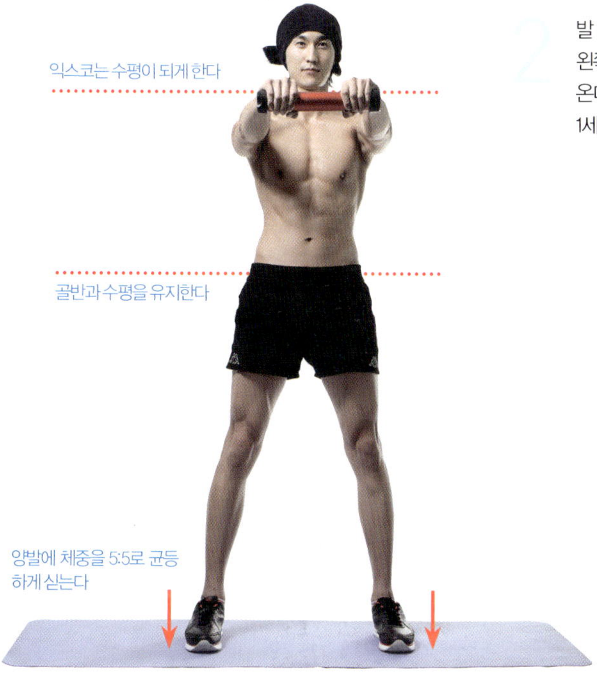

변형 동작

- 익스코는 수평이 되게 한다
- 골반과 수평을 유지한다
- 양발에 체중을 5:5로 균등하게 싣는다

1 양손으로 익스코 끝을 감싸고 앞으로 나란히 하고 두 발을 어깨 너비로 벌린다.

2 발 뒤꿈치에 체중을 싣고, 복부에 긴장감을 준 뒤 왼쪽으로 몸을 회전시켰다 제자리로 빠르게 돌아온다. 반대쪽도 마찬가지 방법으로 실시한다.
1세트 12회 / 3세트 실시, 세트마다 30초 휴식

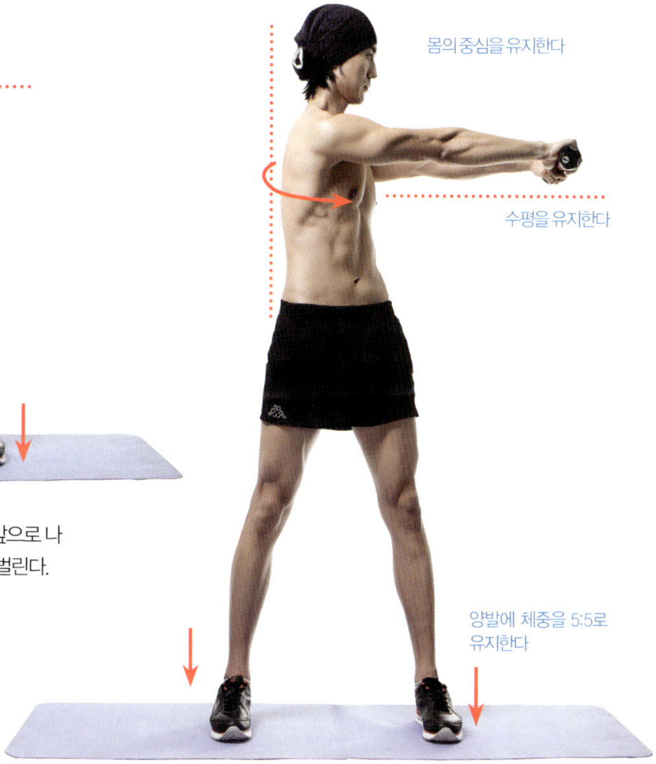

- 몸의 중심을 유지한다
- 수평을 유지한다
- 양발에 체중을 5:5로 유지한다

Help me 노크지
익스코의 운동 특징은 내 몸보다 뒤늦게 작용하며 몸에 무리 없이 강한 자극을 줄 수 있다는 것이다. 짧게 이야기하자면 딜레이드 - 소프트 - 리액티브 3박자가 하나로 이루어졌을 때 정확한 운동 포인트를 가질 수 있는데, 이것을 확인할 수 있는 것은 바로 소리이다. 칙~착! 칙~ 착! 하며 경쾌하게 감기는 소리가 들리면 OK!

등허리

05 턱걸이

풀 업 Pull-Up

넓은 가슴 만들기에 푸시업이 빠질 수 없듯 넓고 멋진 등 만들기에는 턱걸이가 필수다! 턱걸이에서 철봉을 잡는 방식은 다양하지만 이 책에서는 스타일리시한 몸 만들기를 위한 방법을 소개한다.

세트 5회/5세트 실시 세트마다 30초 휴식

효과 넓은 등을 만들 수 있다

부위 등 ★★★★★
이두근 ★★★

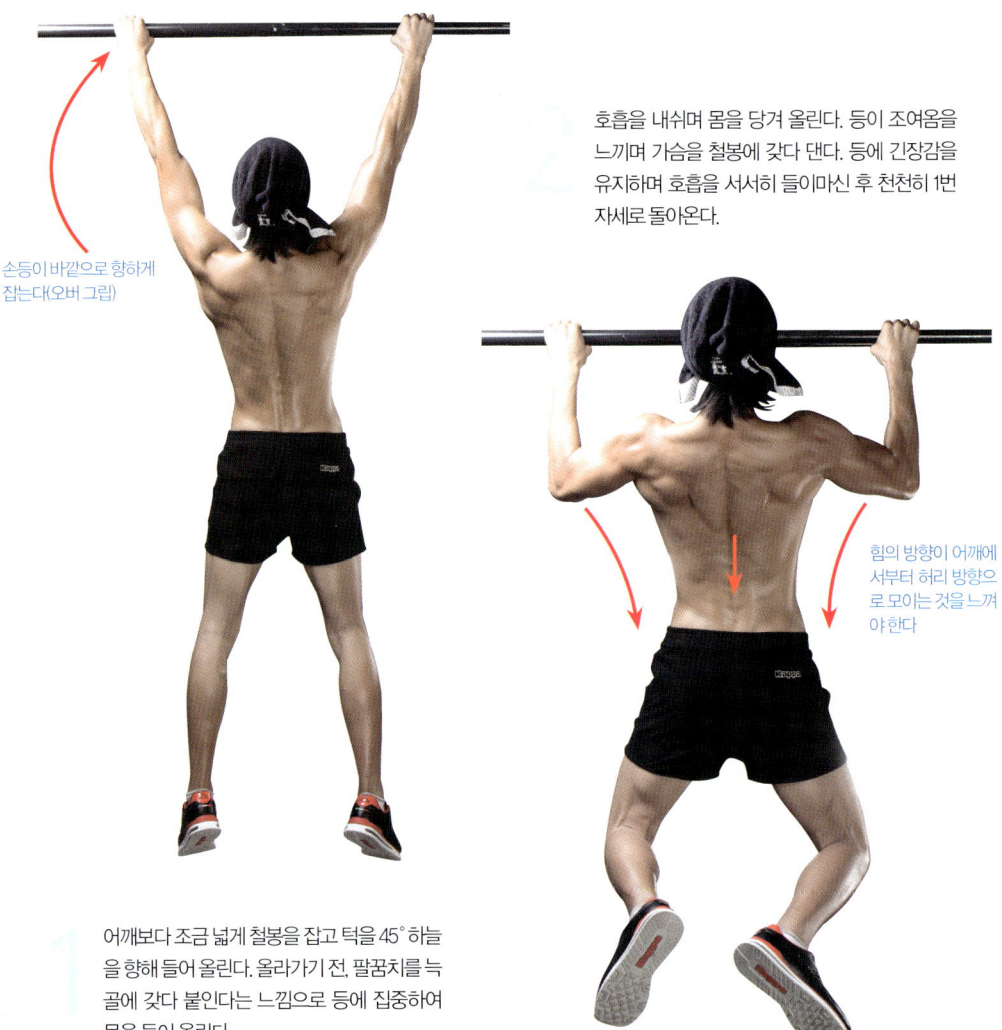

손등이 바깥으로 향하게 잡는다(오버 그립).

2 호흡을 내쉬며 몸을 당겨 올린다. 등이 조여옴을 느끼며 가슴을 철봉에 갖다 댄다. 등에 긴장감을 유지하며 호흡을 서서히 들이마신 후 천천히 1번 자세로 돌아온다.

힘의 방향이 어깨에서부터 허리 방향으로 모이는 것을 느껴야 한다

1 어깨보다 조금 넓게 철봉을 잡고 턱을 45° 하늘을 향해 들어 올린다. 올라가기 전, 팔꿈치를 늑골에 갖다 붙인다는 느낌으로 등에 집중하여 몸을 들어 올린다.

Help me 노크지 턱걸이를 한 개도 하지 못한다면, 팔의 폭을 좁게 하여 손바닥이 바깥으로 보이도록 잡는다(언더 그립). 등의 힘보다 이두의 힘을 이용해 실시하는 방법이다.

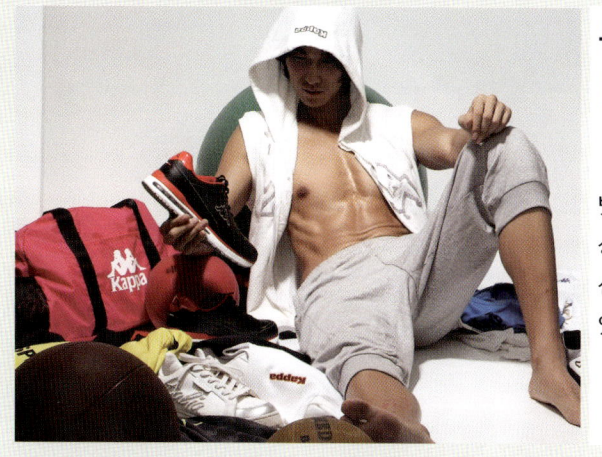

완벽한 V 라인으로 매력 발산!
맨즈 잇 스타일링

밧줄, 익스코 등 3D 운동 기구를 이용한 운동을 통해 등허리 근육과 두 어깨가 환상적인 조화를 이뤘다면 세련된 스타일링으로 완벽한 V 라인을 드러내 보자. 패션 고수가 아니어도 '차도남 스타일링 공식'만 익히면 당신의 뒤태도 섹시할 수 있다.

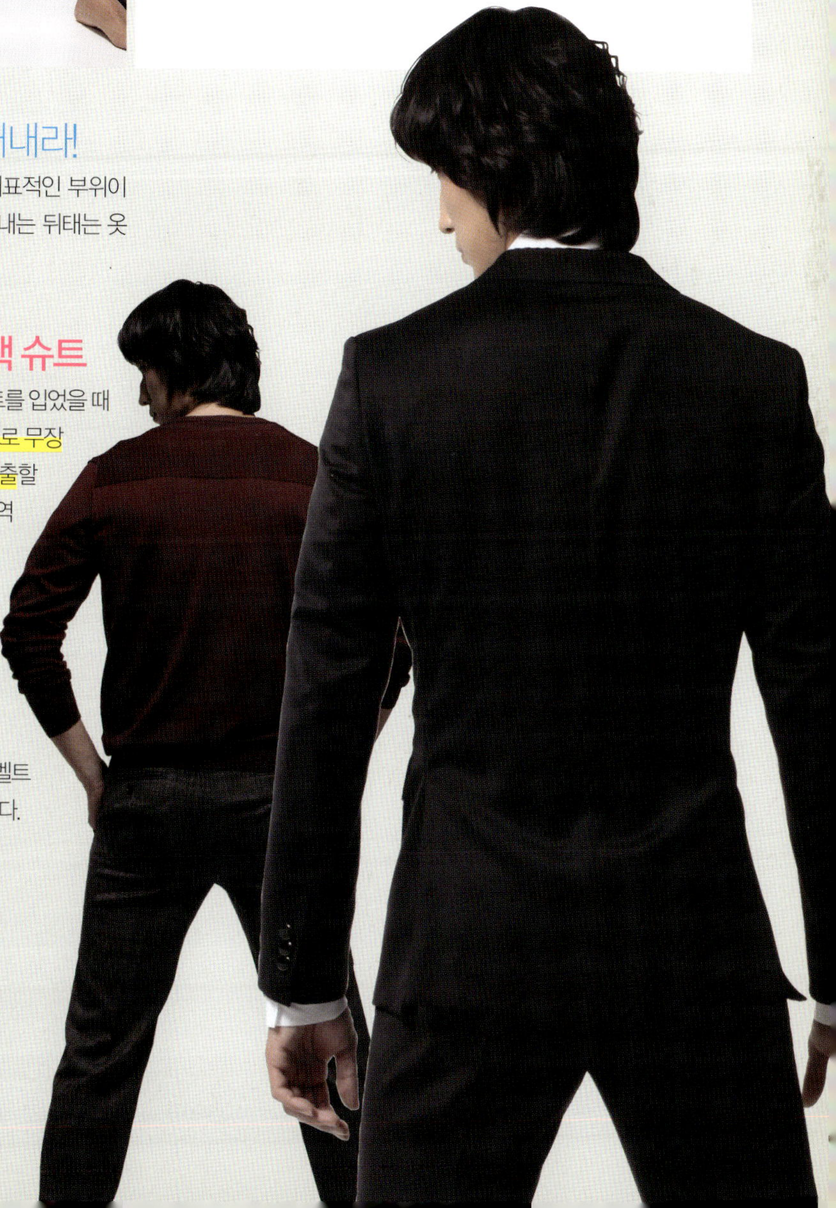

남자의 V 라인, 역삼각형을 드러내라!
넓은 뒤태는 남성을 가장 남자답게 만들어 주는 대표적인 부위이다. 승모근과 맞닿아 역삼각형의 실루엣을 완성해 내는 뒤태는 옷을 입었을 때 남성다운 매력이 한껏 발휘된다.

남성을 가장 남자답게 하는 블랙 슈트
기본 운동과 3D 운동을 통해 잘 다듬어진 뒤태는 슈트를 입었을 때 절정을 이룬다. 슈트야말로 군살 없이 탄탄한 근육으로 무장한 몸을 가진 남자가 입어야 비로소 남자다움을 연출할 수 있다. 슈트는 몸에 타이트하게 핏되어야 날렵한 역삼각형을 드러낼 수 있다.
섹시한 멋을 풍기는 니트도 역삼각형의 실루엣을 강조할 수 있는 아이템이다. 몸에 핏되면서 살짝 루즈하게 떨어지는 니트는 걸을 때마다, 조금의 움직임만으로도 살짝살짝 피부에 닿아 등과 허리 근육을 강조해 준다.
니트뿐 아니라 캐주얼한 셔츠 또한 팬츠 안에 입고 벨트 등으로 허리를 강조해 주면 등과 허리를 강조할 수 있다.

잇 아이템 몸에 핏되는 블랙 슈트, 루즈한 카디건

It Body Shoulder
첫인상을 결정하는 반듯한 **어깨** 만들기

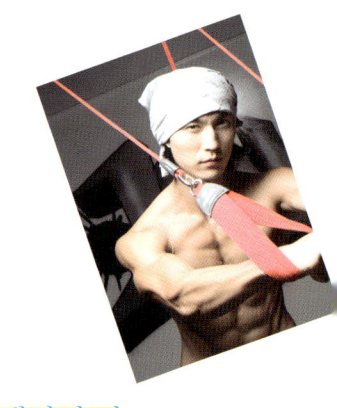

사람의 전체적인 실루엣은 어깨에서 결정난다. 특히 여성에 비해 몸에서의 어깨 비율이 중요한 남성들은 얼굴과 어깨로 첫인상이 결정된다 해도 과언이 아니다. 어깨가 넓은가 좁은가, 반듯한가 비뚤어져 있는가는 그 사람의 첫인상에서 중요한 요소로 작용한다. 캐주얼이든 슈트든, 맨몸이든 간지가 나고 안 나고는 이미 두 어깨에서 결판난다.

어깨 운동 포인트

대부분의 남성이 어깨 운동을 등한시하고 배와 가슴에만 집중한다. 하지만 어깨 운동만으로도 잘못된 자세를 바로잡고, 굽은 등을 펴며, 좁은 어깨도 넓힐 수 있다. 어깨가 반듯한 인상을 줄 수 있는 열쇠를 가지고 있는 것이다! 단, 어깨는 우리 몸에서 360° 회전하는 유일한 관절인 만큼 부상의 위험도 크다는 것을 기억하자. 만약 잘못되거나 무리한 자세로 시도한다면 고통만이 찾아올 것이다. 정확한 운동법으로 횟수를 적게 잡아 접근하라.

옷발이 잘 받는 어깨 만들기

어떤 옷을 걸쳐도 드러나는 탄력 있는 승모근과 대흉근은 남성 본연의 매력을 느낄 수 있는 신체 부위다. 날렵한 몸매에 딱 맞는 재킷과 군더더기라고는 찾아볼 수 없는 적당히 단련된 근육을 만들어 보자.

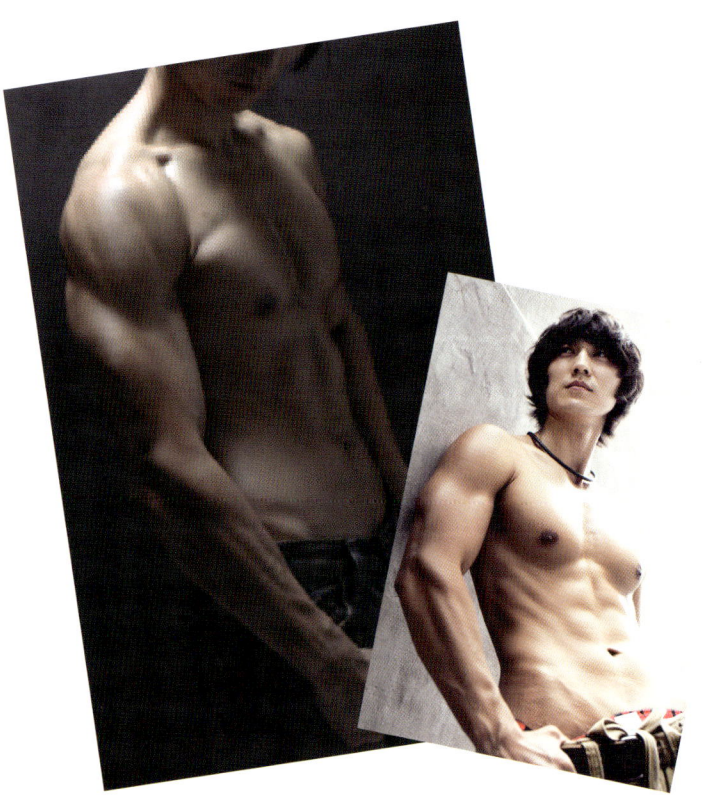

Best 5 어깨 운동 프로그램

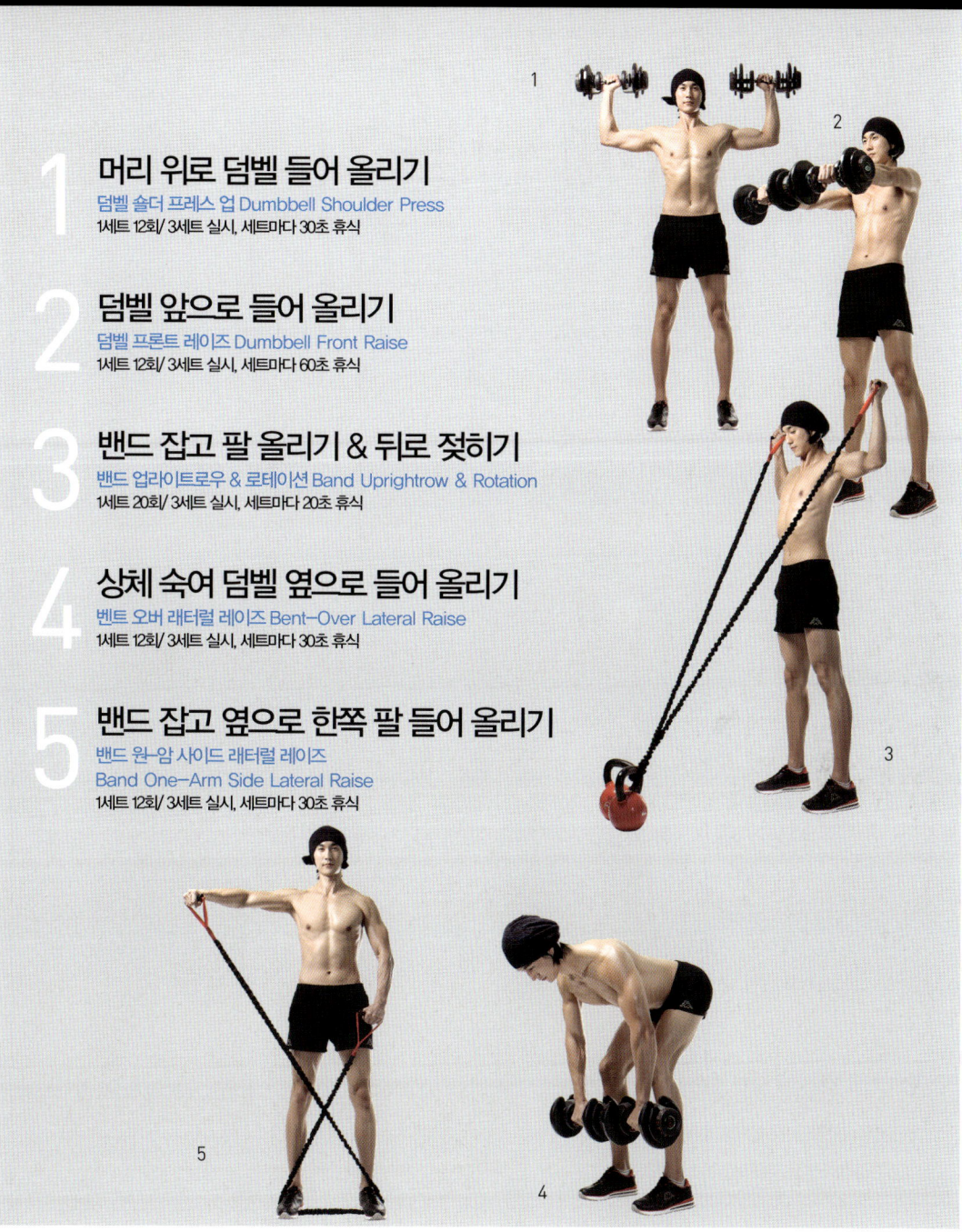

1 머리 위로 덤벨 들어 올리기
덤벨 숄더 프레스 업 Dumbbell Shoulder Press
1세트 12회/ 3세트 실시, 세트마다 30초 휴식

2 덤벨 앞으로 들어 올리기
덤벨 프론트 레이즈 Dumbbell Front Raise
1세트 12회/ 3세트 실시, 세트마다 60초 휴식

3 밴드 잡고 팔 올리기 & 뒤로 젖히기
밴드 업라이트로우 & 로테이션 Band Uprightrow & Rotation
1세트 20회/ 3세트 실시, 세트마다 20초 휴식

4 상체 숙여 덤벨 옆으로 들어 올리기
벤트 오버 래터럴 레이즈 Bent-Over Lateral Raise
1세트 12회/ 3세트 실시, 세트마다 30초 휴식

5 밴드 잡고 옆으로 한쪽 팔 들어 올리기
밴드 원-암 사이드 래터럴 레이즈
Band One-Arm Side Lateral Raise
1세트 12회/ 3세트 실시, 세트마다 30초 휴식

스트레칭

어깨 운동 전후에 꼭 해야 할 스트레칭

어깨 뒤쪽(후면 삼각근, 견갑골) 스트레칭은 운동 전후는 물론 운동 중간에도 수시로 실시해야 부상을 예방하고 운동 효과를 극대화할 수 있다.

세트	10초간 실시
효과	어깨 뒤쪽과 옆구리 근육을 풀어 준다
부위	어깨 ★★★ 옆구리 ★★★★

어깨 뒤쪽 늘이기 ①

포스테리어 숄더 스트레칭 Posterier Shoulder Stretching

가장 기본적인 스트레칭 동작으로 팔을 길게 뻗어 줌으로써 어깨는 물론 옆구리와 등 상체 전반의 근육을 풀어 준다.

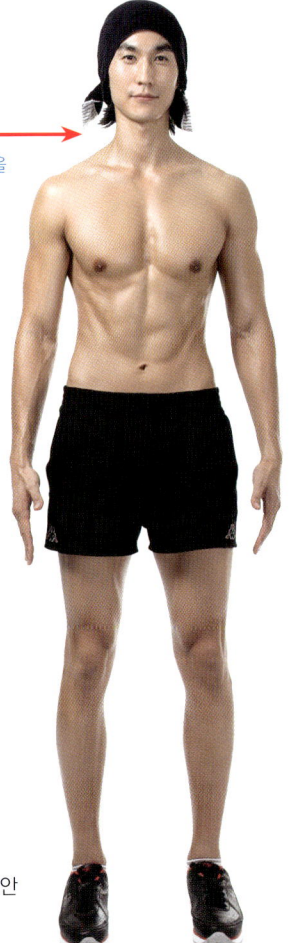

1 긴장을 풀고 편안하게 선다.

목을 곧게 펴고 시선을 정면에 둔다

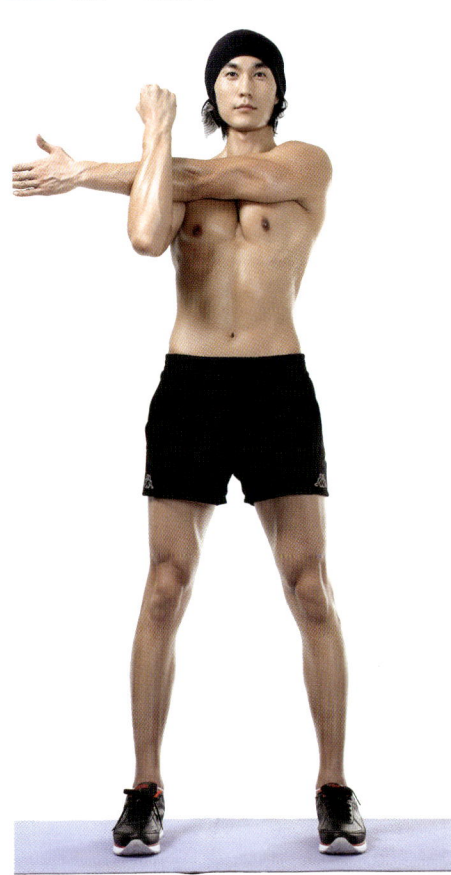

2 왼팔을 펴서 가슴으로 당긴다. 이때 오른팔은 왼쪽 팔뚝을 감싸 안으며 당긴다. 오른팔도 같은 방법으로 실행한다.

어깨, 팔 늘이기 ②

숄더 & 포암 스트레칭 Shoulder Forearm Stretching

어깨, 팔은 물론 몸 전체의 근육을 풀어 준다.

세트	좌우 각각 3초 실시
효과	상반신 전체의 근육을 풀어 준다
부위	어깨 ★★★ 옆구리 ★★★★

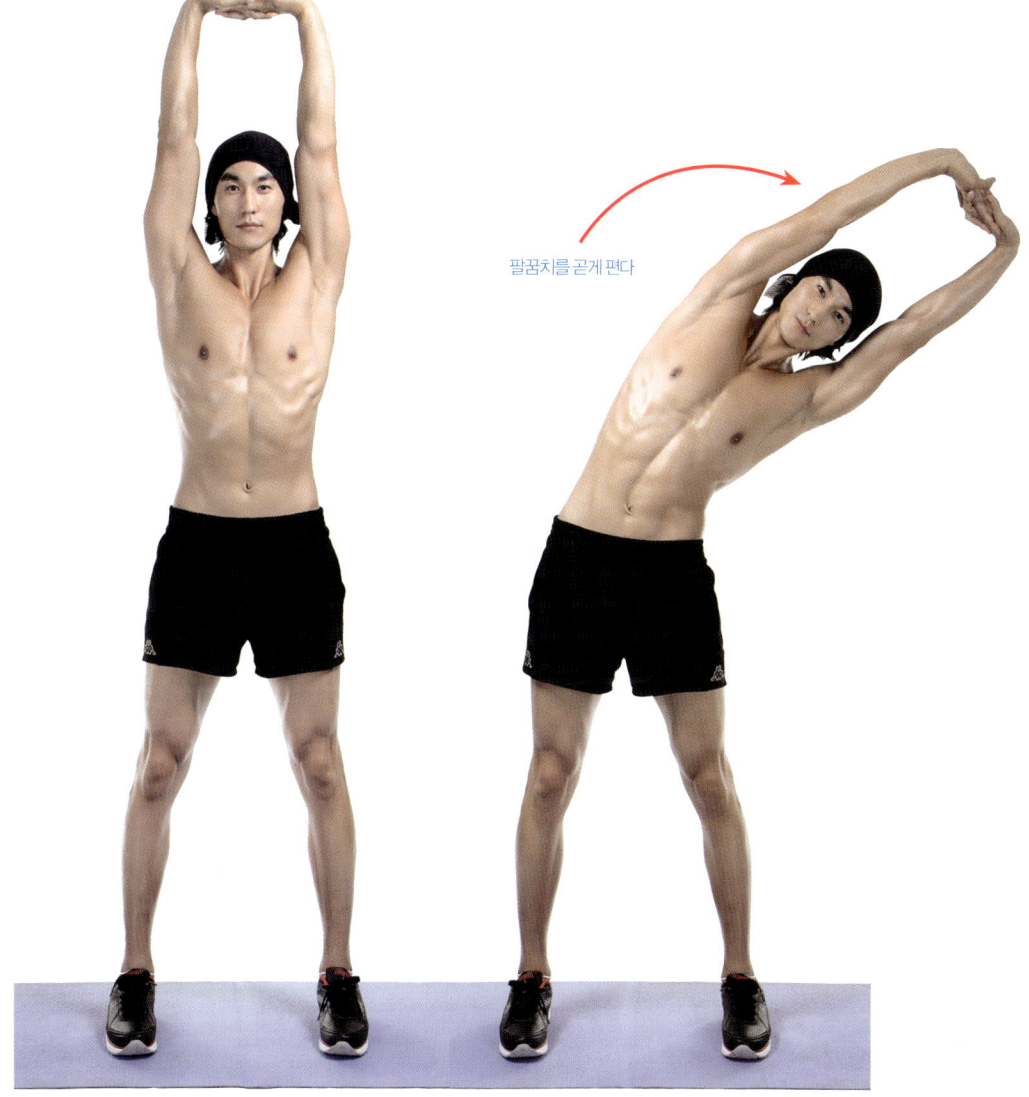

팔꿈치를 곧게 편다

1 똑바로 선후 양발을 골반 너비로 벌린다.
양손은 깍지를 껴 손바닥을 뒤집어 천장을 향해 쭉 뻗는다.

2 상체를 옆으로 구부린 후 3초 동안 버틴다.
반대쪽도 마찬가지로 실시한다.

어깨

01 머리 위로 덤벨 들어 올리기

덤벨 숄더 프레스 Dumbbell Shoulder Press

어깨 운동은 특히 자세가 중요하다. 쉽게 부상을 입을 수 있는 부위이기 때문이다. 따라서 덤벨을 사용하는 경우 정확한 자세를 위해 조금 가벼운 무게를 선택하는 것이 좋다. 한번에 20회 정도까지 할 수 있는 무게가 바람직하다. 정확한 동작으로 실행하면 무게에 관계 없이 충분한 자극을 받을 수 있다.

- **세트** 12회/3세트 실시 세트마다 30초 휴식
- **효과** 어깨 전반적인 부분을 컨트롤하면서 진행하는 운동이므로 가벼운 덤벨부터 시작해야 고루 발달시킬 수 있다.
- **부위** 어깨 ★★★

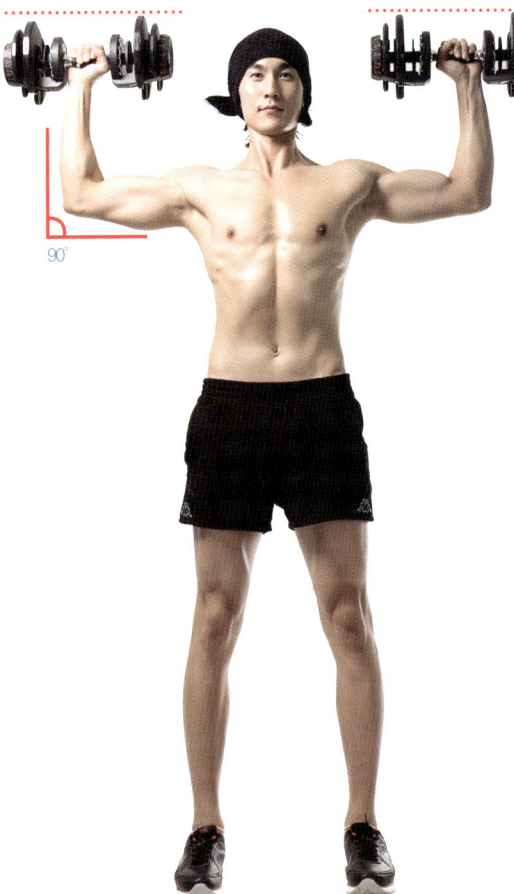

1 일어서서 양팔을 ㄴ자로 구부린다.
양팔이 수평을 유지한다
90°

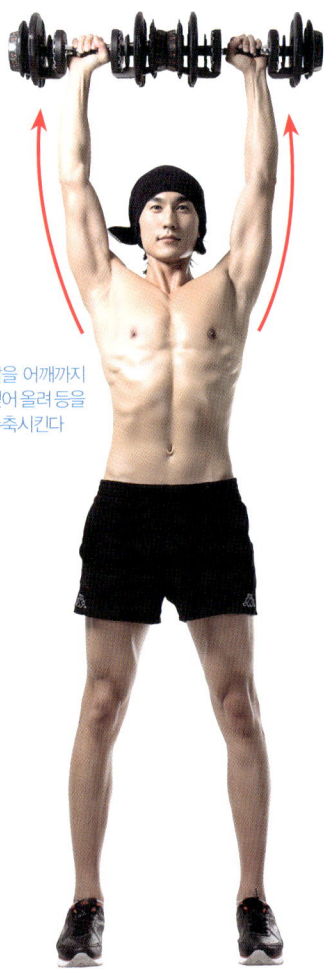

팔을 어깨까지 뻗어 올려 등을 수축시킨다

2 호흡을 내뱉으며 정수리 꼭지점까지 팔을 펴 올린다. 호흡을 들이마시며 서서히 내린다. 들어 올리는 동작은 하체로부터 시작된다. 진행하는 내내 하체와 복부에 긴장을 풀지 말라.

Help me 노리기 어깨는 360° 회전시킬 수 있는 부위다. 어깨 가동 범위의 최대치를 사용한다면 근육을 더욱 탄탄하고 멋지게 만들 수 있다.

케틀벨 머리 위로 교차하며 들어 올리기

케틀벨 얼터네이팅 숄더 프레스 Kettlebell Alternating Shoulder Press

변형 동작

가수 비가 영화 〈닌자어쌔신〉을 위해 6개월간 받았던 하드 트레이닝 프로그램 중에 소개되었던 케틀벨 운동법 중 하나인 케틀벨 얼터네이팅 숄더 프레스이다. 저중량으로도 고효율의 운동 자극을 그대로 받을 수 있다는 것이 가장 큰 특징이며, 신체 밸런스 감각과 좌우 앞뒤 대칭도 바르게 만들어 준다.

1 저중량(4~8kg) 케틀벨 한 쌍을 준비한다. 일어서서 양팔을 L자로 만든다. 어깨에 집중도와 긴장감을 고조시키기 위해 케틀벨을 세워 잡는다.

2 왼쪽 어깨를 스트레칭하듯 하늘 위로 뻗어 올리면서 팔을 귀에 같다 붙이도록 노력한다. 반대쪽도 마찬가지로 실시한다.
1세트 12회/3세트 실시, 세트마다 30초 휴식

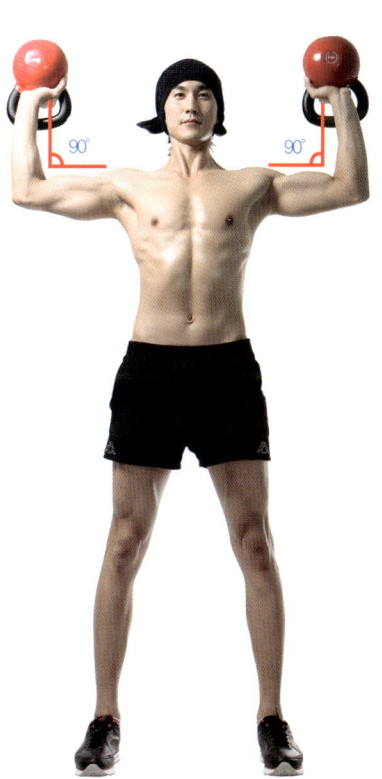

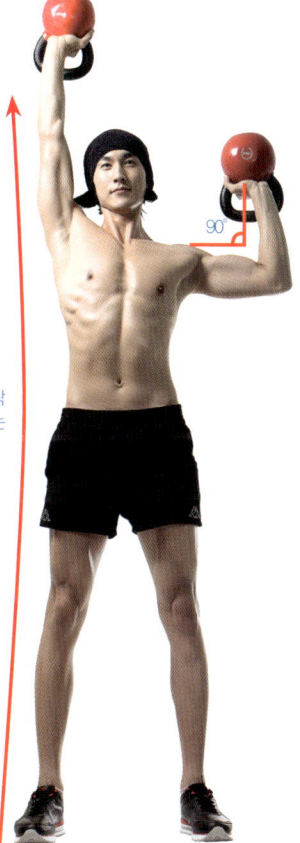

팔을 올릴 때 바닥에서부터 올라오는 힘을 느껴야 한다

Help me 노크기 옆에서 봤을 때 팔이 귀를 가려야 한다. 귀 뒤쪽이 보이면 NG, 앞쪽이 보이면 OK!
팔을 하늘 위로 뻗어 올릴 때 몸에 긴장감을 유지하기 위해 하체와 힙, 복부에 힘을 준다.

어깨

02 덤벨 앞으로 들어 올리기

덤벨 프론트 레이즈 Dumbbell Front Raise

어깨 전면부를 강화시키는 동작이다. 민소매 티를 입었을 때 더욱 맵시나는 어깨를 만들어 준다. 기본적으로 레이즈 운동은 들어 올리는 자세도 중요하지만 내릴 때 저항을 느끼며 천천히 내리는 것이 중요하다.

- **세트** 12회/ 3세트 실시 세트마다 60초 휴식
- **효과** 삼각근 중에서 전면 삼각근을 발달시킨다
- **부위** 전면삼각근 ★★★★

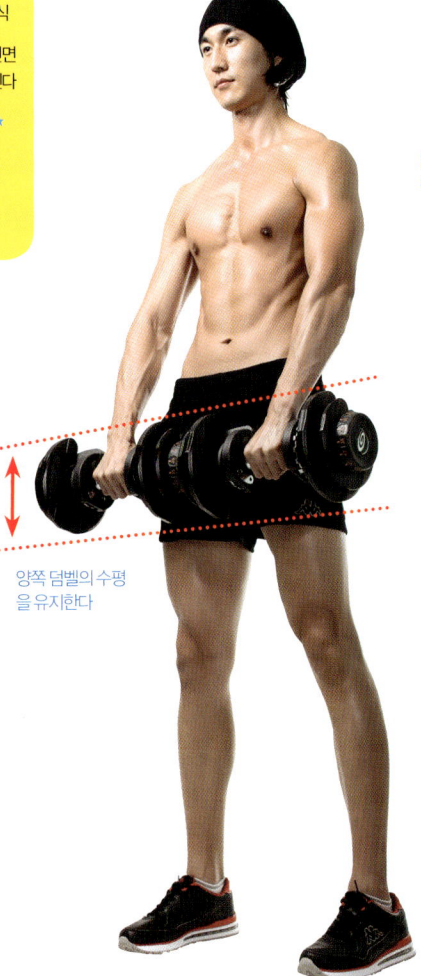

양쪽 덤벨의 수평을 유지한다

2 호흡을 내뱉으며 덤벨을 어깨 높이까지 들어 올린다. 호흡을 들이마시며 1번 자세로 돌아간다.

양쪽 덤벨의 수평을 유지한다

1 선 채로 덤벨을 양손에 쥐고 골반 앞쪽에 둔다. 이때 손등이 위로 향하도록 잡는다.

Help me 노크치 덤벨 높이가 어깨 위로 올라가면 우리 몸은 자연적으로 승모근을 사용하게 된다. 스스로 컨트롤할 수 있는 어깨 높이까지만 들어 올린다.

03 밴드 잡고 팔 올리기 & 뒤로 젖히기

밴드 업라이트로우 & 로테이션 Band Uprightrow & Rotaion

체형이 바르지 못한 사람들에게 추천할 만한 운동법으로, 미국 스포츠 선수들이 어깨 부상을 예방하기 위해 꾸준히 실시하는 동작이다.

- 세트 20회/3세트 실시 세트마다 20초 휴식
- 효과 회선근계를 단련시켜 어깨 자세를 좋게 한다
- 부위 어깨 ★★★★ 승모근 ★★ 등 ★★★

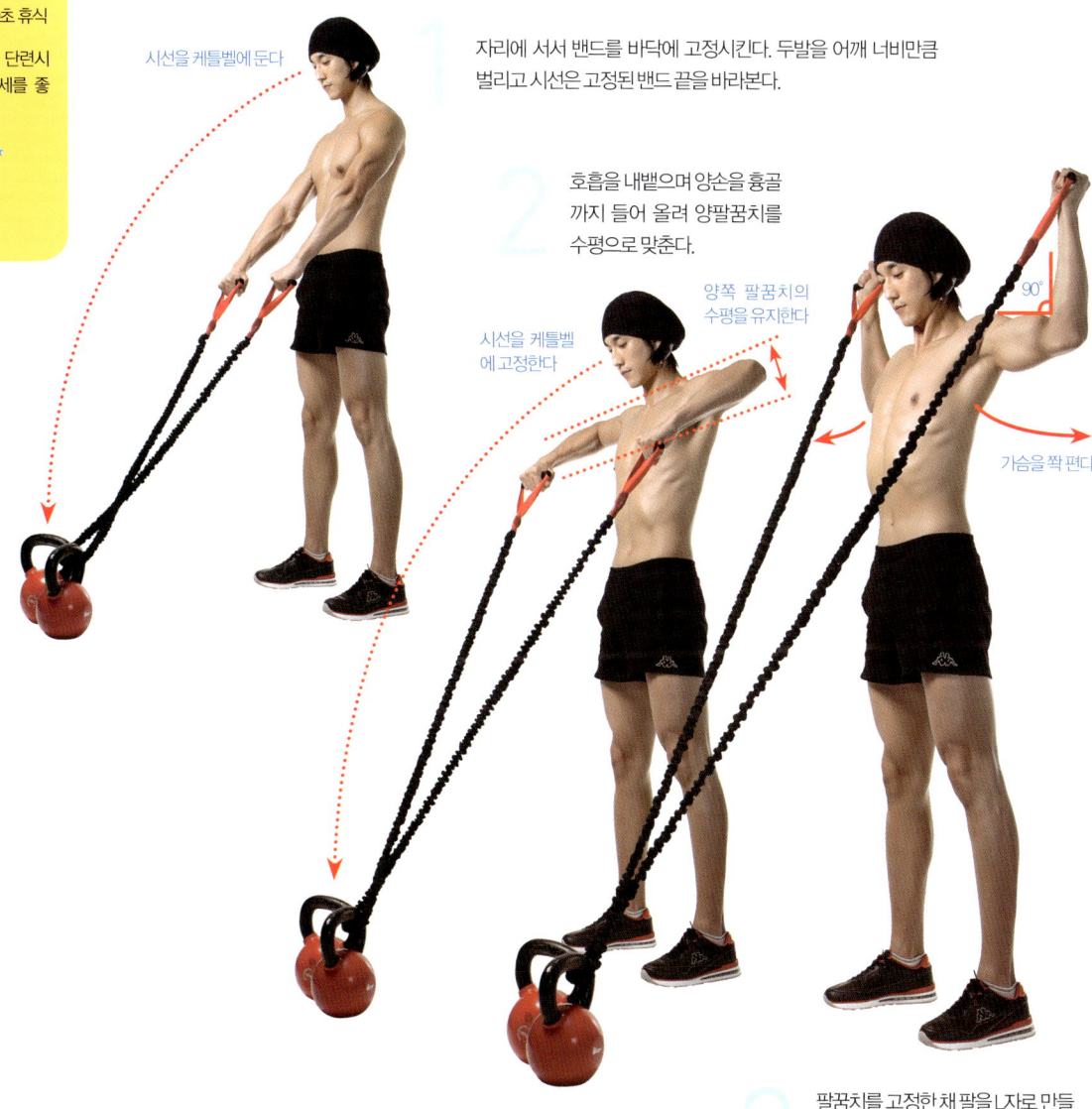

1 자리에 서서 밴드를 바닥에 고정시킨다. 두발을 어깨 너비만큼 벌리고 시선은 고정된 밴드 끝을 바라본다.

시선을 케틀벨에 둔다

2 호흡을 내뱉으며 양손을 흉골까지 들어 올려 양팔꿈치를 수평으로 맞춘다.

시선을 케틀벨에 고정한다
양쪽 팔꿈치의 수평을 유지한다
90°
가슴을 쫙 편다

3 팔꿈치를 고정한 채 팔을 L자로 만들며 들어 올린다. 내려가는 방법 역시 들어 올릴 때와 동일하다.

Help me 노크기 스포츠 선수들이 어깨 부상을 예방하기 위해 활용하는 운동이다. 근육을 키운다는 생각보다는 근력을 향상시킨다는 느낌으로 진행한다.

어깨

04 상체 숙여 덤벨 옆으로 들어 올리기

벤트 오버 래터럴 레이즈 Bent-Over Lateral Raise

팔 라인의 시작점인 후면삼각근을 발달시켜 어깨와 팔의 균형적인 모습을 만들어 주는 매우 유용한 운동이다. 절대로 무거운 덤벨은 금지! 컨트롤 가능한 덤벨로 정확한 자세를 취한다.

- **세트** 12회/ 3세트 실시, 세트마다 30초 휴식
- **효과** 자세 유지도 중요하지만, 운동 부위를 정확히 느껴라
- **부위** 어깨 ★★★

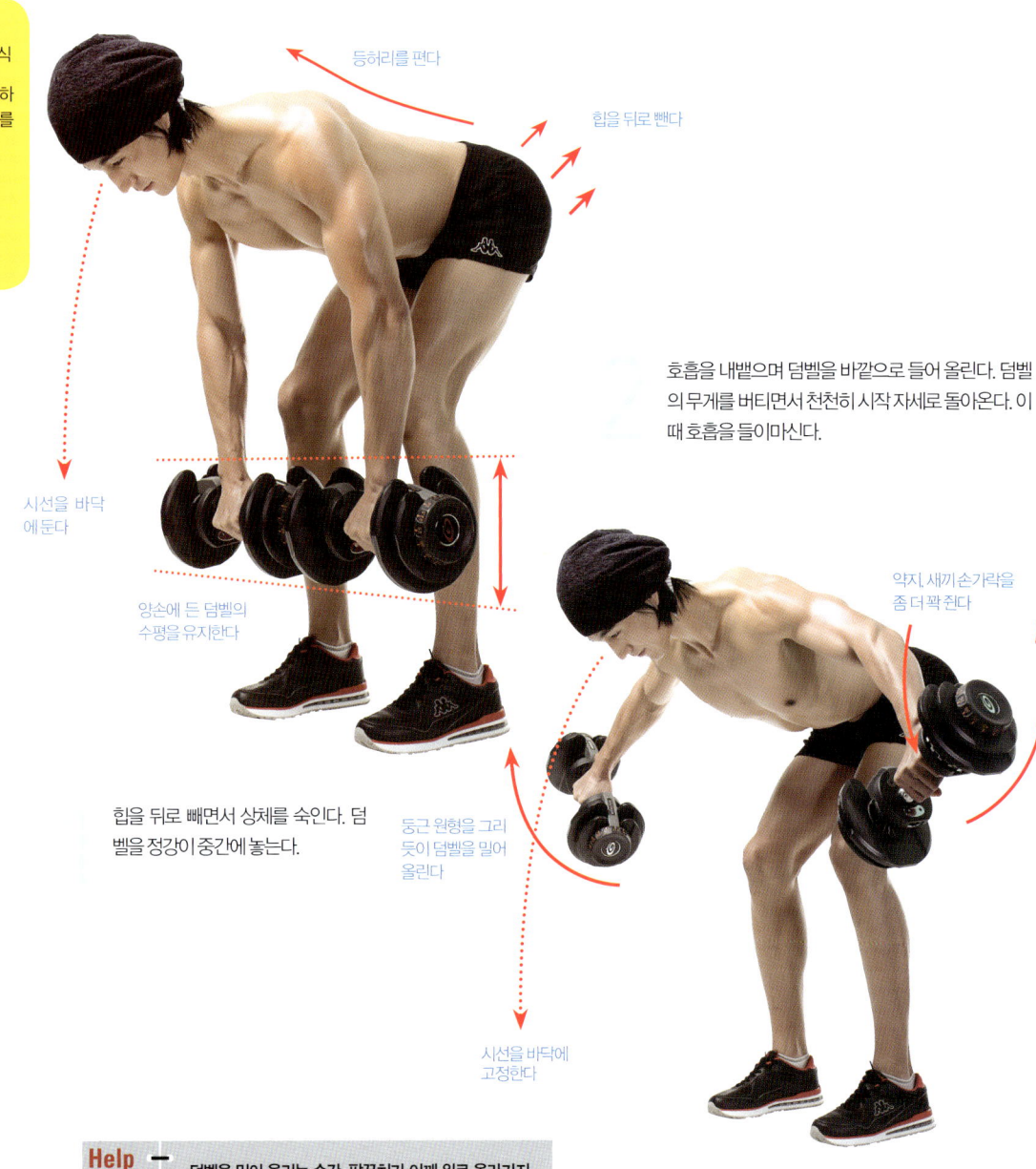

- 등허리를 편다
- 힙을 뒤로 뺀다
- 호흡을 내뱉으며 덤벨을 바깥으로 들어 올린다. 덤벨의 무게를 버티면서 천천히 시작 자세로 돌아온다. 이때 호흡을 들이마신다.
- 시선을 바닥에 둔다
- 양손에 든 덤벨의 수평을 유지한다
- 힙을 뒤로 빼면서 상체를 숙인다. 덤벨을 정강이 중간에 놓는다.
- 둥근 원형을 그리듯이 덤벨을 밀어 올린다
- 약지, 새끼손가락을 좀 더 꽉 쥔다
- 시선을 바닥에 고정한다

Help me 노크지 : 덤벨을 밀어 올리는 순간, 팔꿈치가 어깨 위로 올라가지 않도록 한다.

상체 숙여 익스코 옆으로 들어 올리기

익스코 원 핸드 벤트 오버 래터럴 레이즈 XCO One Hand Bent-Over Lateral Raise

같은 운동 동작이라도 어떤 기구를 사용해서 얼마나 정확하게 운동하느냐에 따라 운동 효과와 근육의 발달 증진 속도가 다르다. 익스코는 '착~착', '착~착' 경쾌한 소리를 통해 운동이 잘 되고 있는지를 체크할 수 있는 새로운 타입의 운동 기구다.

기존의 상체 숙여 덤벨 옆으로 들어 올리기와 같은 자세를 취한다.

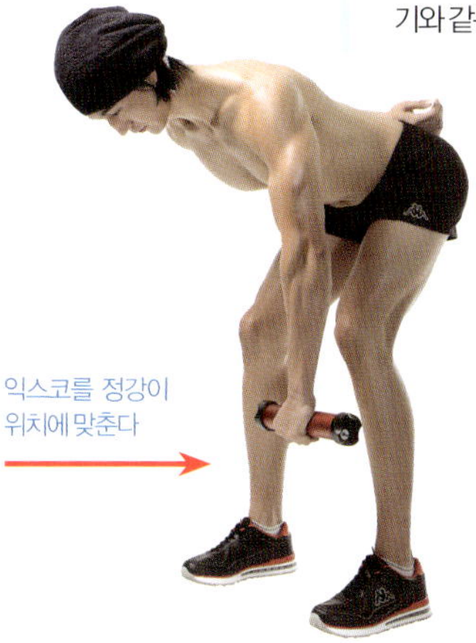

익스코를 정강이 위치에 맞춘다

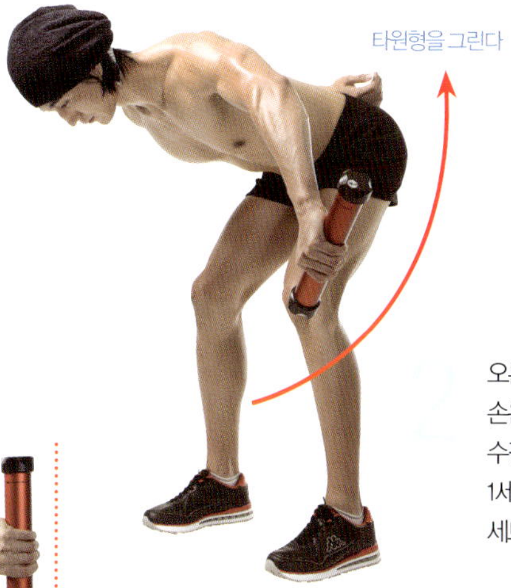

타원형을 그린다

오른손은 뒷짐을 쥐고, 왼손은 익스코 중간을 잡고 수평을 만든다.
1세트 12회/ 3세트 실시.
세트마다 30초 휴식

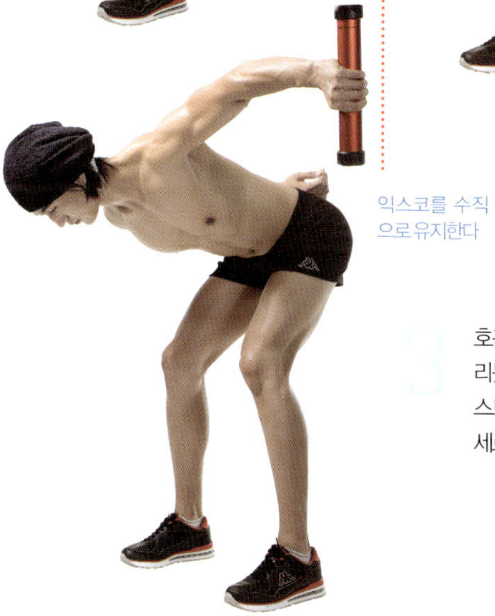

익스코를 수직으로 유지한다

호흡을 내뱉으면서 바깥으로 둥근 원형을 그리듯 익스코를 위로 강하게 올린다. 어깨에서 스트레칭의 끝지점을 느끼면서 동시에 시작자세로 돌아오면서 호흡을 짧게 들이마신다.

Help me 노리시
1. 익스코가 없다면 0.5ℓ 물병에 모래나, 물을 담아 실시한다. 익스코와 비슷한 운동 효과를 누릴 수 있다.
2. 익스코 운동은 스트레칭과 근력 강화 효과를 동시에 누릴 수 있어서 운동 전후에 스트레칭을 따로 할 필요가 없다.

어깨

05 밴드 잡고 옆으로 한쪽 팔 들어 올리기

밴드 원-암 사이드 래터럴 레이즈 Band One-Arm Side Lateral Raise

힘의 방향이 몸통을 중심으로 교차되어 힘이 전달되는 방향을 통해 어깨 운동뿐만 아니라 코어까지 단련할 수 있다.

- **세트** 12회/ 3세트 실시 세트마다 30초 휴식
- **효과** 볼륨감 있는 어깨라인을 만들 수 있다
- **부위** 어깨 측면 ★★★★

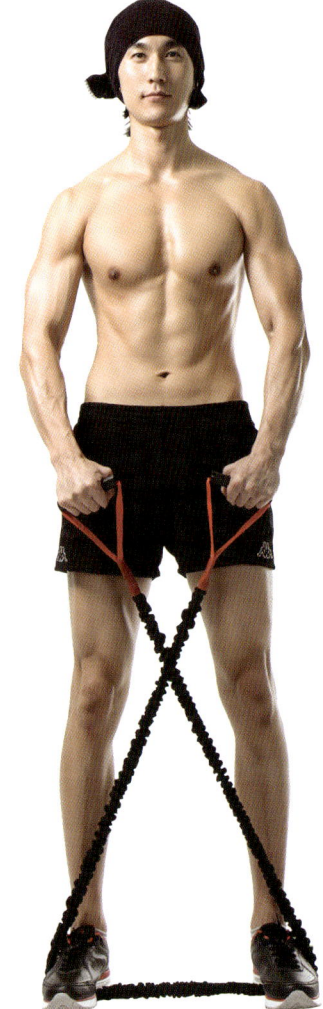

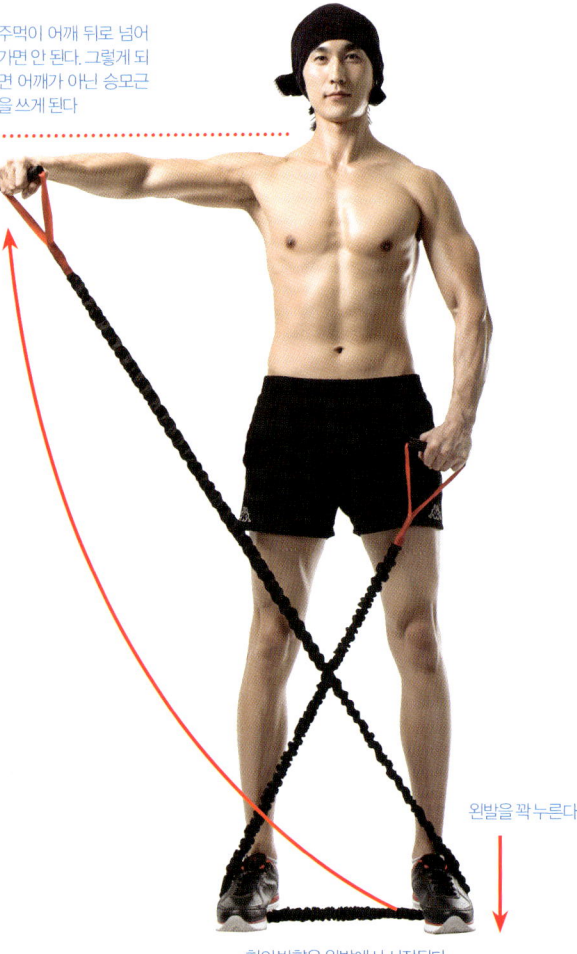

주먹이 어깨 뒤로 넘어가면 안 된다. 그렇게 되면 어깨가 아닌 승모근을 쓰게 된다

왼발을 꽉 누른다

힘의 방향은 왼발에서 시작된다

1 왼쪽 어깨 운동 시, 오른쪽 발밑에 밴드를 밟고 왼손은 밴드를 잡고 선다.

2 호흡을 내뱉으며, 밴드의 탄력을 느끼면서 어깨 높이까지 들어올린다. 서서히 밴드의 긴장감을 느끼며 1번 자세로 돌아간다. 이때 호흡을 들이마신다. 반대쪽도 마찬가지로 실시한다.

Help me 코치
1. 밴드의 탄성이 약하다면 더 짧게 잡고 진행한다.
2. 팔을 들어 올릴 때는 측면 45° 방향으로 들어 올린다.

정면과 측면 사이로 들어 올린다

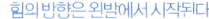

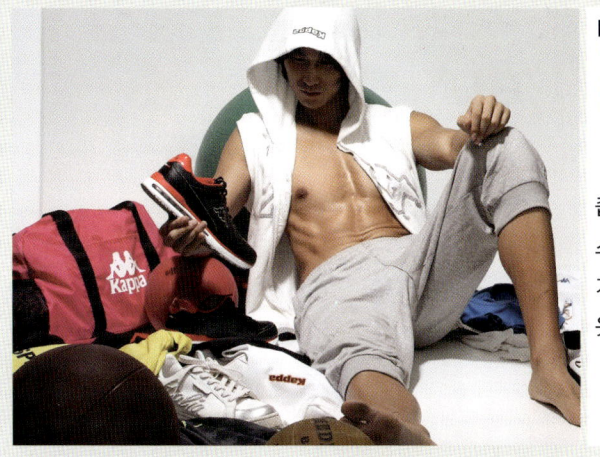

넓은 어깨 라인을 드러낸
맨즈 잇 스타일링

좁은 어깨는 남성적인 매력을 반감시키기 때문에 남성에게는 치명적인 콤플렉스가 아닐 수 없다. 덤벨 앞으로 들어 올리기, 상체 숙여 익스코 옆으로 들어 올리기 등의 운동을 통해 어깨 근육을 만들었다면, 상반신을 최대한 넓어 보이게 하는 옷 입기 공식을 통해 어깨가 드러나는 옷발을 드러내 보자.

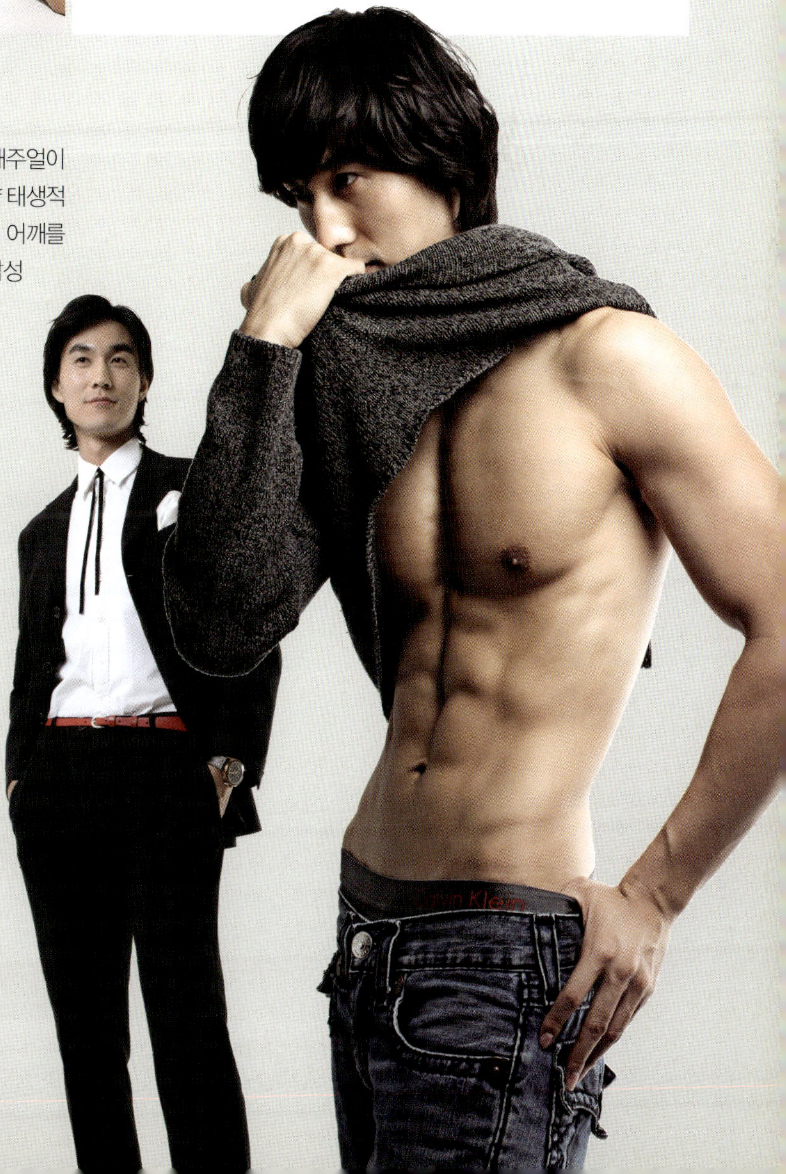

'잇 맨'의 절대조건 어깨

어깨 운동을 통해 곧은 자세, 반듯한 어깨를 만들었다면 캐주얼이든 슈트든 어떤 옷을 입어도 반듯한 인상을 줄 수 있다. 만약 태생적으로 어깨가 좁다면 재킷으로 콤플렉스를 보완할 수 있다. 어깨를 강조한 '와이드 숄더'나 '스퀘어 숄더 V 라인'형을 선택해 남성다움을 부각시켜라.

클래식한 슈트로
스타일을 입어라

몸에 완벽하게 잘 맞는 슈트는 대놓고 드러내 보이지 않고도 그 이상의 효과를 볼 수 있다. 클래식한 슈트에 포인트로 행커칩, 넥타이핀, 커프스링, 시계 등의 액세서리를 매치하면 슈트의 밋밋함을 럭셔리한 스타일로 승화시킬 수 있다.

무난하고 밋밋한 셔츠보다는 어깨 견장이나 가슴 앞 주머니같이 디테일이 있는 셔츠를 선택하면 어깨가 더 크고 단단해 보인다. 또, 넓은 타이보다는 가느다란 타이를 매치해 어깨를 넓어 보이게 한다.

니트와 베스트로 V 라인을 넓게 강조하거나 벨트 대신 서스펜더(멜빵)를 쓰는 것도 좋다. 어깨 패드를 넣어 어깨를 부풀리는 것도 좋은 아이디어다.

잇 아이템 클래식한 슈트, 포인트 액세서리

It Body Traps
섹슈얼하고 강인한 **승모근** 만들기

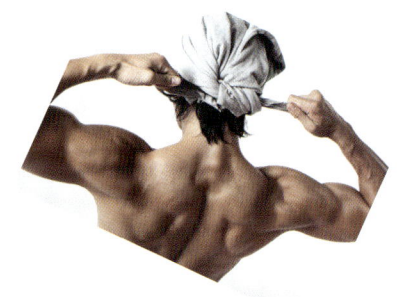

==목 뒤에서 어깨 양끝으로 흐르는 적당한 사선으로, 특히 슈트와 셔츠의 실루엣을 살려 주는 승모근.== 남성을 더욱 남성답게 하는 특별한 라인이다. 웬만큼 운동해서는 발달하기 어렵기도 하거니와 잘못 발달하면 이미지를 오히려 망칠 수 있다. 특히 지나치게 발달된 승모근으로 '헐크'나 '어좁남' 혹은 '깍두기'로도 보일 수 있으니 주의를 요한다. 목은 없고 부풀어 오른 어깨 위로 얼굴만 보인다면? '오 마이 갓'이다.

운동 포인트
상체 뒷부분에서 승모근이 차지하는 비중은 우리가 생각하는 것보다 크다. 그만큼 팔을 이용해 다른 부위를 운동했을 때 나타나는 효과의 범위는 폭넓다고 할 수 있다. 승모근의 다양한 움직임을 이해하고 분할시킬 수 있는 능력이 생긴다면 우리가 원하는 승모근을 만들 수 있다.

승모근 운동 포인트
무식하게 운동한 티 안 내는 승모근을 가지려면 어떻게 해야 할까? 각 제대로 살린, 자리 잘 잡힌 승모근을 위해 운동할 때마다 보다 정확한 방법으로 승모근을 컨트롤해야 한다. 승모근 운동은 위로 어깨를 으쓱하며 뒤로 어깨죽지를 조여 내려 주는 것이 기본이다. 옆에서 볼 때 D자를 그리는 동작이다.

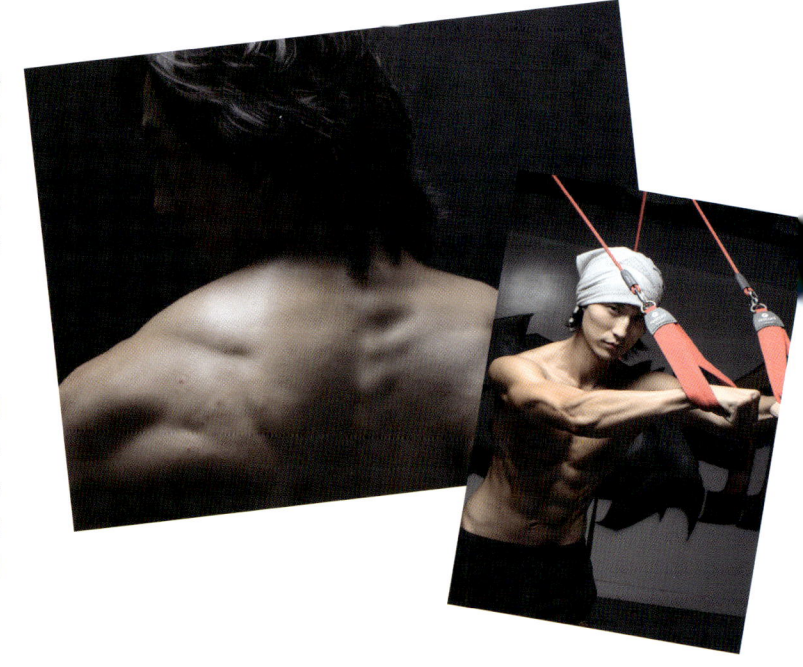

Best 5 승모근 운동 프로그램

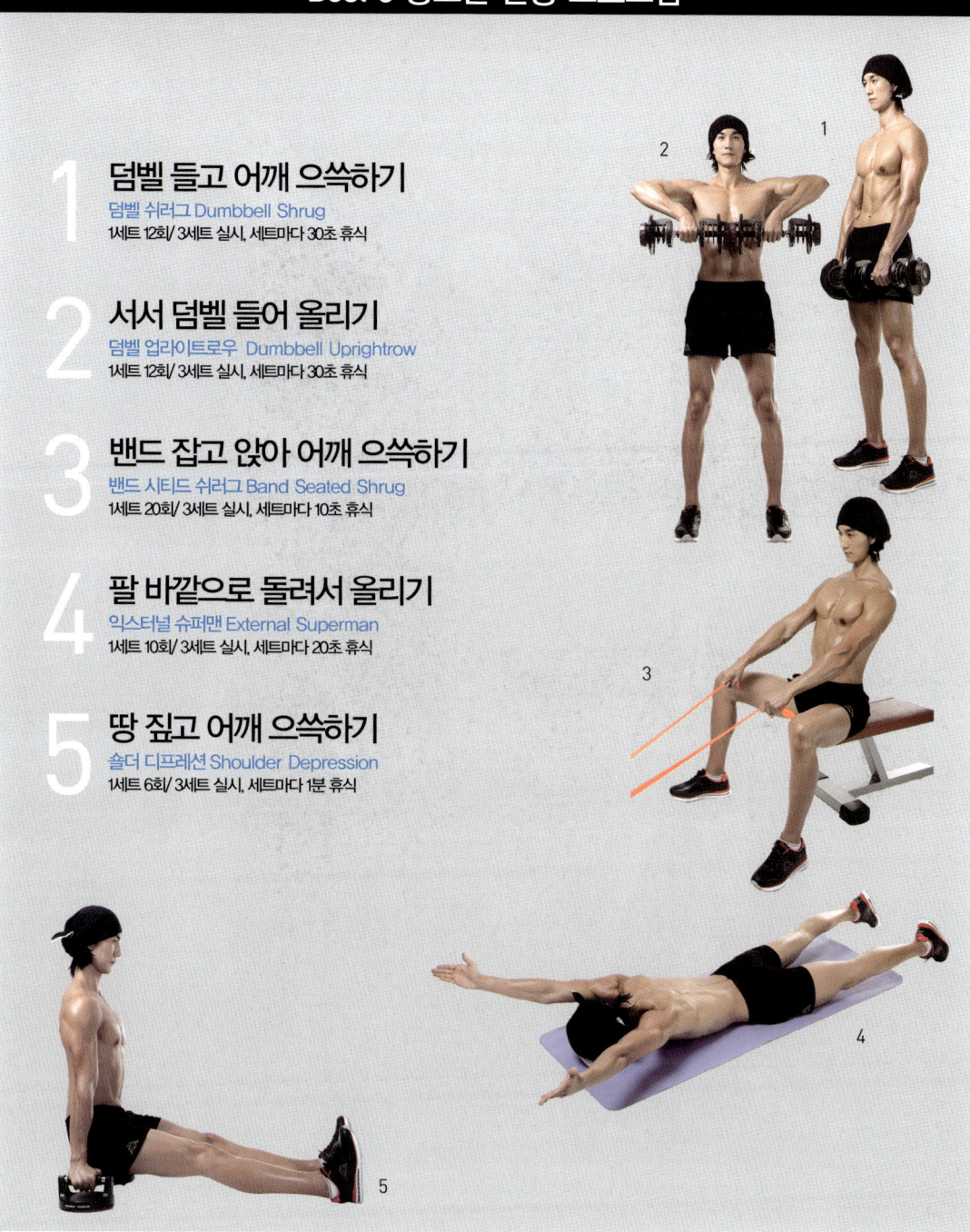

1 덤벨 들고 어깨 으쓱하기
덤벨 쉬러그 Dumbbell Shrug
1세트 12회/ 3세트 실시, 세트마다 30초 휴식

2 서서 덤벨 들어 올리기
덤벨 업라이트로우 Dumbbell Uprightrow
1세트 12회/ 3세트 실시, 세트마다 30초 휴식

3 밴드 잡고 앉아 어깨 으쓱하기
밴드 시티드 쉬러그 Band Seated Shrug
1세트 20회/ 3세트 실시, 세트마다 10초 휴식

4 팔 바깥으로 돌려서 올리기
익스터널 슈퍼맨 External Superman
1세트 10회/ 3세트 실시, 세트마다 20초 휴식

5 땅 짚고 어깨 으쓱하기
숄더 디프레션 Shoulder Depression
1세트 6회/ 3세트 실시, 세트마다 1분 휴식

스트레칭

승모근 운동 전후에 꼭 해야 할 스트레칭

승모근 운동을 하기 전에 스트레칭을 하면 근육의 긴장을 완화시키고, 운동하려는 부분에 집중하게 된다.

세트	1분/3세트 실시
효과	가슴 운동을 마무리 하는 동작으로 적극 추천한다
부위	가슴(대흉근) ★★★ 삼각근(어깨) ★★★★★ 상완삼두근(팔뒤쪽) ★★★★★

고개 숙여 목 늘이기 ①

포워드 넥 플렉션 스트레칭 Forward Neck Flexion Stretching

승모근에 관련된 운동은 중력에 반대되는 힘에 저항해 수축을 해 주는 것이므로 평소에 목이 불편한 사람이라면 운동이 약이 아니라 독이 될 수 있다. 고개 숙여 목 늘이기를 운동 전후에 실시하면 부상을 예방하고 운동 효과를 제대로 누릴 수 있다.

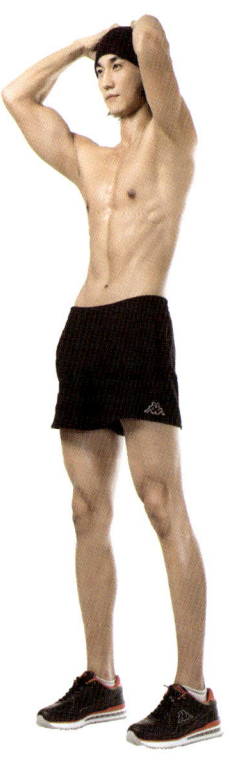

자리에 편안하게 서서 양손을 머리 위에 얹는다.

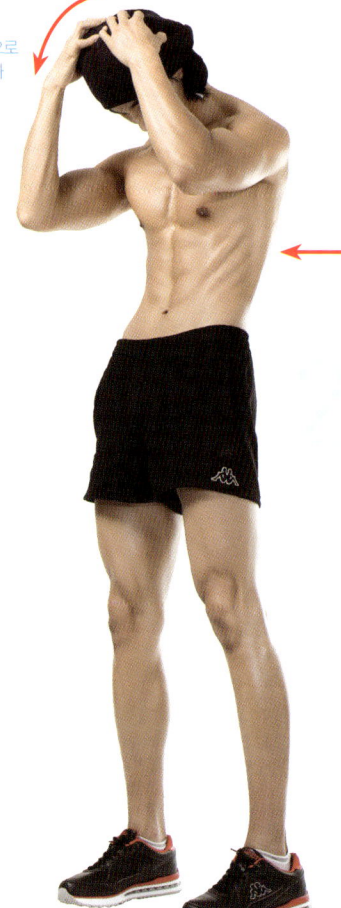

화살표 방향으로 꾸욱 눌러준다

등이 구부정하지 않도록 자세를 유지한다

양손 끝에 힘을 줘 뒤통수를 손가락으로 마사지하듯 살짝 누르며 고개를 앞으로 당긴다. 턱은 목 쪽으로 쭉 당긴다. 어금니를 꽉 깨물고 코를 통해 천천히 호흡을 내쉰다. 5초간 유지한다.

목 옆으로 늘이기 ²

넥 사이드 스트레칭 Neck Side Stretching

운동 전에는 가볍게 실행하고 운동 후에는 수축된 근육을 최대한 늘려 줘야만 내가 원하는 멋진 근육을 만들 수 있다.

세트 10회/3세트 실시
세트마다 30초 휴식

효과 가슴 운동을 마무리
하는 동작으로 적극
추천한다

부위 가슴(대흉근) ★★★
삼각근(어깨) ★★★★
상완삼두근(팔뒤쪽) ★★★★★

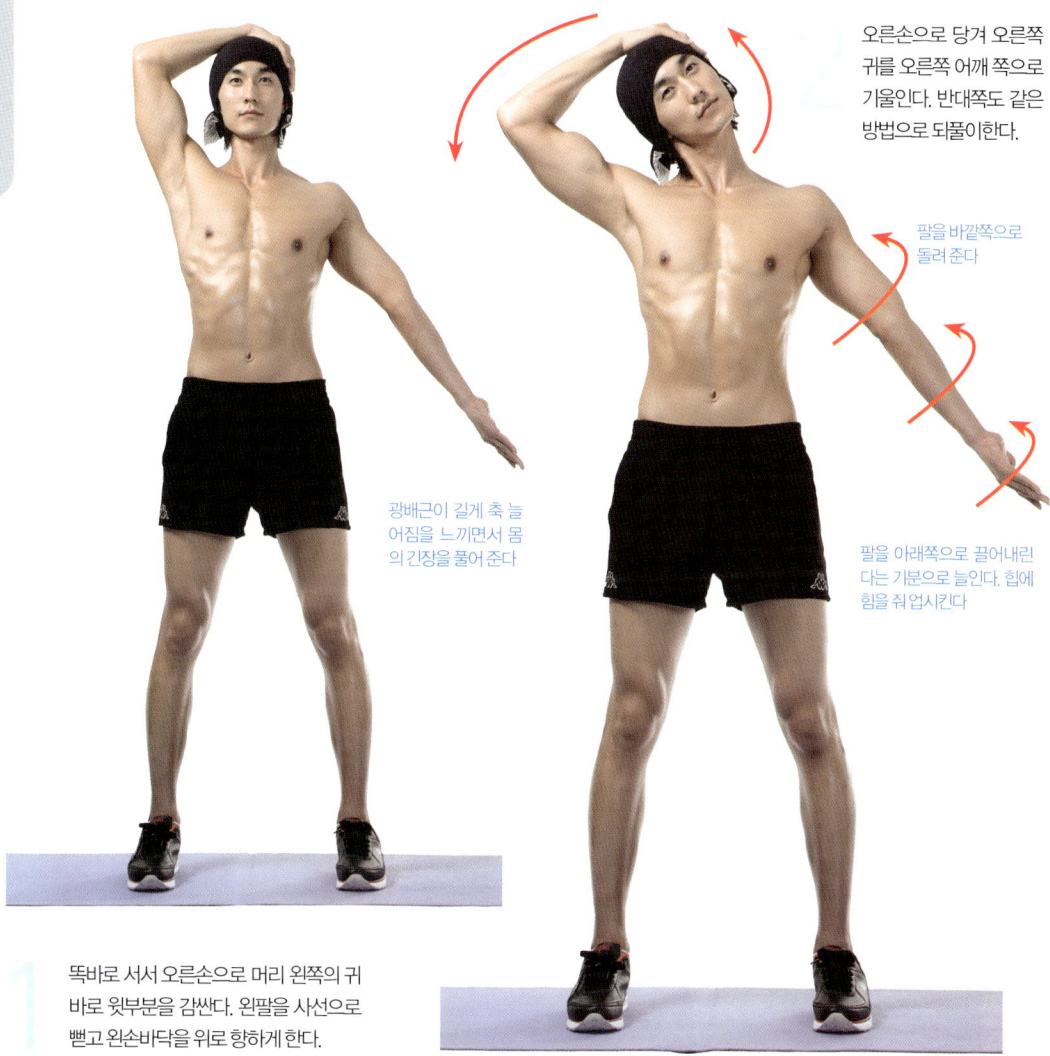

1 똑바로 서서 오른손으로 머리 왼쪽의 귀 바로 윗부분을 감싼다. 왼팔을 사선으로 뻗고 왼손바닥을 위로 향하게 한다.

광배근이 길게 축 늘어짐을 느끼면서 몸의 긴장을 풀어 준다

2 오른손으로 당겨 오른쪽 귀를 오른쪽 어깨 쪽으로 기울인다. 반대쪽도 같은 방법으로 되풀이한다.

팔을 바깥쪽으로 돌려 준다

팔을 아래쪽으로 끌어내린다는 기분으로 늘인다. 힙에 힘을 줘 업시킨다

승모근

01 덤벨 들고 어깨 으쓱하기

덤벨 쉬러그 Dumbbell Shrug

가장 대표적인 승모근 운동이다. 승모근 이외에 어깨 운동 시 마무리 운동으로 하면 승모근에서 어깨까지 멋진 역삼각형 라인을 만들 수 있다.

세트 12회/ 3세트 실시
세트마다 30초 휴식

효과 무거운 중량의 덤벨을 들어 올릴 때 자신감을 심어 주고 어깨 균형을 맞춰 준다

부위 승모근 ★★★★
어깨 ★★★

1 양손에 덤벨을 들고 차렷 자세로 선다.

2 호흡을 내쉬며 어깨를 귀에 갖다 댄다는 느낌으로 위로 올린다.

3 등을 조이면서 뒤로 회전시켜 1번 자세로 천천히 돌아온다. 내릴 때는 숨을 들이마신다.

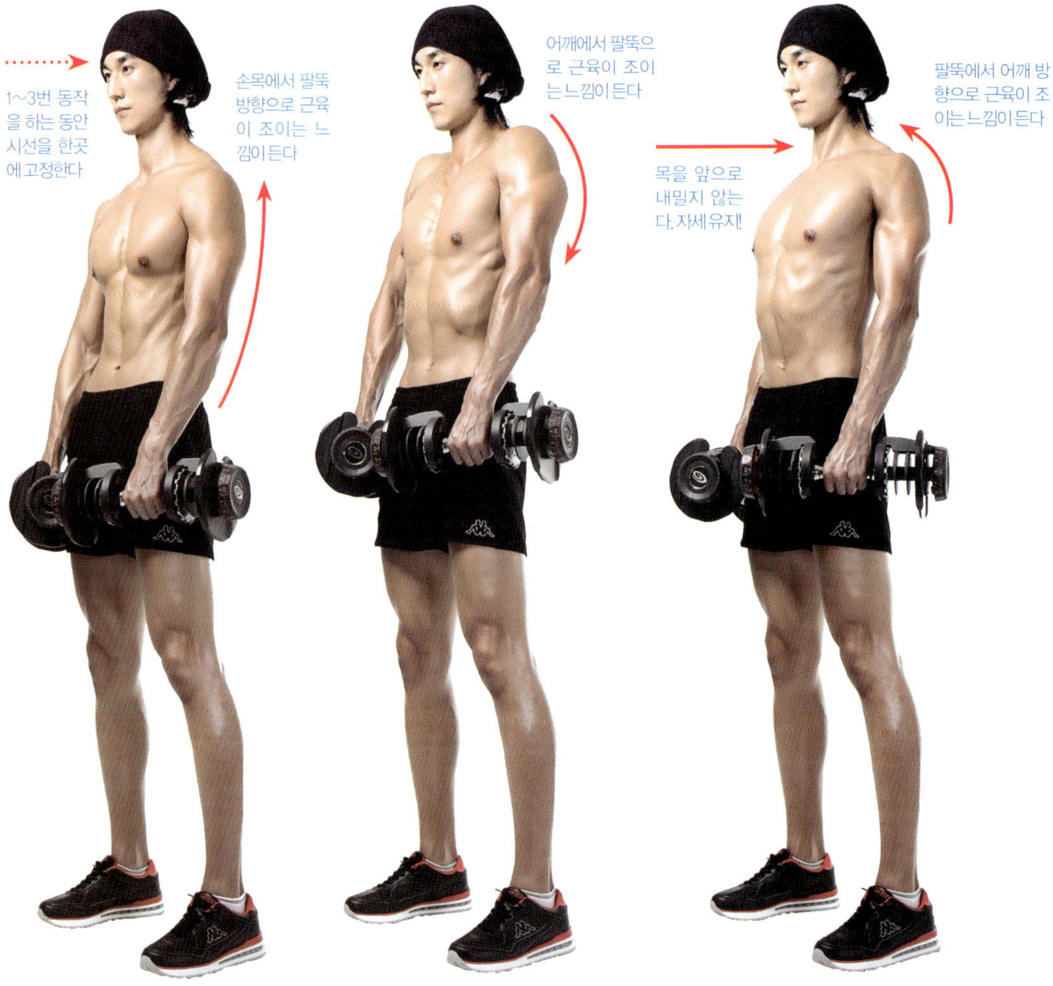

1~3번 동작을 하는 동안 시선을 한곳에 고정한다

손목에서 팔뚝 방향으로 근육이 조이는 느낌이 든다

어깨에서 팔뚝으로 근육이 조이는 느낌이 든다

목을 앞으로 내밀지 않는다. 자세유지!

팔뚝에서 어깨 방향으로 근육이 조이는 느낌이 든다

서서 덤벨 들어 올리기

덤벨 업라이트로우 Dumbbell Uprightrow

어깨와 함께 승모근까지 운동시킬 수 있는 멀티 트레이닝! 승모근은 물론 삼각근, 이두근, 전완근까지 모든 팔근육을 움직이게 하여 전체적으로 멋들어진 어깨 라인을 만들어 준다.

- **세트** 12회/3세트 실시 세트마다 30초 휴식
- **효과** 승모근부터 어깨 라인까지의 곡선을 완성시킨다
- **부위** 승모근 ★★★★ 어깨 ★★★ 이두 ★★

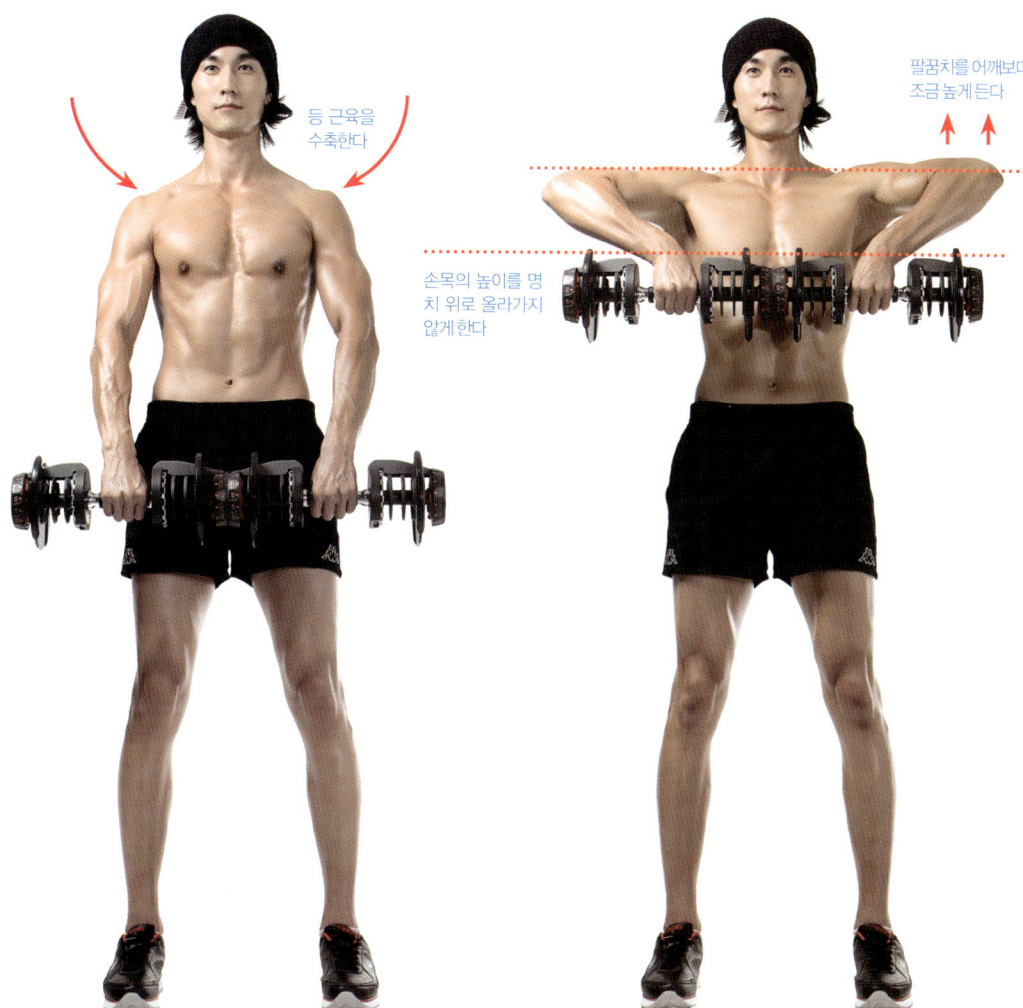

등 근육을 수축한다

팔꿈치를 어깨보다 조금 높게 든다

손목의 높이를 명치 위로 올라가지 않게 한다

1 어깨 너비만큼 다리를 벌리고 서서 덤벨을 양손에 쥐고 골반 앞에 둔다.

2 양손에 쥔 덤벨을 서로 붙인 채 호흡을 내뱉으며 흉골까지 들어 올린다. 1초간 유지한다. 승모근과 어깨 긴장이 풀리지 않도록 호흡을 들이마시면서 서서히 시작 지점으로 돌아온다.

Help me 노크지 덤벨을 잡을 때 검지와 중지를 많이 사용하면 승모근 근육을 더 많이 사용할 수 있고, 손목 보호에도 좋다.

케틀벨 들고 앉았다 일어서기 & 들어 올리기

케틀벨 풀 스쿼트 & 업라이트로우 Kettlebell Full Squat & Uprightrow

의학 전문가들은 코디네이션이 잘 되어 있는 몸을 건강하다고 말한다. 정교하게 설계된 명품 시계나 명품 자동차는 잘 고장이 없이 잘 돌아간다. 우리 몸도 마찬가지이다. 우리 몸을 이루고 있는 수많은 근육은 요소소 제각각 하는 일이 정해져 있으며, 그 기능이 원활하면 우리 몸은 어떤 모습이든 우리가 원하는 대로 만들어 낼 수 있다. 이번에 소개하는 스페셜한 운동법은 이런 코디네이션이 잘 되어야만 이뤄질 수 있는 운동법이다. 단순한 듯하지만 근육이 기능을 상실한 몸이라면 동작을 따라하기 어려울 것이다. 타이밍도 잘 맞춰야 하며, 무게에 대한 이해도도 높아야 한다.

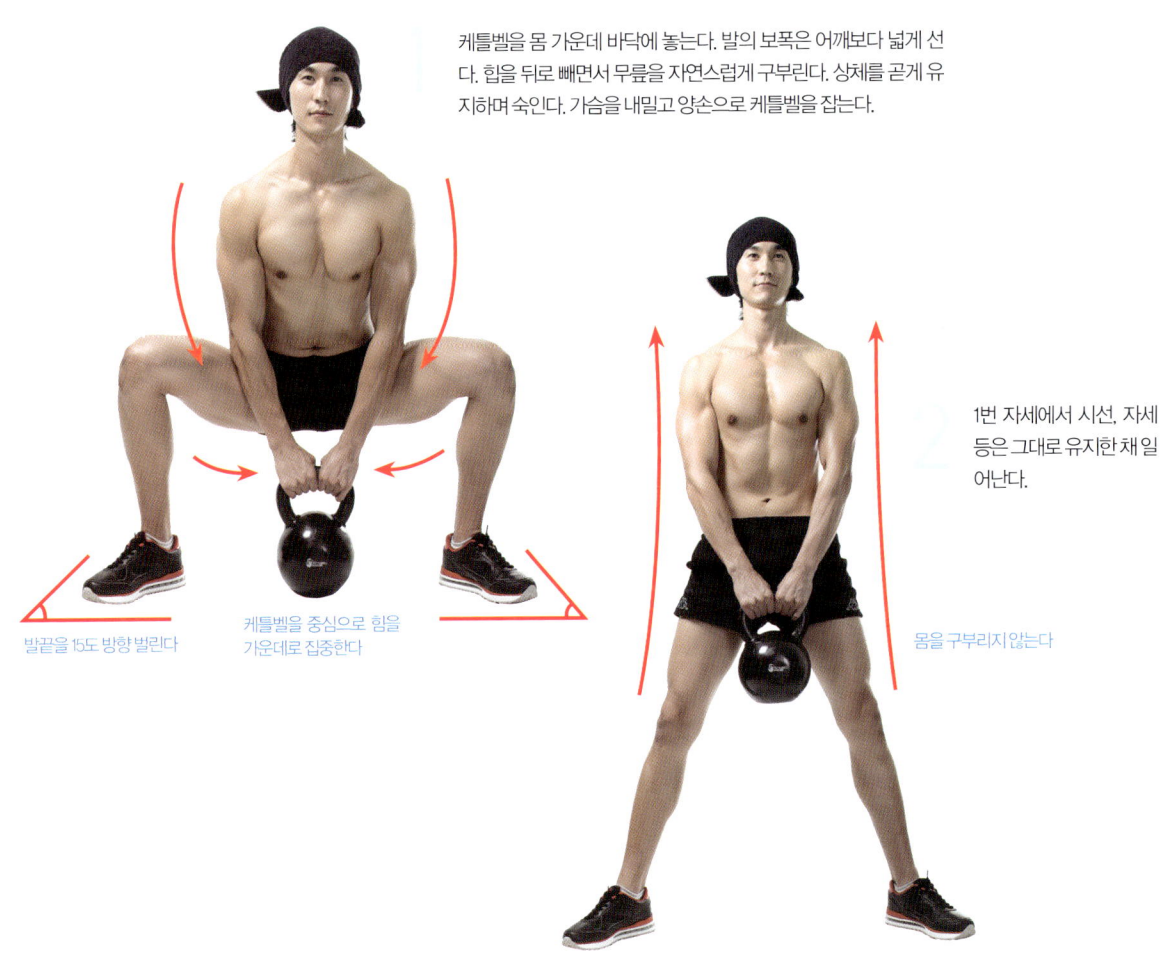

케틀벨을 몸 가운데 바닥에 놓는다. 발의 보폭은 어깨보다 넓게 선다. 힙을 뒤로 빼면서 무릎을 자연스럽게 구부린다. 상체를 곧게 유지하며 숙인다. 가슴을 내밀고 양손으로 케틀벨을 잡는다.

1번 자세에서 시선, 자세 등은 그대로 유지한 채 일어난다.

발끝을 15도 방향 벌린다

케틀벨을 중심으로 힘을 가운데로 집중한다

몸을 구부리지 않는다

변형 동작

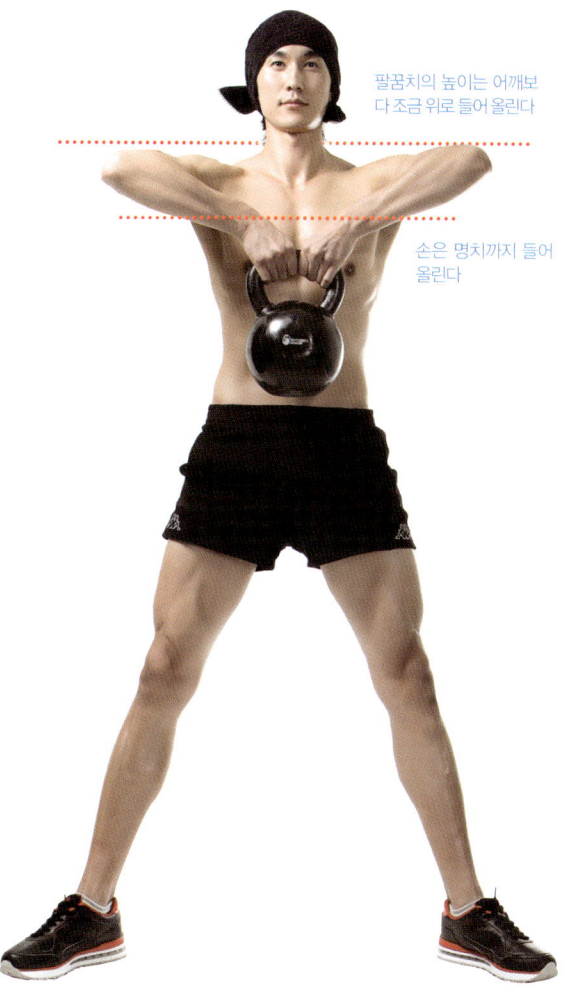

팔꿈치의 높이는 어깨보다 조금 위로 들어 올린다

손은 명치까지 들어 올린다

다시 팔을 서서히 내린다. 힙을 뒤로 빼면서 무릎을 자연스럽게 구부리고 곧은 상체는 가슴을 내밀며 숙인다. 케틀벨을 바닥에 터치하며 다시 반복한다. 호흡은 일어나면서 케틀벨을 들어 올리기까지 입을 통해 내뱉는다. 반대로 내려가서 케틀벨을 바닥에 내리는 순간까지 호흡을 서서히 들이마신다.
1세트 12회 / 3세트 실시, 세트마다 30초 휴식

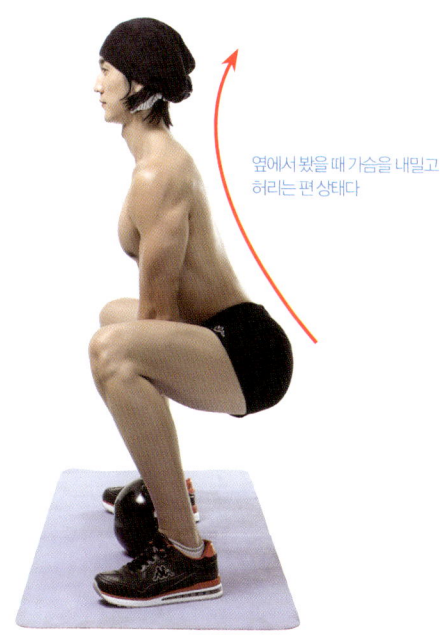

옆에서 봤을 때 가슴을 내밀고 허리는 편 상태다

3 2번 자세를 유지한 채 팔꿈치가 인형극을 하는 것같이 줄에 묶인 것처럼 팔을 위로 들어 올린다.

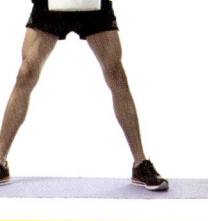

Help me 코치 동작이 잘 이뤄지지 않는다면, 집에 있는 물통이나 주전자에 물을 넣어 실시해 보자. 동작을 진행하는 동안 물을 흘려서는 안 된다. 그만큼 정확하고 정교하게 그리고 서두르지 않도록 한다.

승모근

03 밴드 잡고 앉아 어깨 으쓱하기

밴드 시티드 쉬러그 Band Seated Shrug

기존 쉬러그에 비해 상대적으로 저항이 매우 약해 근막의 이완성을 자극하므로 승모근 운동 후의 쿨다운에도 좋다. 양쪽 승모근의 밸런스를 맞춰 평소 한쪽 어깨만 사용하는 습관으로 굳어진 승모근의 균형을 잡아준다.

- **세트** 20회/3세트 실시, 세트마다 10초 휴식
- **효과** 가볍다고 쉽게 생각하지 말라. 밴드의 탄력을 그대로 승모근에 전달하라
- **부위** 승모근 ★★★ / 어깨 ★★★ / 등 ★★★

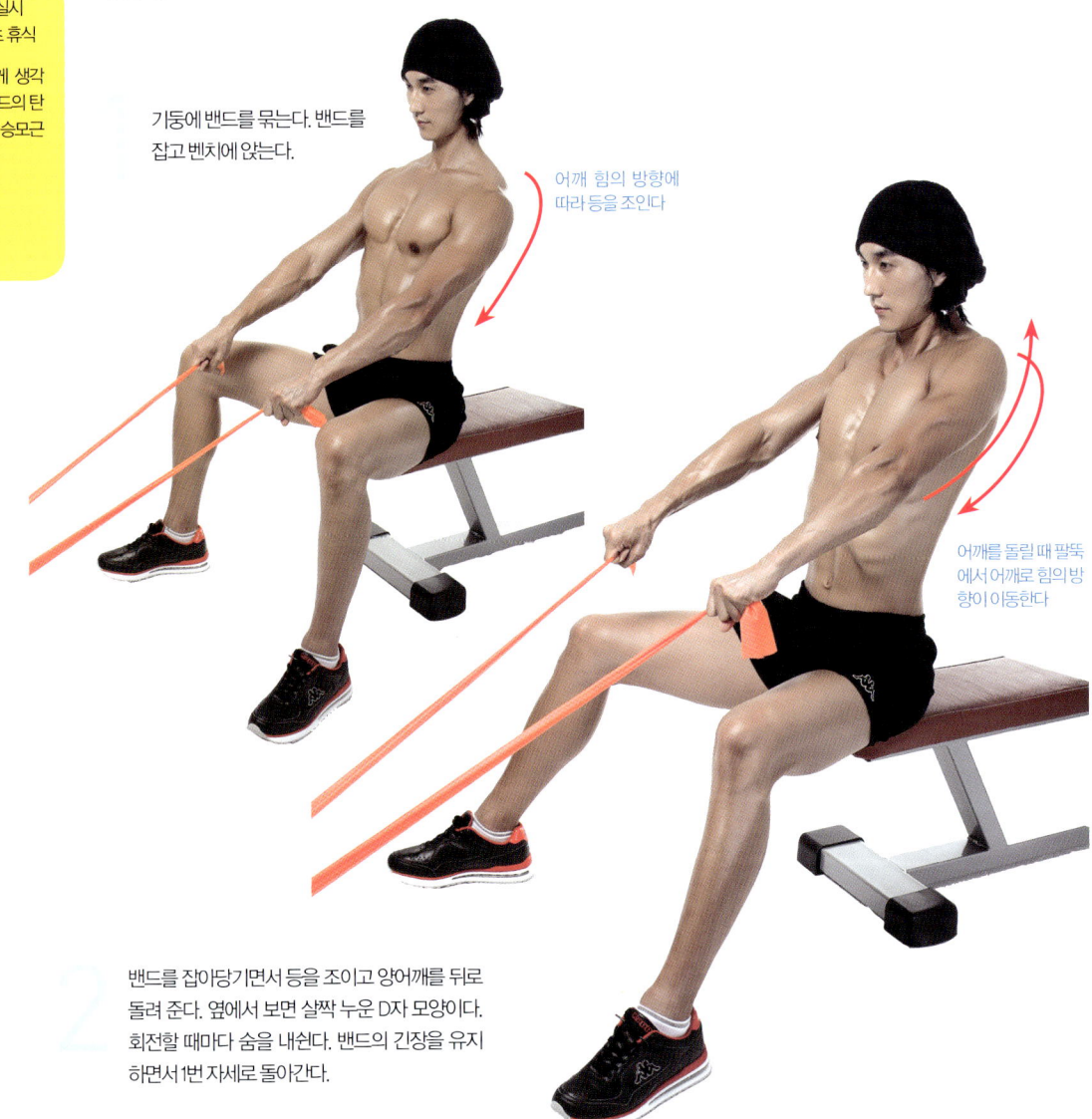

기둥에 밴드를 묶는다. 밴드를 잡고 벤치에 앉는다.

어깨 힘의 방향에 따라 등을 조인다

어깨를 돌릴 때 팔뚝에서 어깨로 힘의 방향이 이동한다

2 밴드를 잡아당기면서 등을 조이고 양어깨를 뒤로 돌려 준다. 옆에서 보면 살짝 누운 D자 모양이다. 회전할 때마다 숨을 내쉰다. 밴드의 긴장을 유지하면서 1번 자세로 돌아간다.

Help me 노리지 밴드 운동은 정확한 동작과 느낌이 중요하다.

04 팔 바깥으로 돌려서 올리기

익스터널 슈퍼맨 External Superman

힘든 만큼 소득도 많은 운동법이다. 한마디로, '노 페인, 노 게인(No Pain, No Gain)'의 참뜻을 이해할 수 있는 동작! 견갑골 아랫부위가 튀어나오지 않게 하여 등 모양을 보다 멋지게 다듬어 준다.

세트 10회/3세트 실시
세트마다 20초 휴식

효과 승모근이 긴장되어 등, 허리까지 강화시킨다

부위
어깨 ★★★★
승모근 ★★★★
등 ★★★
허리 ★★★
엉덩이 ★★★

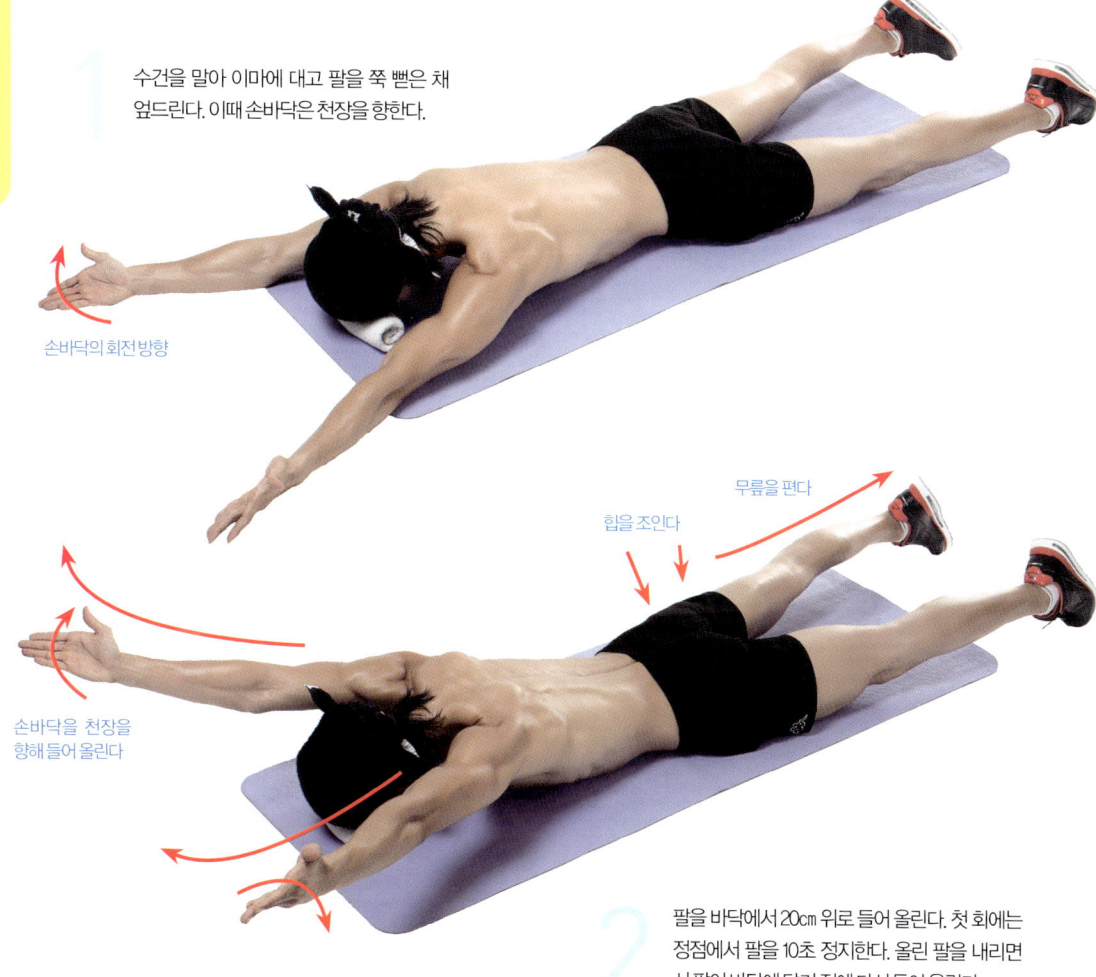

1. 수건을 말아 이마에 대고 팔을 쭉 뻗은 채 엎드린다. 이때 손바닥은 천장을 향한다.

손바닥의 회전방향

손바닥을 천장을 향해 들어 올린다

힙을 조인다   무릎을 편다

2. 팔을 바닥에서 20cm 위로 들어 올린다. 첫 회에는 정점에서 팔을 10초 정지한다. 올린 팔을 내리면서 팔이 바닥에 닿기 전에 다시 들어 올린다.

Help me 노리기
1. 호흡은 입으로 짧고 간결하게 진행한다. 들어 올릴 때 뱉고 내릴 때 들이마신다. 목에 과도하게 힘이 들어갈 경우 턱을 당겨 안전을 확보하라.
2. 팔을 최대한 펴려고 노력하라.

익스코 잡고 팔 위로 흔들기

익스코 슈퍼맨 XCO Superman

익스코를 활용한 슈퍼맨 동작은 승모근의 기능을 살려 주는 동시에 강화시킨다. 익스코를 가지고 운동할 때는 익스코의 특징을 정확하게 파악하면서 동작을 진행해야 운동 효과를 얻을 수 있다. 익스코의 소리를 정확히 듣고, 리듬을 느껴라. 익스코가 없다면 작은 물통에 물을 담아서 응용해 보자.

매트에 엎드린다. 팔을 뻗어 양손으로 익스코 끝을 잡는다.

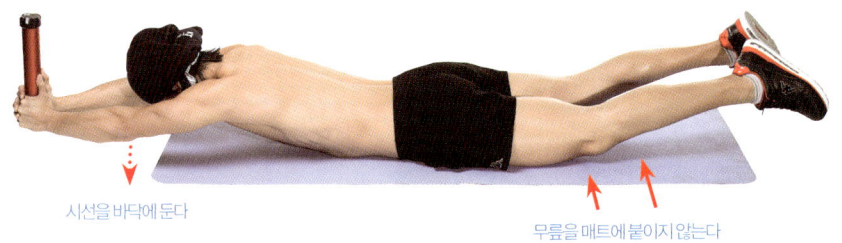

시선을 바닥에 둔다

무릎을 매트에 붙이지 않는다

익스코를 흔들 때 익스코 특유의 '칙칙' 하는 소리가 나야한다

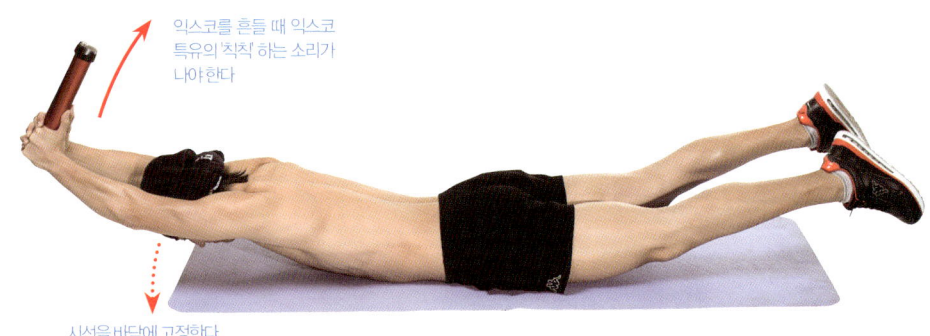

시선을 바닥에 고정한다

복부를 매트에 고정한 채 다리를 뻗어 들어 올리고, 팔을 위아래로 힘껏 흔든다.

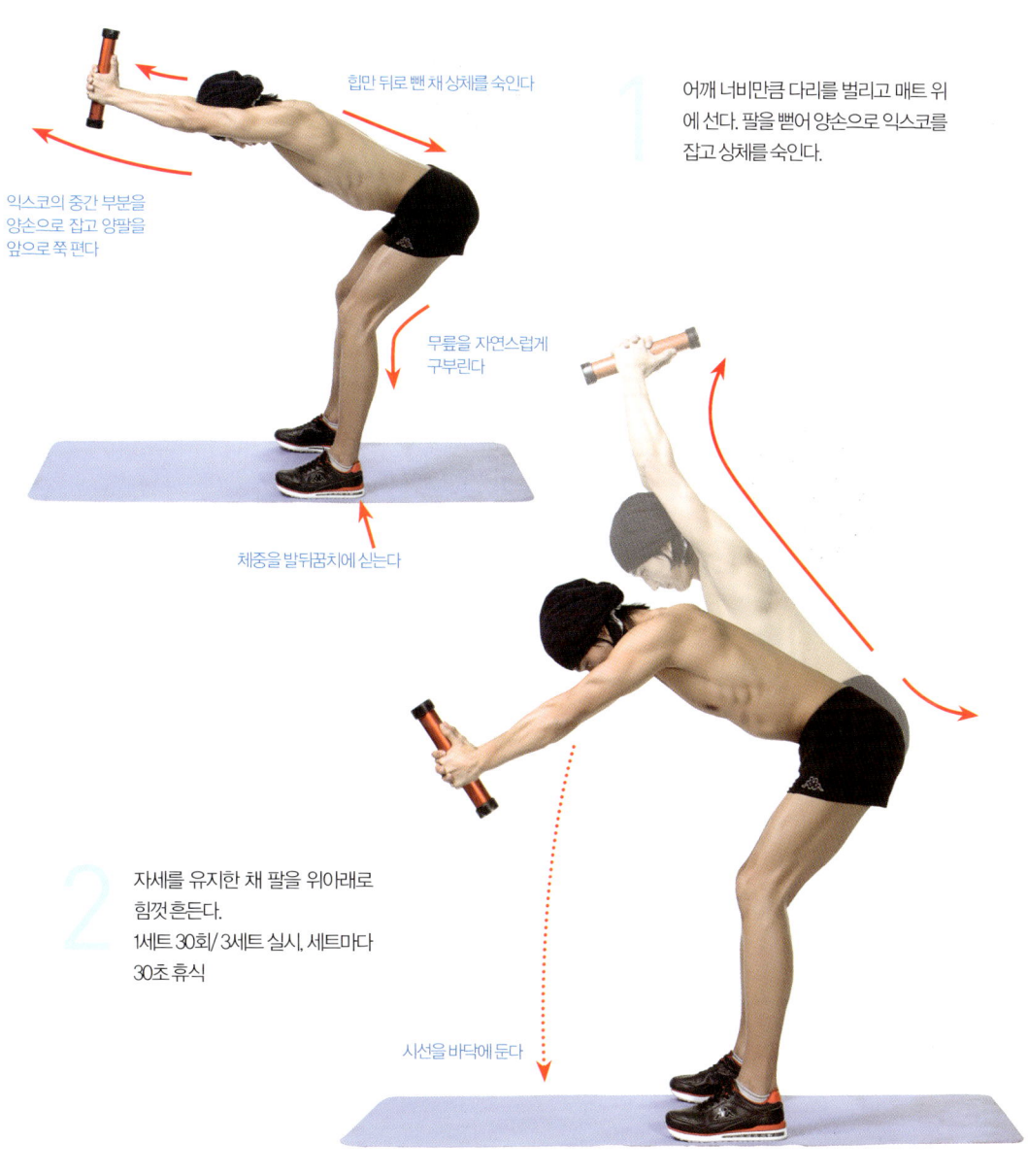

승모근

05 땅 짚고 어깨 으쓱하기

숄더 디프레션 Shoulder Depression

자세를 정확하게 실시하면 불안정한 승모근을 안정화시킬 수 있다!

- **세트** 6회/3세트 실시, 세트마다 1분 휴식
- **효과** 등에 힘이 집중될 수 있도록 지지대 역할을 하는 손바닥과 무릎 그리고 발바닥에 시선을 고정하자.
- **부위** 승모근 ★★★★

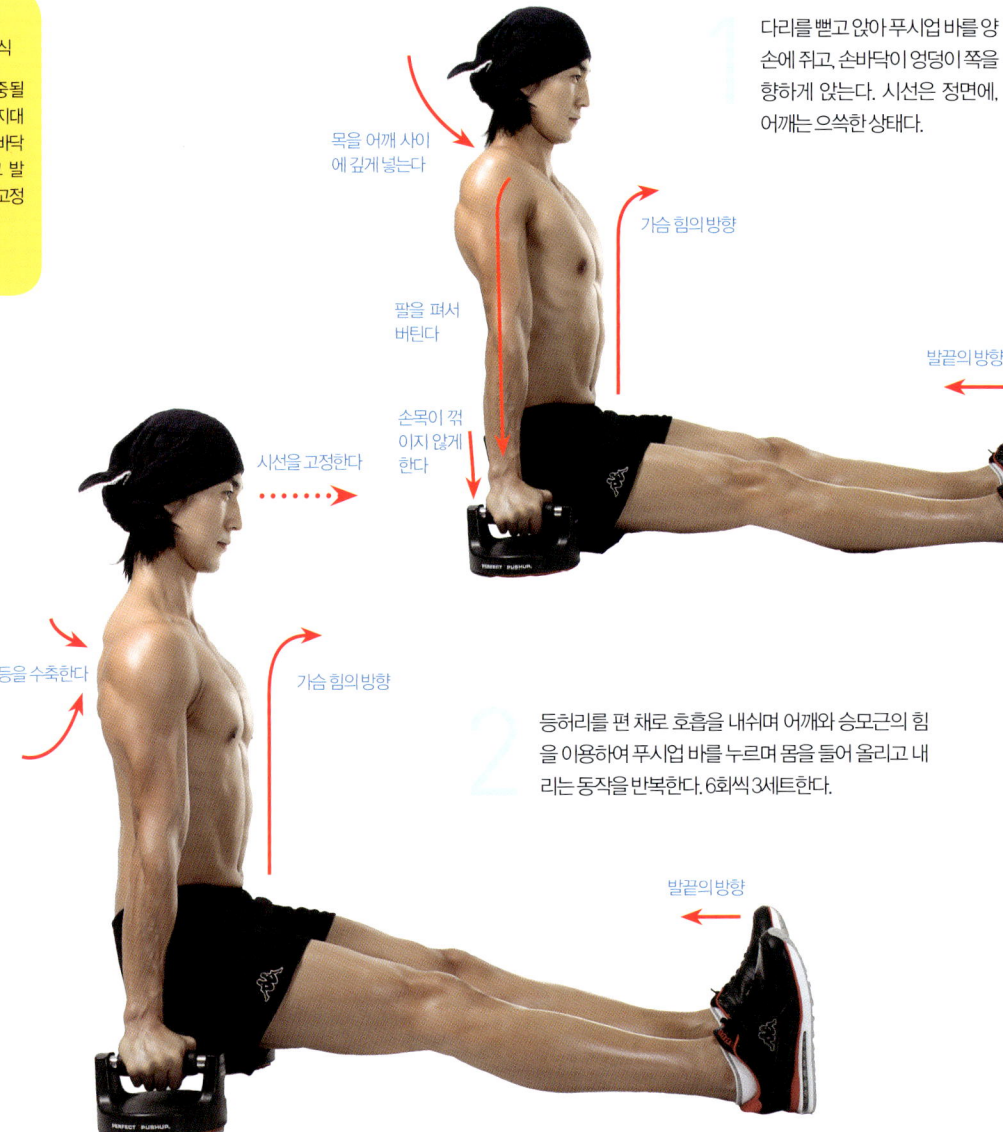

1 다리를 뻗고 앉아 푸시업 바를 양 손에 쥐고, 손바닥이 엉덩이 쪽을 향하게 앉는다. 시선은 정면에. 어깨는 으쓱한 상태다.

- 목을 어깨 사이에 깊게 넣는다
- 가슴 힘의 방향
- 팔을 펴서 버틴다
- 손목이 꺾이지 않게 한다
- 발끝의 방향
- 시선을 고정한다
- 등을 수축한다
- 가슴 힘의 방향

2 등허리를 편 채로 호흡을 내쉬며 어깨와 승모근의 힘을 이용하여 푸시업 바를 누르며 몸을 들어 올리고 내리는 동작을 반복한다. 6회씩 3세트한다.

- 발끝의 방향

Help me 노크기 거북이가 등껍데기에 목을 넣듯 등 근육을 조인다는 느낌으로 최대한 천천히 움직인다.

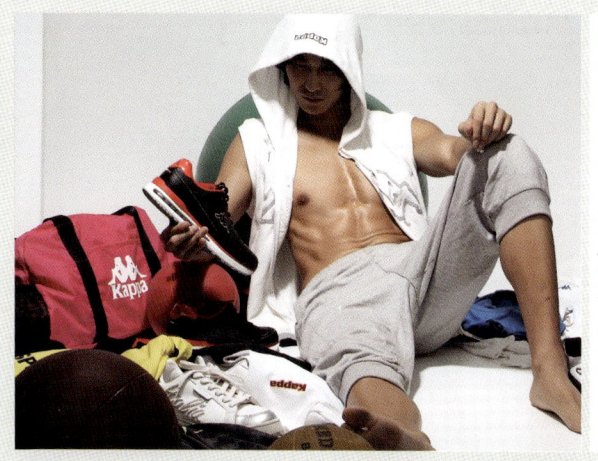

파워풀한 사선, 승모근을 강조한
맨즈 잇 스타일링

리듬, 소리, 정확도 3박자를 갖춘 3D 운동법과 어깨와 승모근까지 한 번에 다듬을 수 있는 멀티 트레이닝 동작을 통해 승모근을 완성했다. 승모근은 웬만큼 운동해서는 발달하기도 어렵고, 적절하게 운동 강도를 조절하지 못하면 오히려 '헐크'처럼 보일 수 있는 힘든 운동이다. 그래서 승모근은 운동 마니아들 사이에서는 스타일리시한 옷발의 결정판으로 불린다.

슈퍼맨처럼 당당하라!
잘 발달된 승모근은 남자를 섹시하고 강인하게 보이게 한다. 군더기기 없는 슬림한 체형, 목에서 어깨까지 넓고 곧게 벌어진 승모근은 섹시한 옷발을 위한 핵심 요소이다.

당당한 남자의 멋을 뽐내라!
승모근을 가장 승모근답고 멋스럽게 보이고 싶다면 부드러운 곡선과 각이 살아 있는 패션 아이템을 골라야 한다. 패션 스타일링을 할 때도 승모근의 특징을 그대로 살려 입는 것이 포인트다. 승모근이 완벽하게 보일 수 있도록 몸에 핏되는 블랙 슈트에 부드러운 실루엣의 팬츠를 매치한다. 몸에 잘 맞고 자로 잰 듯 딱 떨어진 슈트를 입으면 섹시하고 전사적인 뒷모습을 연출할 수 있다.

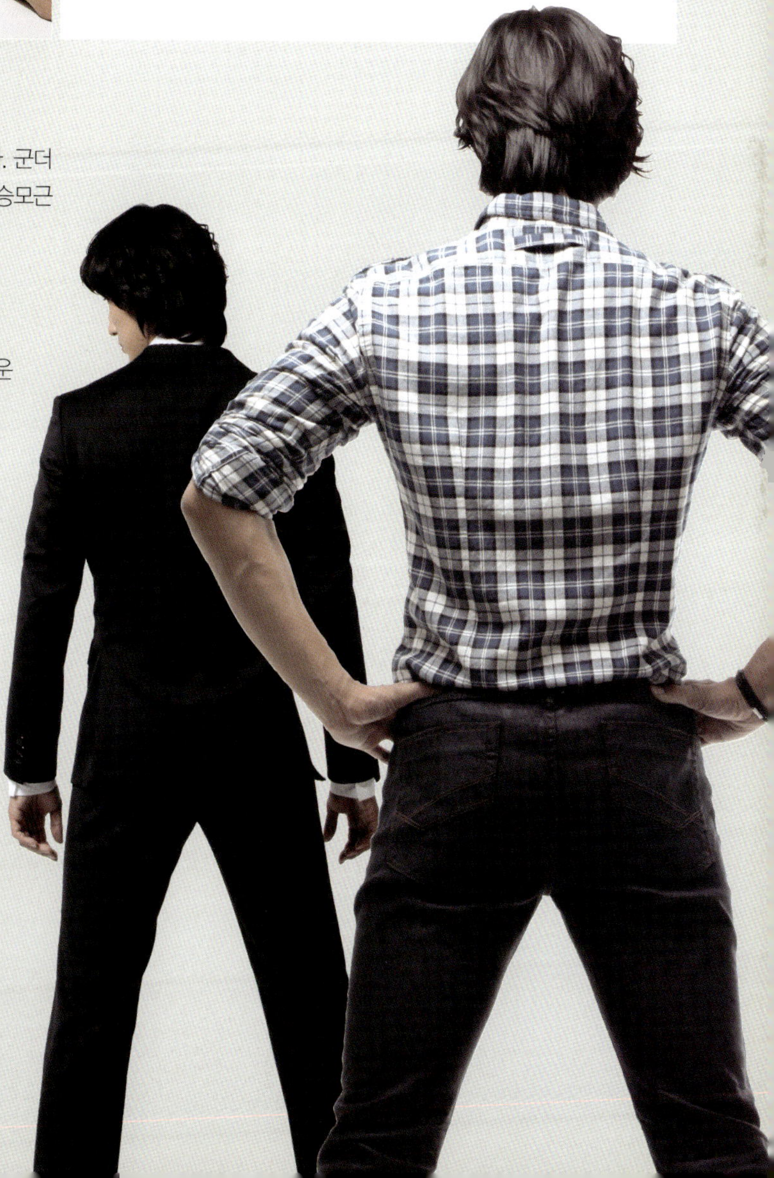

잇 아이템 몸에 핏되는 슈트, 화이트 셔츠, 부드러운 소재의 팬츠

It Body Hip
관능미의 완성 섹시한 **엉덩이** 만들기

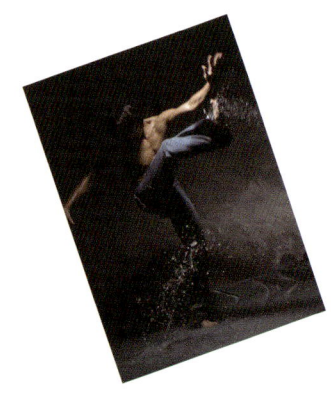

엉덩이만큼 남성의 관능미를 그대로 드러내는 부분도 드물다. 제아무리 탄탄한 어깨와 등근육이라도 푹 꺼진 엉덩이와 만난다면 그 모든 매력이 반감되고 말 테니까! 남성의 숨막히는 섹시 뒤태를 완성하는 주인공은 바로 사과 같은 입체적인 엉덩이다. 수년 전, 브래드 피트는 영화 <트로이>에서 반신(半神) 아킬레스 역을 맡아 숨이 멎을 듯한 뒤태를 선보였다. 당시 이미 불혹을 넘긴 나이였지만 단단하게 올라 붙은 구릿빛 힙 라인에 세월 따윈 흔적도 없었다.

엉덩이 운동 포인트

장시간의 업무와 PC 사용 등으로 인해 납작하고 처진 엉덩이를 탄력 있고 섹시하게 가꿔 주는 베스트 동작들만 준비했으니 함께 고민을 해결해 보자.

옷발이 잘 받는 엉덩이 만들기

엉덩이에서 허벅지로 흐르는 각도와 탄력은 팬츠로 가린 상태라도 탱글탱글한 매력을 한껏 발산한다. 여성들이 곁눈질로 소리 없이 스캔하는 남성의 주요 부위가 바로 이 엉덩이라는 말씀! 빵빵한 볼륨에 하늘로 한껏 올라 붙은 라인이 생명이다.

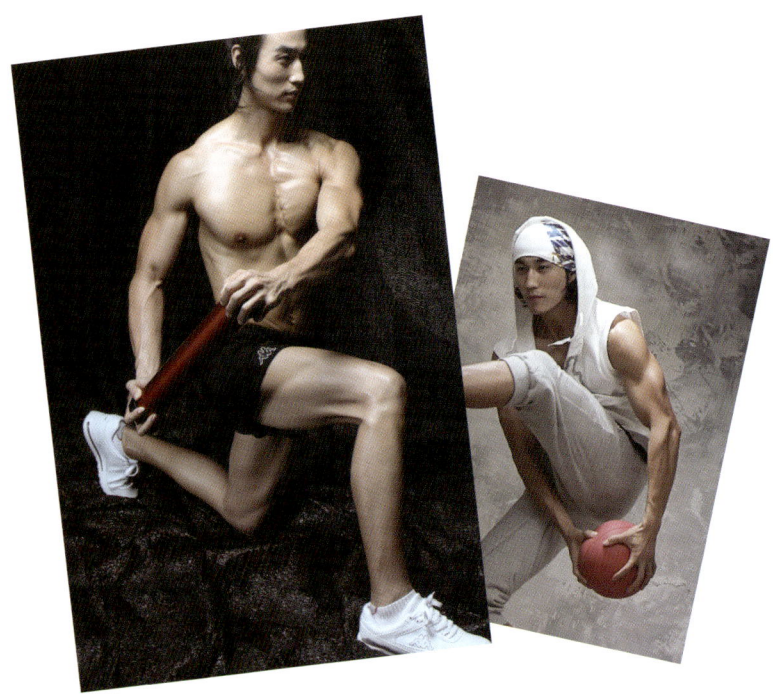

Best 6 엉덩이 운동 프로그램

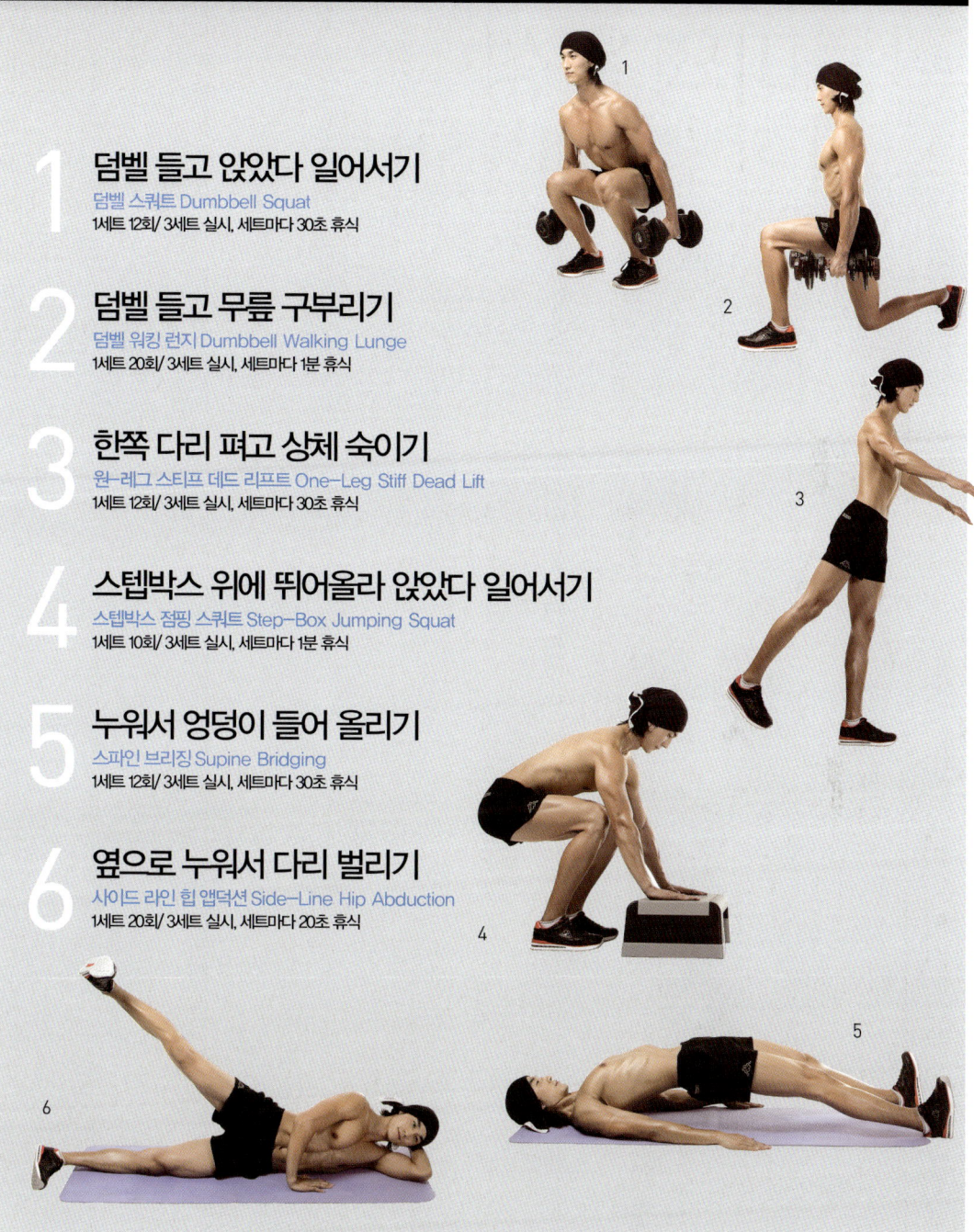

1 덤벨 들고 앉았다 일어서기
덤벨 스쿼트 Dumbbell Squat
1세트 12회 / 3세트 실시, 세트마다 30초 휴식

2 덤벨 들고 무릎 구부리기
덤벨 워킹 런지 Dumbbell Walking Lunge
1세트 20회 / 3세트 실시, 세트마다 1분 휴식

3 한쪽 다리 펴고 상체 숙이기
원-레그 스티프 데드 리프트 One-Leg Stiff Dead Lift
1세트 12회 / 3세트 실시, 세트마다 30초 휴식

4 스텝박스 위에 뛰어올라 앉았다 일어서기
스텝박스 점핑 스쿼트 Step-Box Jumping Squat
1세트 10회 / 3세트 실시, 세트마다 1분 휴식

5 누워서 엉덩이 들어 올리기
스파인 브리징 Supine Bridging
1세트 12회 / 3세트 실시, 세트마다 30초 휴식

6 옆으로 누워서 다리 벌리기
사이드 라인 힙 앱덕션 Side-Line Hip Abduction
1세트 20회 / 3세트 실시, 세트마다 20초 휴식

스트레칭

엉덩이 운동 전후에 꼭 해야 할 스트레칭

스트레칭을 하면 체력과 균형, 힘을 필요로 하는 모든 운동의 수행 능력을 향상된다. 특히 규칙적인 스트레칭은 근육과 관절의 긴장이 이완되어 자세도 한결 좋아진다.

세트	30초/3세트 실시
효과	엉덩이는 물론 골반 허벅지 안쪽까지 스트레칭할 수 있다
부위	등 ★★★ 허리 ★★★ 엉덩이 ★★★★ 허벅지 안쪽 ★★★★

엉덩이 근육 늘이기 ①
스탠딩 피리포미스 스트레칭 Standing Piriformis Stretching

오랜 시간 앉아서 생활하거나, 만성요통으로 허리가 불편하고 다리가 자주 저리는 남성들이 하면 좋은 스트레칭이다.

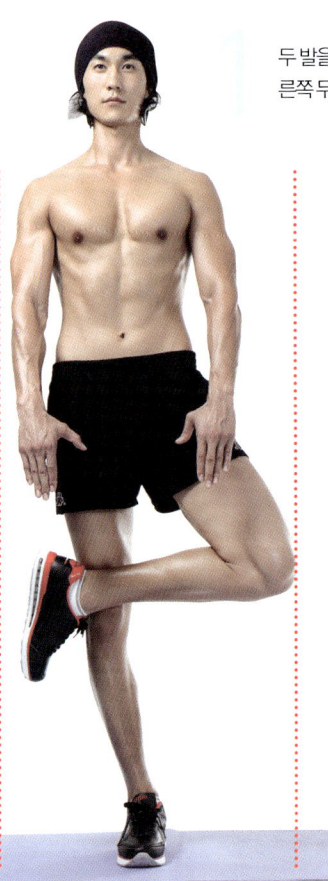

1 두 발을 골반 너비로 서서 왼발을 오른쪽 무릎 위에 걸친다.

자세를 유지한다

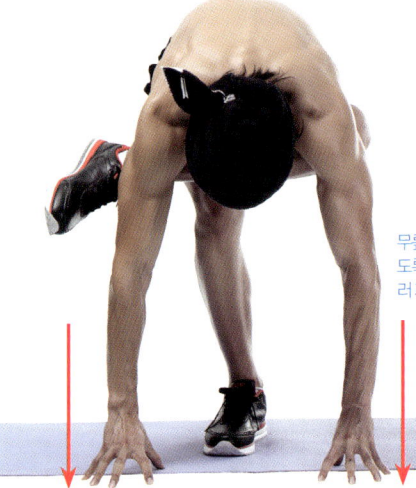

무릎이 흔들리지 않도록 팔로 바닥을 눌러 자세를 유지한다

2 허리를 구부리면서 양손을 바닥에 닿게 한다. 이때 심호흡을 3번 한다. 왼쪽 엉덩이와 허벅지 안쪽 부위가 스트레칭 되는 느낌을 느낀다. 반대쪽도 마찬가지로 스트레칭한다.

한쪽 다리 벌려 앉기 ②

시티드 레그 & 힙 스트레칭 Seated Leg & Hip Stretching

사무직이나 학생 등 오랜 시간 동안 앉아서 생활하는 사람들은 힙의 기능이 약해지기 쉽다. 그래서 활동적인 직종에 종사하는 사람들에 비해 쉽게 허리와 등에 피로도가 쌓이고 심하면 허리 디스크로 진행될 수 있다. 다리 벌려 앉기는 허벅지 안쪽과 엉덩이 안쪽 근육을 늘려 주어 요통과 다리 저림을 예방한다. 엉덩이 운동 시 동작에 대한 집중도도 높여 준다.

세트 10초부터 서서히 시간을 늘려 최대 60초까지 실시

효과 엉덩이와 하체의 피로를 풀어 주고, 운동 시 부상을 줄여 준다

부위 엉덩이 안쪽 ★★★★
허벅지 안쪽 ★★★★

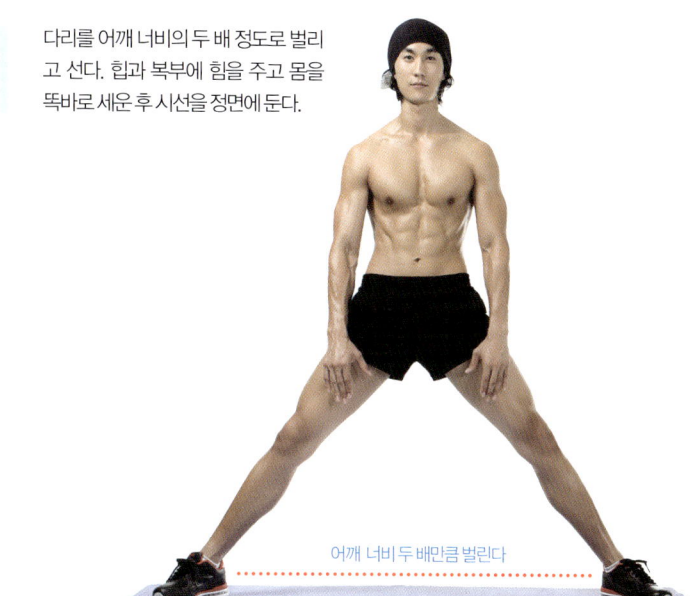

1 다리를 어깨 너비의 두 배 정도로 벌리고 선다. 힙과 복부에 힘을 주고 몸을 똑바로 세운 후 시선을 정면에 둔다.

어깨 너비 두 배만큼 벌린다

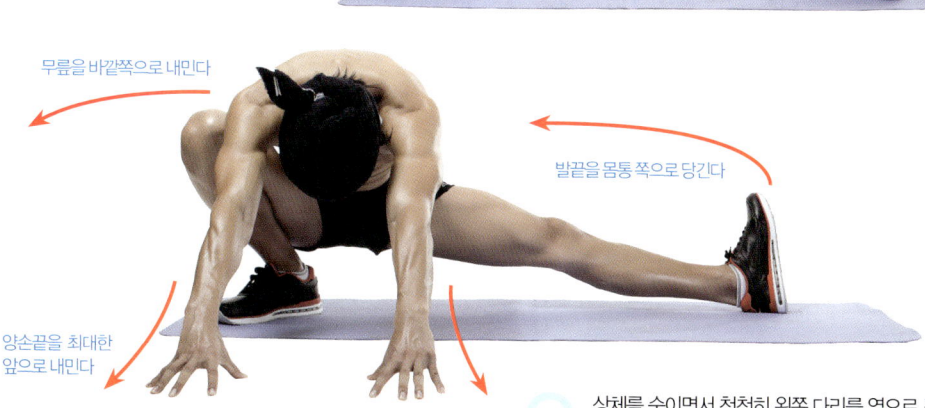

무릎을 바깥쪽으로 내민다

발끝을 몸통 쪽으로 당긴다

양손끝을 최대한 앞으로 내민다

Help me 노크기 발목의 유연성이 부족해서 스트레칭 동작 시 몸이 뒤로 넘어간다면 가구나 물건을 잡고 실시한다.

2 상체를 숙이면서 천천히 왼쪽 다리를 옆으로 길게 뻗고 앉아 오른쪽 다리에 체중을 싣는다. 고개를 숙이며 오른쪽 양팔을 최대한 앞으로 뻗는다. 이때 등과 어깨에 힘을 뺀다. 10회 심호흡한다. 반대쪽 다리로 바꿔 실시한다.

엉덩이

01 덤벨 들고 앉았다 일어서기

덤벨 스쿼트 Dumbbell Squat

3대 운동 가운데 하나인 스쿼트는 허벅지와 엉덩이 근육을 강화시켜 허리 라인을 살려 준다. 제대로 실행하면 엉덩이뿐 아니라 전신에도 놀라운 효과를 선물할 것이다.

- **세트** 12회/3세트 실시, 세트마다 30초 휴식
- **효과** 하체와 엉덩이 라인을 매끈하게 하고, 하체 힘을 강화시켜 전신운동 효과가 있다
- **부위** 엉덩이 ★★★★ / 하체 ★★★

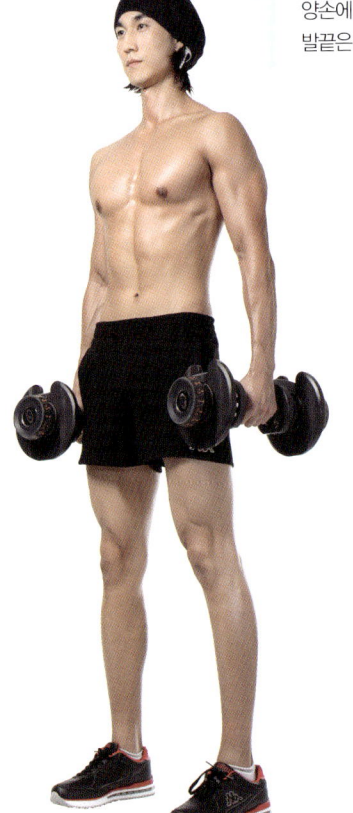

1 양손에 덤벨을 들고, 다리는 골반 너비보다 약간 넓게 선다. 발끝은 약간 바깥으로 11시와 1시 방향이 되게 한다.

→ 시선을 고정한다
→ 아령을 힘의 방향으로 민다
→ 가슴을 편다

2 무릎과 골반이 수평이 될 때까지 호흡을 들이마시며 내려간다. 이때 가슴을 내밀 듯 허리와 등을 곧게 펴준다. 하지의 긴장감을 그대로 유지한 채 호흡을 내뱉으며 1번 자세로 돌아간다. 일어설 때는 엉덩이를 꽉 조여 준다. 반드시 세트 단위로 진행해야 하며, 절대 중간에 힘들다고 쉬어서는 안 된다.

Help me 노크! 의자에 앉는다고 상상하라. 엉덩이가 자극되어 운동 효과가 한결 좋아진다.

02 덤벨 들고 무릎 구부리기

덤벨 워킹 런지 Dumbbell Walking Lunge

바벨 런지의 변형 동작이다. 바벨처럼 무거운 중량을 다루는 것은 아니지만 덤벨을 잡고 걸어야 하므로 반드시 균형 감각이 필요하다. 남성만의 강력한 하체 파워를 위해 런지는 절대로 소홀히 할 수 없는 운동이다.

- **세트**: 20회/3세트 실시, 세트마다 1분 휴식
- **효과**: 앞으로 걷기 때문에 가장 자연스러운 하지 라인을 만들 수 있는 동작이다
- **부위**: 엉덩이 ★★★★ / 하체 ★★★★

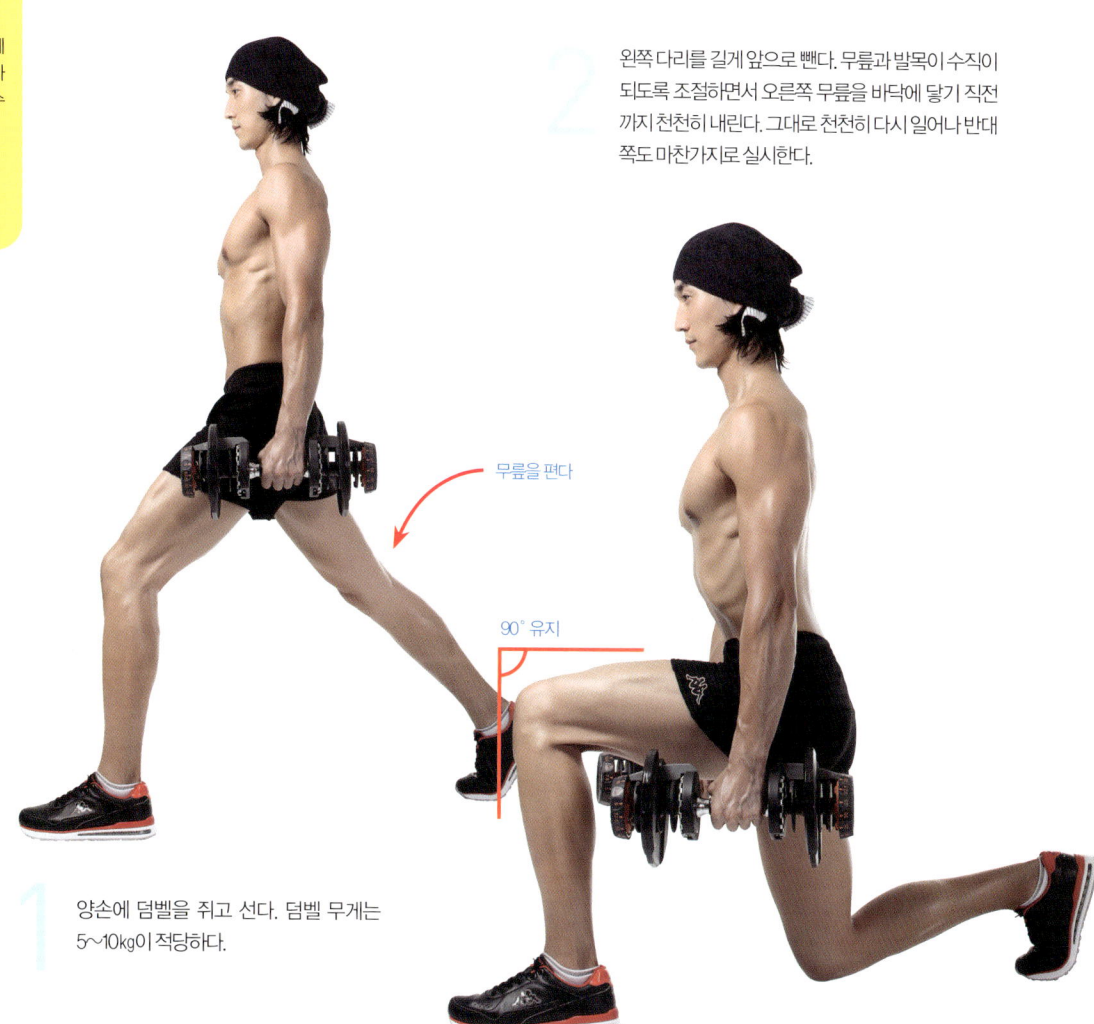

1. 양손에 덤벨을 쥐고 선다. 덤벨 무게는 5~10kg이 적당하다.

2. 왼쪽 다리를 길게 앞으로 뺀다. 무릎과 발목이 수직이 되도록 조절하면서 오른쪽 무릎을 바닥에 닿기 직전까지 천천히 내린다. 그대로 천천히 다시 일어나 반대쪽도 마찬가지로 실시한다.

- 무릎을 편다
- 90° 유지

Help me 노하지: 보다 집중도를 높이기 위해 앞으로 나간 발의 엄지발가락을 살짝 들어 올려 체중을 발바닥 뒤쪽에 실어 준다. 허리가 아프면 덤벨을 빼고 진행한다.

케틀벨 앞뒤로 흔들기

케틀벨 스윙 Kettlebell Swing

남자의 탄력적인 엉덩이야말로 여성에게 가장 어필할 수 있는 강력한 무기임에도 불구하고 오랜 시간 앉아서 생활하는 남자는 그 기능을 상실한 지 오래다. 가장 빠른 시간에 평퍼짐한 엉덩이를 사과 같은 탄력적인 엉덩이로 만들고 싶다면, 케틀벨 스윙에 도전하라!

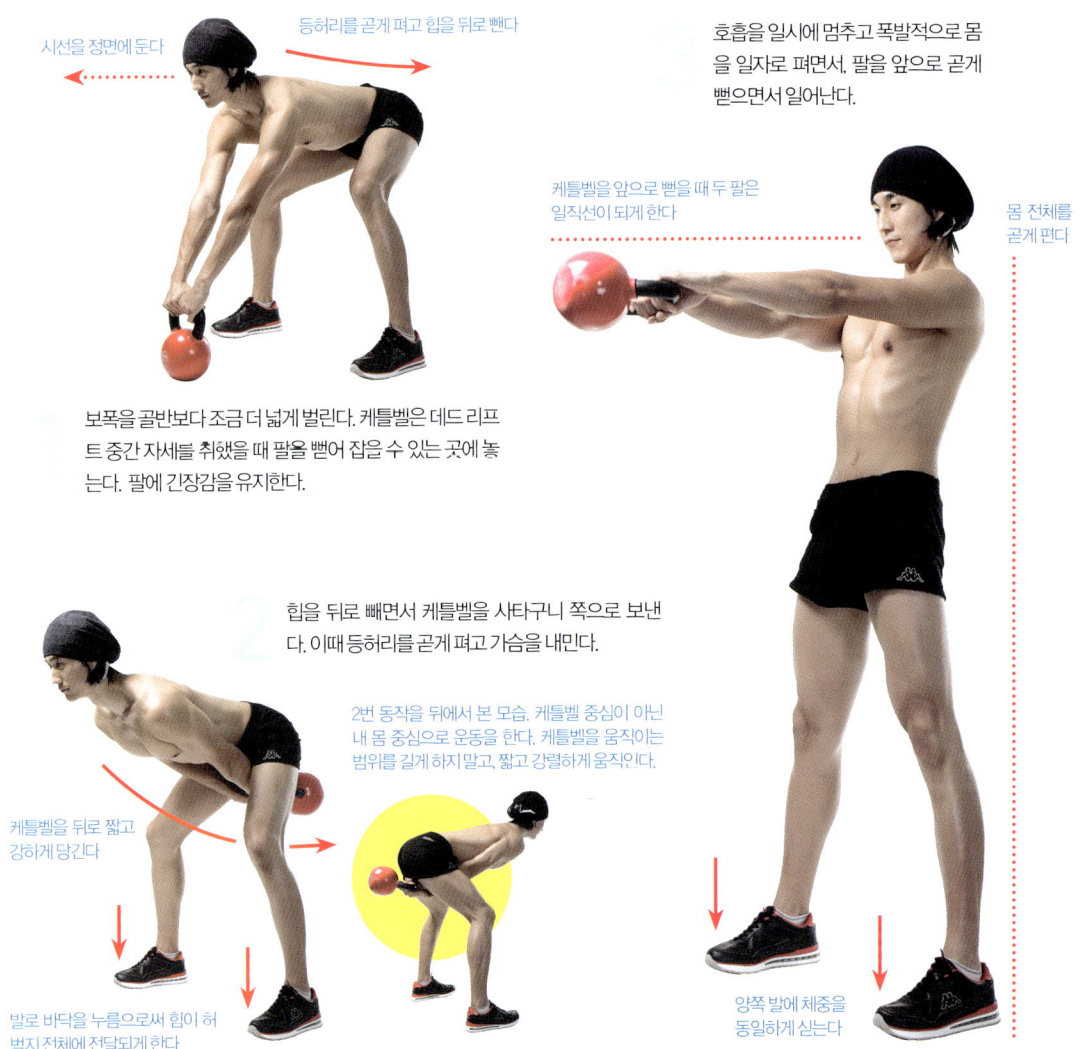

시선을 정면에 둔다
등허리를 곧게 펴고 힙을 뒤로 뺀다

1. 보폭을 골반보다 조금 더 넓게 벌린다. 케틀벨은 데드 리프트 중간 자세를 취했을 때 팔을 뻗어 잡을 수 있는 곳에 놓는다. 팔에 긴장감을 유지한다.

2. 힙을 뒤로 빼면서 케틀벨을 사타구니 쪽으로 보낸다. 이때 등허리를 곧게 펴고 가슴을 내민다.

케틀벨을 뒤로 짧고 강하게 당긴다

2번 동작을 뒤에서 본 모습. 케틀벨 중심이 아닌 내 몸 중심으로 운동을 한다. 케틀벨을 움직이는 범위를 길게 하지 말고, 짧고 강렬하게 움직인다.

발로 바닥을 누름으로써 힘이 허벅지 전체에 전달되게 한다

3. 호흡을 일시에 멈추고 폭발적으로 몸을 일자로 펴면서, 팔을 앞으로 곧게 뻗으면서 일어난다.

케틀벨을 앞으로 뻗을 때 두 팔은 일직선이 되게 한다

몸 전체를 곧게 편다

양쪽 발에 체중을 동일하게 싣는다

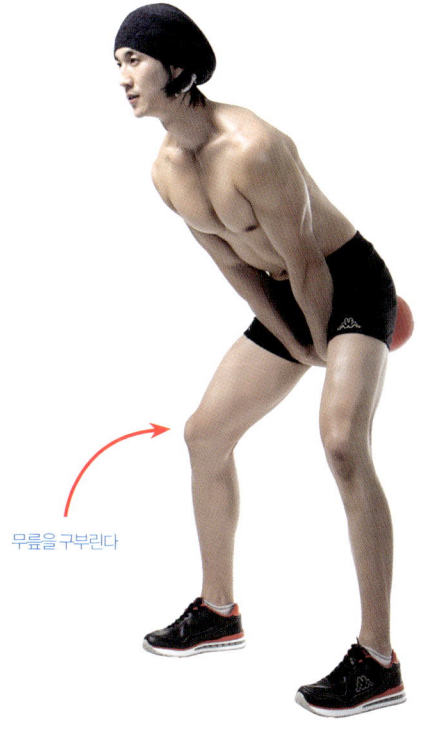
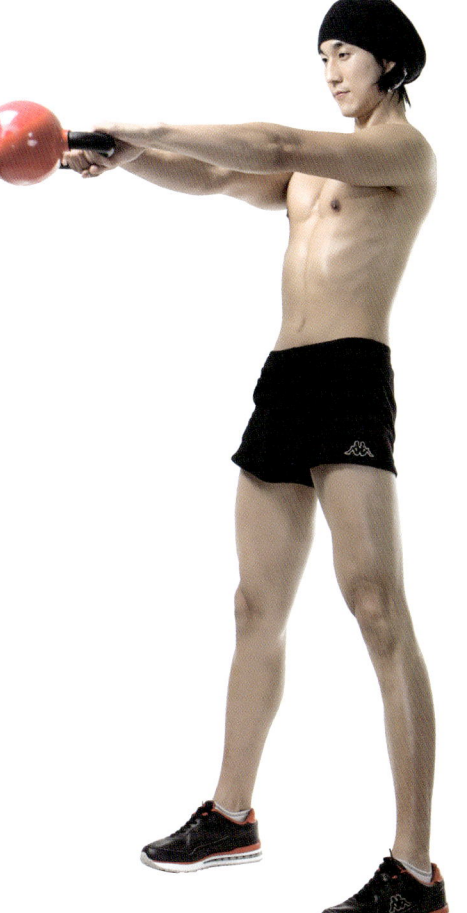

변형 동작

무릎을 구부린다

4 중력 법칙에 의해 케틀벨은 자연스럽게 내려오는 동시에 사타구니 사이에 위치하게 된다. 힙을 뒤로 빼면서 등허리를 편 채 가슴을 밀며 상체를 살짝 숙인다. 이때 무릎은 힙을 뒤로 빼면서 자연스럽게 구부려진다. 인위적으로 구부려선 안 된다.

*호흡 몸을 펼 때 호흡을 짧고 강하게 내뱉고 힙을 뒤로 빼면서 케틀벨이 사타구니 사이로 들어갈 때쯤 호흡을 들이마신다.

5 사타구니 사이로 들어간 케틀벨을 다시 간결하고 폭발적인 힘을 이용해 몸을 일자로 펴면서 몸 앞으로 자연스럽게 끌어낸다. 살짝 구부려진 무릎과 힙의 힘을 이용해 몸을 편다. 앞뒤로 흔드는 것을 100회 목표로 반복한다.

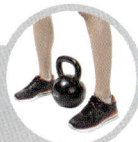

Help me 노크기 케틀벨 스윙은 동작을 정확히 이해하는 것과 타이밍을 정확히 맞추는 것이 매우 중요하다. 시작 동작을 취하기 어렵다면 케틀벨을 발뒤꿈치 라인 가운데 놓고 시작한다.

밧줄 한 쪽씩 위아래로 흔들기

로프 싱글 웨이브 Rope Single Wave

남성의 파워와 남성적 매력을 뿜어 낼 수 있는 엉덩이 운동을 위해 위험도 제로 영역에 속하는 밧줄 운동을 해 보자. 아직 우리나라에서는 생소하지만, 최근 〈바디 작(作)〉을 통해 SBS 〈스타킹〉에 소개되면서 전문 피트니스 시장에도 자리를 잡아가고 있다. 밧줄 운동을 통해 말 근육처럼 탄력적인 근육을 만들어 낼 수 있다.

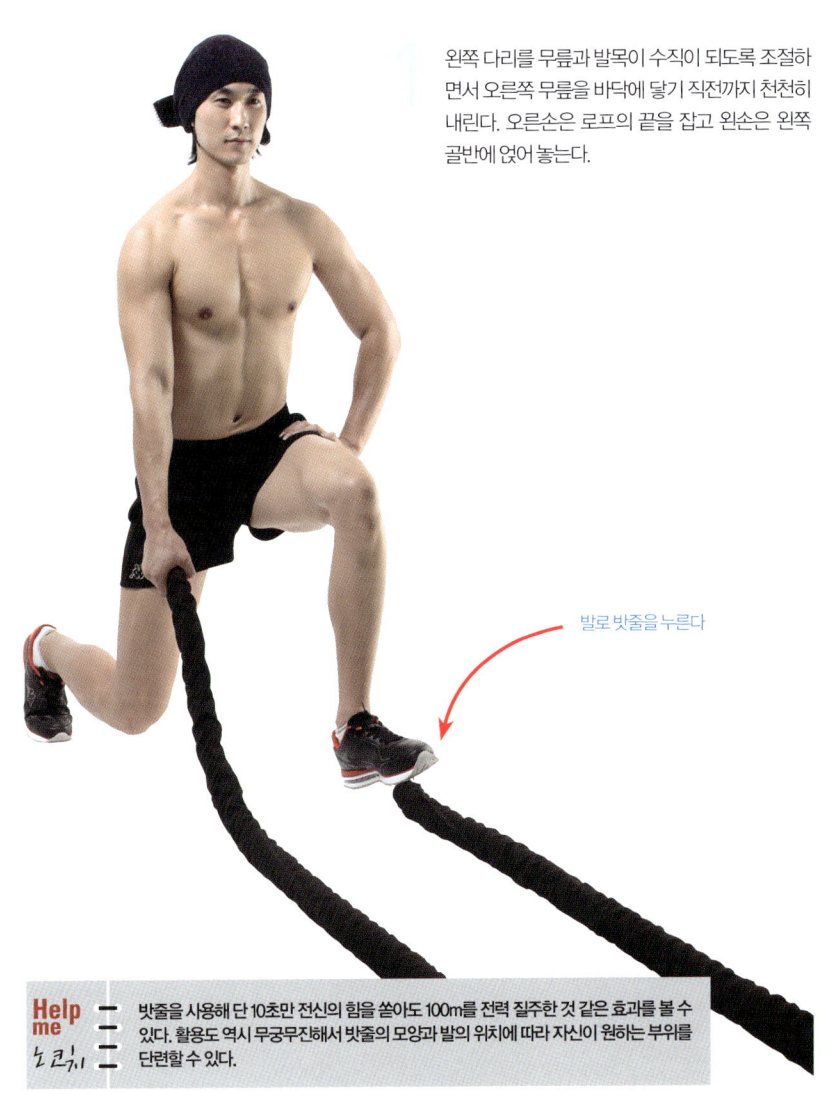

1 왼쪽 다리를 무릎과 발목이 수직이 되도록 조절하면서 오른쪽 무릎을 바닥에 닿기 직전까지 천천히 내린다. 오른손은 로프의 끝을 잡고 왼손은 왼쪽 골반에 얹어 놓는다.

발로 밧줄을 누른다

Help me 노리기 밧줄을 사용해 단 10초만 전신의 힘을 쏟아도 100m를 전력 질주한 것 같은 효과를 볼 수 있다. 활용도 역시 무궁무진해서 밧줄의 모양과 발의 위치에 따라 자신이 원하는 부위를 단련할 수 있다.

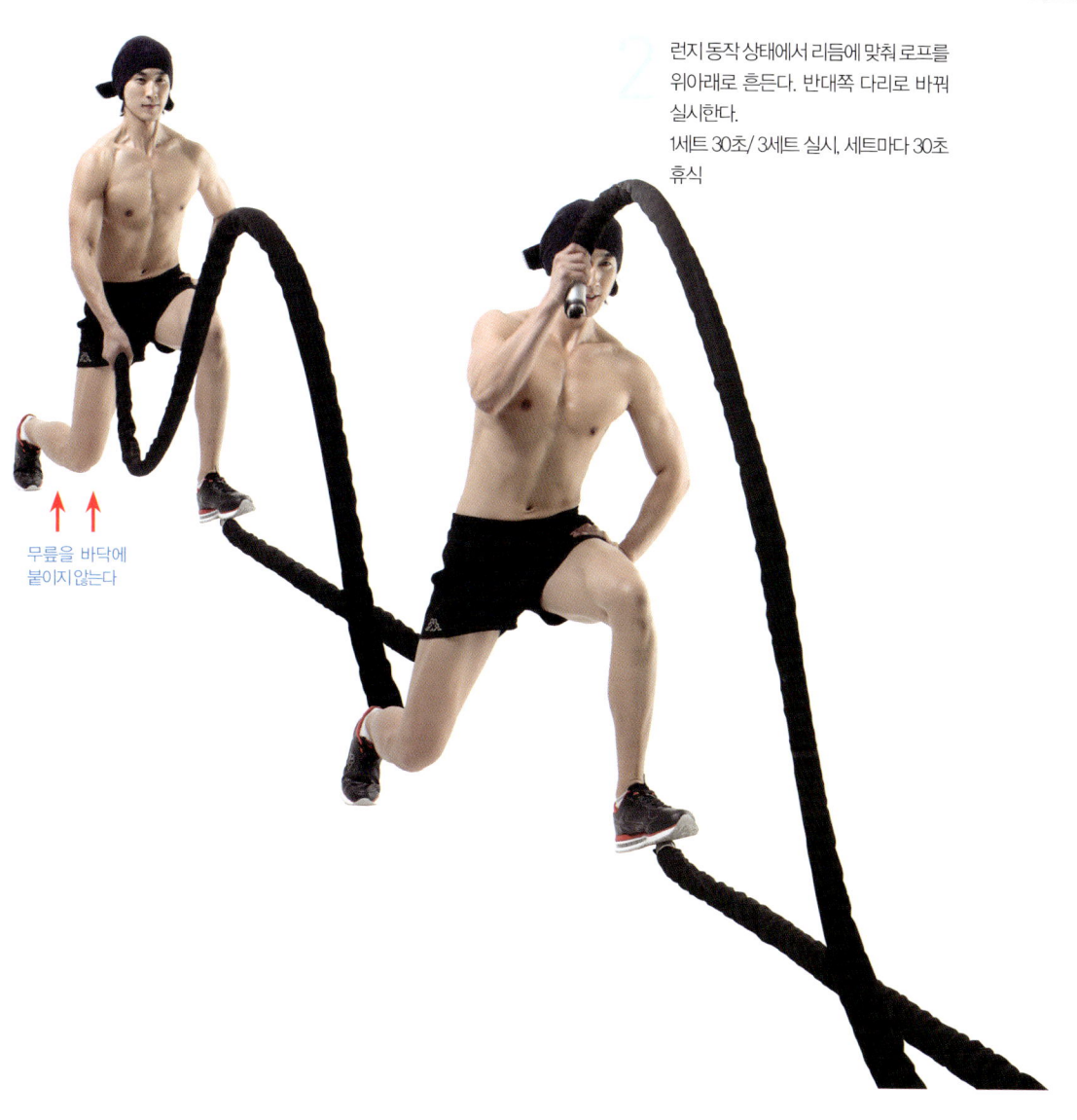

변형 동작

2 런지 동작 상태에서 리듬에 맞춰 로프를 위아래로 흔든다. 반대쪽 다리로 바꿔 실시한다.
1세트 30초/ 3세트 실시, 세트마다 30초 휴식

무릎을 바닥에 붙이지 않는다

Help me 노크기 로프의 웨이브는 단순히 위아래로 흔드는 것이 아니라, 웨이브를 멀리 보낸다는 느낌으로 위로 길게, 아래로 짧게 진행한다.

엉덩이

03 한쪽 다리 펴고 상체 숙이기

원-레그 스티프 데드 리프트 One-Leg Stiff Dead Lift

힙 라인을 만드는 최고의 운동법! 처음에는 다소 어렵지만 어느 정도 익숙해지고 둔근이 발달하기 시작하면서 탄력 있고 볼륨 넘치는 힙 라인을 완성시켜 준다. 동작 시 무릎을 구부리지 않기 때문에 중심 잡기가 어려울 수 있으니 주의한다.

- **세트** 12회/3세트 실시, 세트마다 30초 휴식
- **효과** 다른 부위에 분산되지 않고, 엉덩이만 집중적으로 단련할 수 있다
- **부위** 엉덩이 ★★★★ / 하체 ★★★★

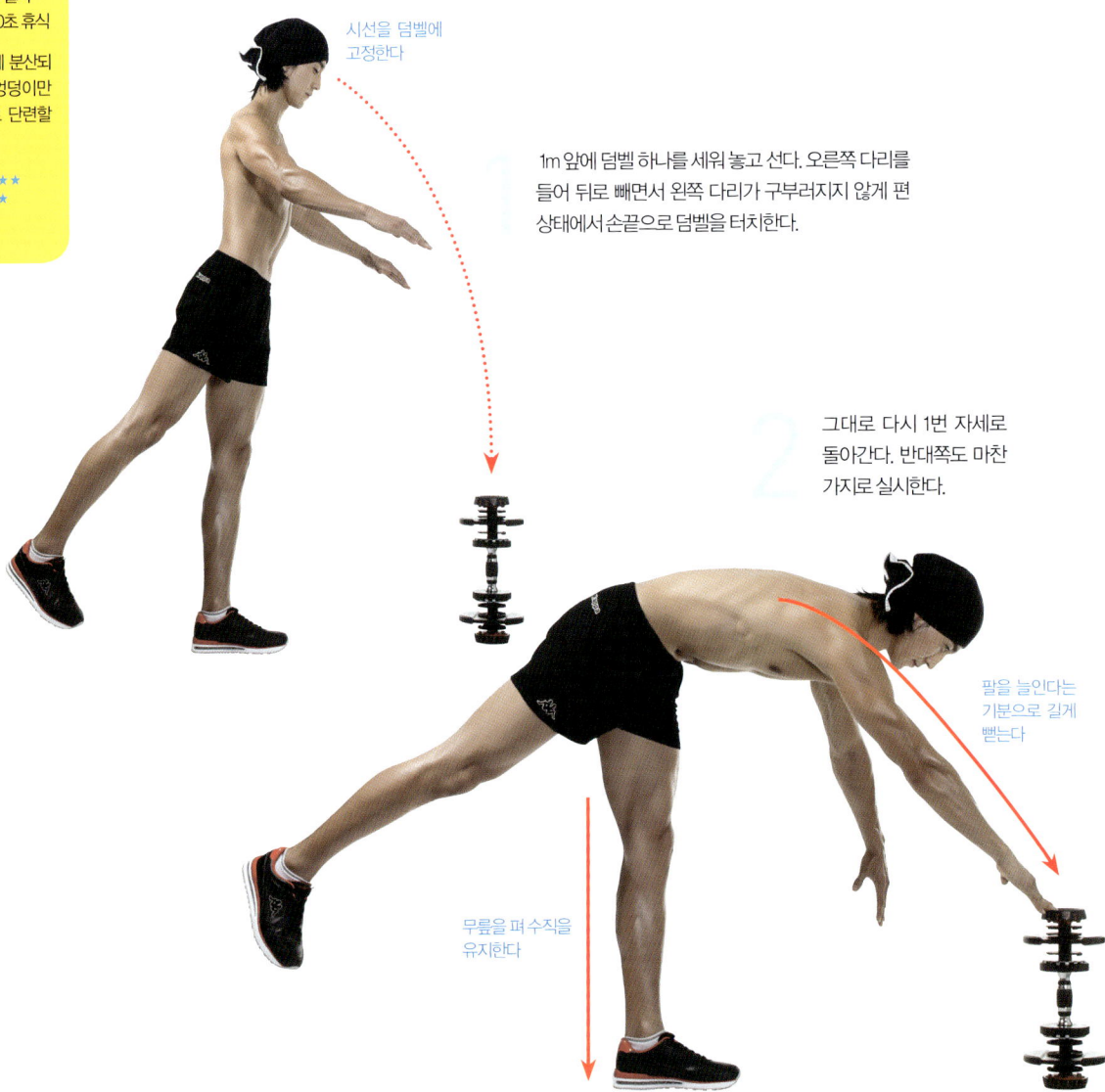

1 1m 앞에 덤벨 하나를 세워 놓고 선다. 오른쪽 다리를 들어 뒤로 빼면서 왼쪽 다리가 구부러지지 않게 편 상태에서 손끝으로 덤벨을 터치한다.

시선을 덤벨에 고정한다

2 그대로 다시 1번 자세로 돌아간다. 반대쪽도 마찬가지로 실시한다.

팔을 늘인다는 기분으로 길게 뻗는다

무릎을 펴 수직을 유지한다

Help me 노크기 집중력이 매우 중요한 운동이다. 무릎을 편 채로 상체를 숙이는 동작이 분명 어렵게 보이지만 반복적인 트레이닝으로 적응이 되면 엉덩이에 정확한 운동성 통증을 느낄 수 있을 것이다. 반복해도 중심 잡기가 어렵다면 한쪽 손으로 벽을 짚고 하자.

04 스텝박스 위에 뛰어올라 앉았다 일어서기

스텝박스 점핑 스쿼트 Step-Box Jumping Squat

스포츠 선수들의 탐스러운 하체 라인은 뭇 여성의 가슴을 설레게 한다. 그들이 하는 자주 하는 운동법이 바로 플라이오메트릭스이다. 스텝박스 점핑 스쿼트로 그 운동법을 경험해 보자.

세트 10회/3세트 실시 세트마다 1분 휴식

효과 무거운 운동 기구 없이도 폭발적인 에너지를 분출할 수 있는 동작으로, 섹시한 힙 라인을 만들 수 있다

부위
엉덩이 ★★★
하체 ★★★★★
민첩성 ★★★
순발력 ★★★

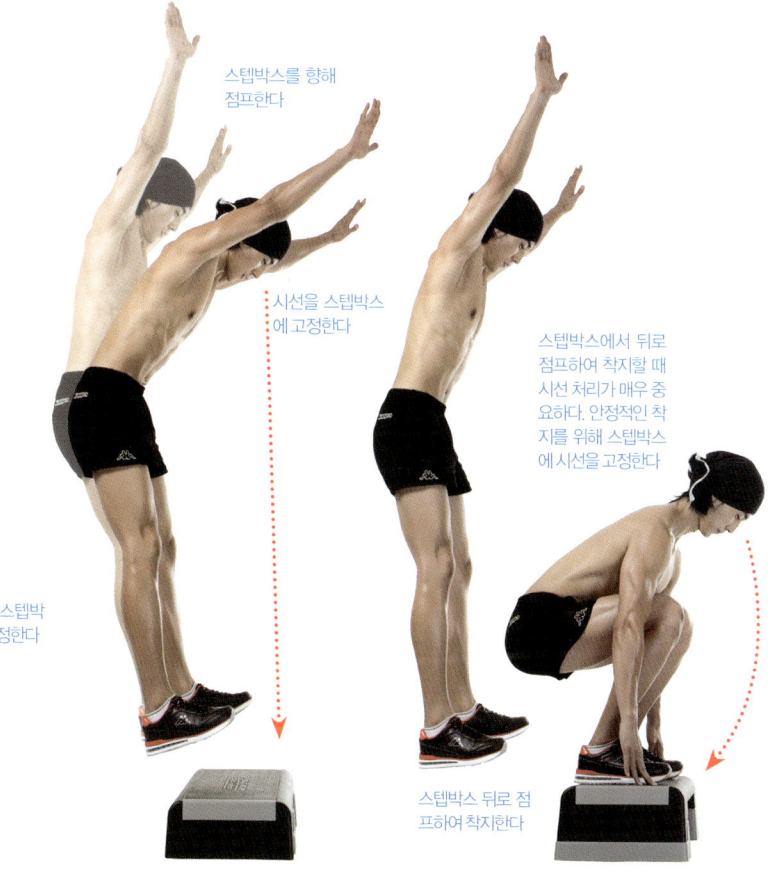

스텝박스를 향해 점프한다

시선을 스텝박스에 고정한다

스텝박스에서 뒤로 점프하여 착지할 때 시선 처리가 매우 중요하다. 안정적인 착지를 위해 스텝박스에 시선을 고정한다

시선을 스텝박스에 고정한다

스텝박스 뒤로 점프하여 착지한다

1 스텝박스 앞에 선다. 다리를 골반 너비만큼 벌리고 앉아 손바닥을 스텝박스 위에 올린다.

2 스텝박스를 누르면서 스텝박스 위로 점프하여 스텝 박스에 손을 대고 앉는다.

3 다시 스텝박스에 손바닥을 대는 순간 바로 뒤로 점프하여 다시 1번 자세로 넘어간다.

Help me 노크시 손바닥을 대는 동작이 어려울 경우 손으로 터치한다. 매우 난이도가 높은 운동으로 좁은 스텝박스에 점프해서 올라가기 때문에 한순간이라도 방심했다가는 부상을 당할 수 있다. 마지막 횟수를 채울 때까지 집중하자.

엉덩이

05 누워서 엉덩이 들어 올리기

스파인 브리징 Supine Bridging

많은 시간을 앉아서 생활하면 힙이 처지고 꺼져 탄력이라고는 찾아볼 수 없게 된다. 엉덩이 근육을 쓸 일이 없어 해당 근육의 기능을 뇌에서 잊어버렸을 수도 있다. 그 기능을 한 번에 살려 줄 수 있는 동작이다. 평소 허리가 불편한 사람들에게 추천한다.

- **세트** 12회/3세트 실시 세트마다 30초 휴식
- **효과** 허리 강화는 물론 처지고 꺼진 힙을 업시켜 준다
- **부위** 엉덩이 ★★★★ 허리 ★★★★ 등 ★★★ 하체 ★★★

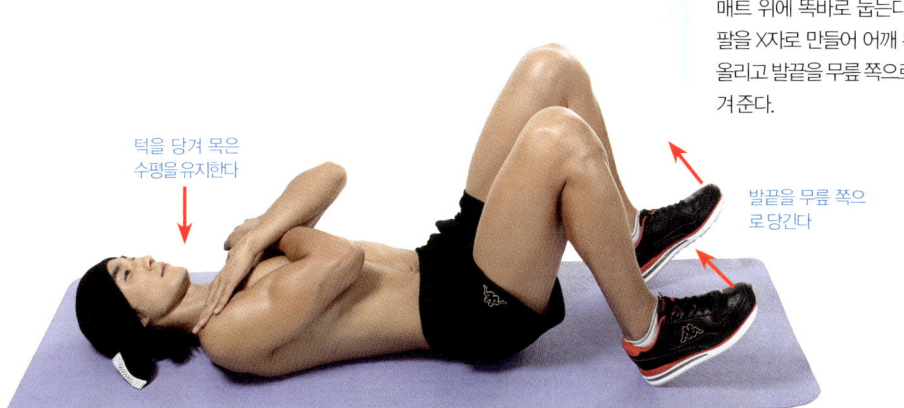

1. 매트 위에 똑바로 눕는다. 양팔을 X자로 만들어 어깨 위에 올리고 발끝을 무릎 쪽으로 당겨준다.

- 턱을 당겨 목은 수평을 유지한다
- 발끝을 무릎 쪽으로 당긴다

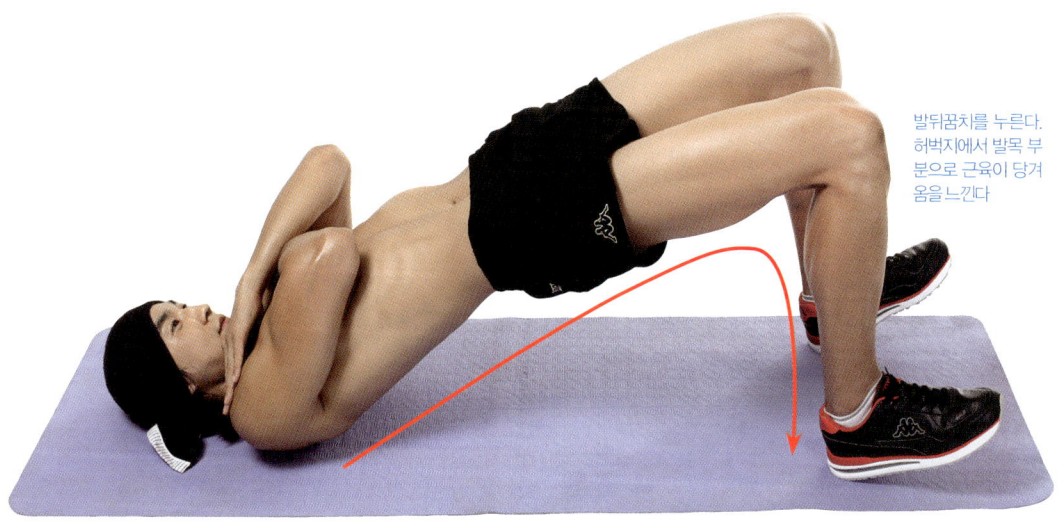

- 발뒤꿈치를 누른다. 허벅지에서 발목 부분으로 근육이 당겨 옴을 느낀다

2. 호흡을 내뱉으며 어깨와 발뒤꿈치의 힘을 이용해 힙을 들어 올린다. 몸 전체가 들리면 30초간 자세를 유지한다. 힙이 조이는 것을 느끼며 서서히 1번 자세로 돌아온다.

누워서 다리 펴고 엉덩이 들어 올리기

스파인 브리징 Supine Bridging

스파인 브리징의 변형 동작으로 팔과 다리를 펴서 진행하는 동작이다. 평소 허리가 많이 불편했다면 적극 권장한다.

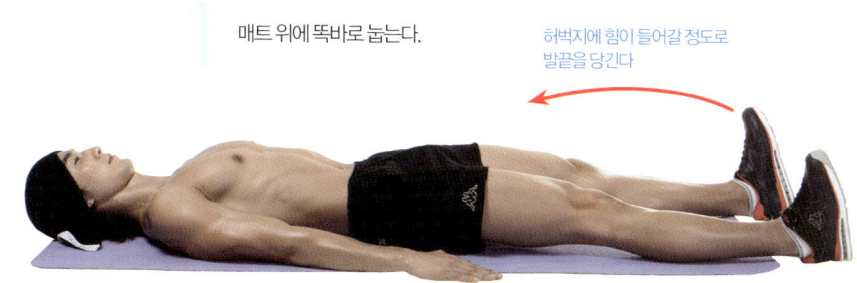

1 매트 위에 똑바로 눕는다.

허벅지에 힘이 들어갈 정도로 발끝을 당긴다

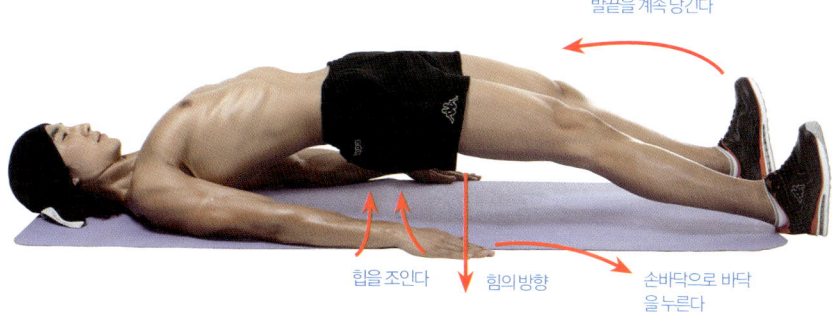

발끝을 계속 당긴다

힙을 조인다 / 힘의 방향 / 손바닥으로 바닥을 누른다

2 호흡을 내뱉으며 어깨와 발뒤꿈치의 힘을 이용해 힙을 들어 올린다. 몸 전체가 들리면 30초간 자세를 유지한다. 힙이 조이는 것을 느끼며 서서히 1번 자세로 돌아온다.
1세트 12회 / 3세트 실시, 세트마다 30초 휴식

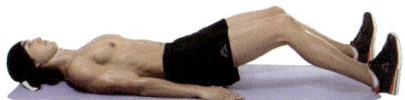

Help me 노리치 무릎이 조금 불편하다면 살짝 구부리고 실시해 보자. 단, 너무 구부리면 운동 효과가 떨어진다.

엉덩이 06

옆으로 누워서 다리 벌리기

사이드 라잉 힙 앱덕션 Side-Lying Hip Abduction

엉덩이, 대퇴사두근 등 하체 운동을 할 때 힘이 한쪽으로만 쏠리는 경우가 많다. 엉덩이 근육 중 하나인 중둔근을 단련함으로써 엉덩이 좌우 균형을 잡아 주고 허리 근육을 보호할 수 있다.

- **세트**: 20회/3세트 세트마다 20초 휴식
- **효과**: 허리 힘이 약한 남자들에게 추천할 만하다. 허리 대신 엉덩이 힘을 이용함으로써 자세를 정확하게 잡을 수 있다.
- **부위**: 중둔근 ★★★★

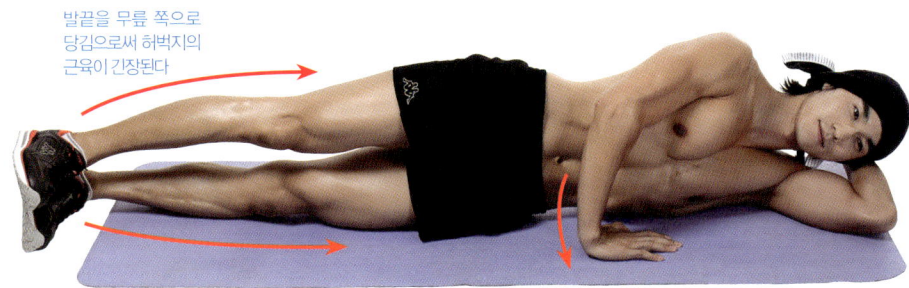

발끝을 무릎 쪽으로 당김으로써 허벅지의 근육이 긴장된다

손바닥으로 바닥을 누른다

1. 매트를 깔고 몸을 일자로 쭉 펴 왼쪽 몸이 닿도록 옆으로 눕는다. 바닥에 닿은 왼팔은 팔베개를 해 머리를 지탱한다. 오른손 바닥은 가슴 앞쪽으로 두고 바닥을 짚는다.

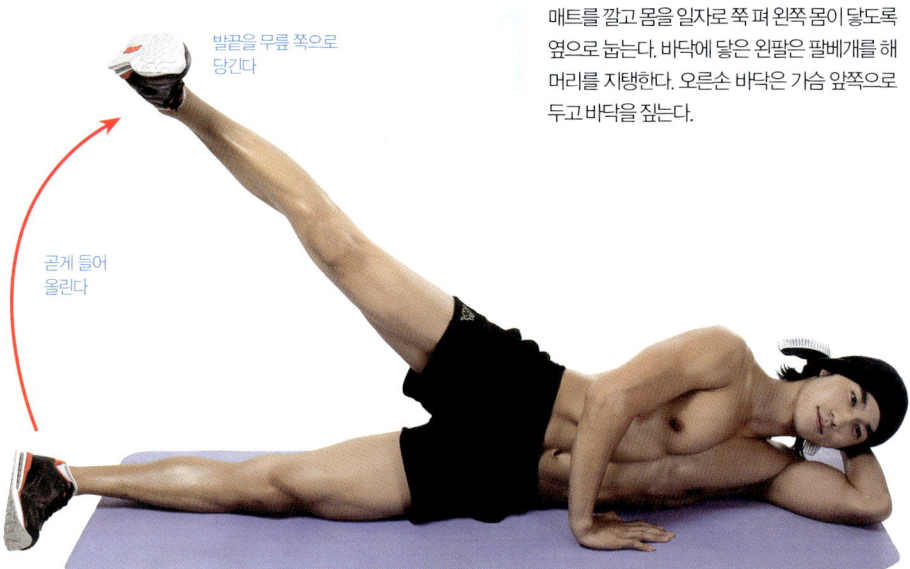

발끝을 무릎 쪽으로 당긴다

곧게 들어 올린다

2. 천천히 오른쪽 다리를 30° 정도 무릎을 편 채 들어 올리고 내린다. 이때 몸이 흐트러지지 않도록 주의한다. 왼쪽 둔근은 반대로 진행하면 된다.

Help me 노리지: 한 발 동작 시 중심이 잡히지 않아 흔들리거나 넘어질 때 '원 레그 스탠드 검사(한쪽 다리를 들고 섰을 때 지지한 다리가 흔들리는지 테스트하는 검사)'를 해 보라. 1분 이상 자세를 유지할 수 없다면 문제가 있는 것이다. 테스트 결과에 따라 부족한 쪽을 더욱 단련하도록 한다.

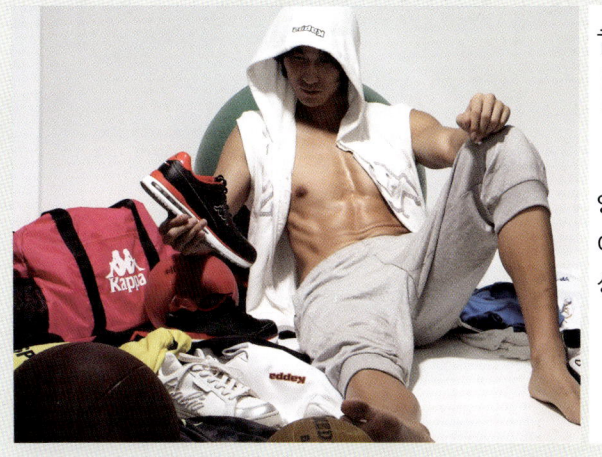

숨 막히는 관능미의 완성 '힙'을 강조한
맨즈 잇 스타일링

엉덩이 근육 강화, 힙 라인을 만드는 베스트 운동 프로그램을 통해 탄력 있는 힙이 완성되었다. 이제 허벅지와 힙의 경계선이 애매한 펑퍼짐한 엉덩이를 가진 남성들과 스타일링부터 달리해 보자.

대세는 '애플 힙'이다!

허리와 다리의 경계를 확실히 나누면서도 사과처럼 입체적이고 탱글탱글한 느낌! 탱탱한 힙은 섹시한 아름다움의 출발점이다. '질펀한' 엉덩이는 정돈되지 못한 뒷모습을 연출한다. 이런 때 엉덩이를 가려야 할지 내놔야 할지에서부터 고민이 시작된다. 물론 어떤 경우에도 죽으란 법은 없다. 팬츠만 잘 골라도 웬만큼 해결되니 따라 해 보자.

허리에서 허벅지로 이어지는 라인을 드러내라

몸에 핏되는 청바지는 엉덩이를 강조하여 허리에서 허벅지로 이어지는 라인을 극대화하여 섹시함의 정수를 보여 준다. 체크 셔츠, 스트레이트 진, 워커를 함께 스타일링하면 슬림하고 섹시한 보디 라인을 연출할 수 있다. 엉덩이가 큰 남성이라면 허리에 핀턱이 없는 팬츠, 즉 앞주름이 잡혀 있지 않은 바지는 절대 삼가야 한다. 밑위가 너무 긴 팬츠 역시 위험하다. 엉덩이가 더욱 크고 질펀하게 보일 수 있다. 청바지 등을 입을 때도 뒷주머니가 크고 아래 위치에 붙어 있는 것을 입으면 엉덩이가 더 크고 처져 보일 수 있으니 주의한다.

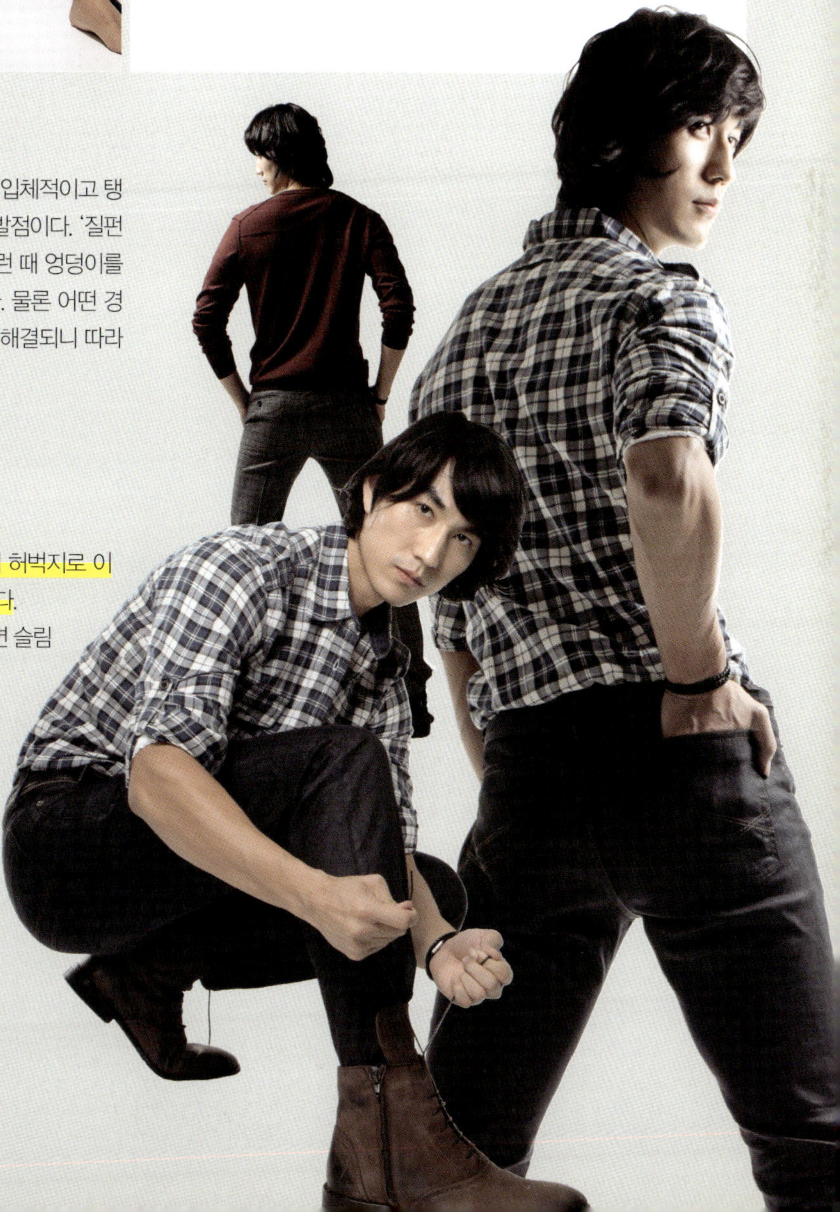

잇 아이템 체크 셔츠, 스트레이트 진, 워커

It Body Quadriceps
남자의 자존심 **대퇴사두근** 만들기

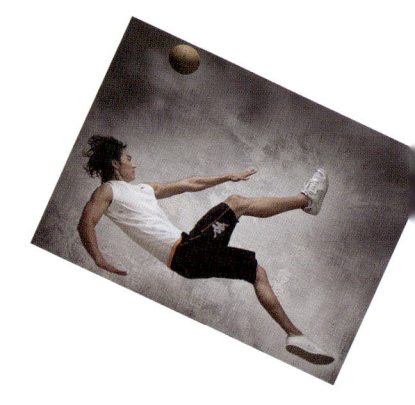

대퇴사두근이 얇으면 얇은 대로 두꺼우면 두꺼운 대로 고민거리가 되는데, 너무 빈약하면 동정심을 부르고, 너무 두꺼우면 둔해 보이기 때문이다. 그러니 처음부터 잘 디자인된 대퇴사두근을 갖도록 하자. 근육으로 똘똘 뭉친 적당한 볼륨감과 데피니션이 선명한 허벅지! 그라운드를 누비는 축구스타들처럼 짧은 바지나 수영복을 입었을 때 드러나는 은근한 섹시함이 남자의 모든 것을 말해 준다.

대퇴사두근 운동 포인트
많은 남성이 상체 운동에는 열을 올리면서도 하체 운동에는 시들하다. 그렇지만 이것 하나만 알아 두자! 훌륭한 상체에는 하체가 꼭 필요하다는 것을! 모든 운동은 하체로부터, 지면 반발력으로부터 시작되기 때문이다. 허벅지의 기능이 떨어지거나 발달하지 않으면 탄력적인 복근 역시 만들기 어렵다는 것을 기억하자.

옷발 사는 대퇴사두근 만들기
같은 청바지를 입어도 사람마다 느낌이 제각각인 것은 왜일까? 바람직한 팬츠의 핏을 결정하는 것은 얇든 굵든 균형 잡힌 다리의 볼륨감이고 그 볼륨감은 허벅지 앞쪽에 붙은 대퇴사두근이 결정한다.

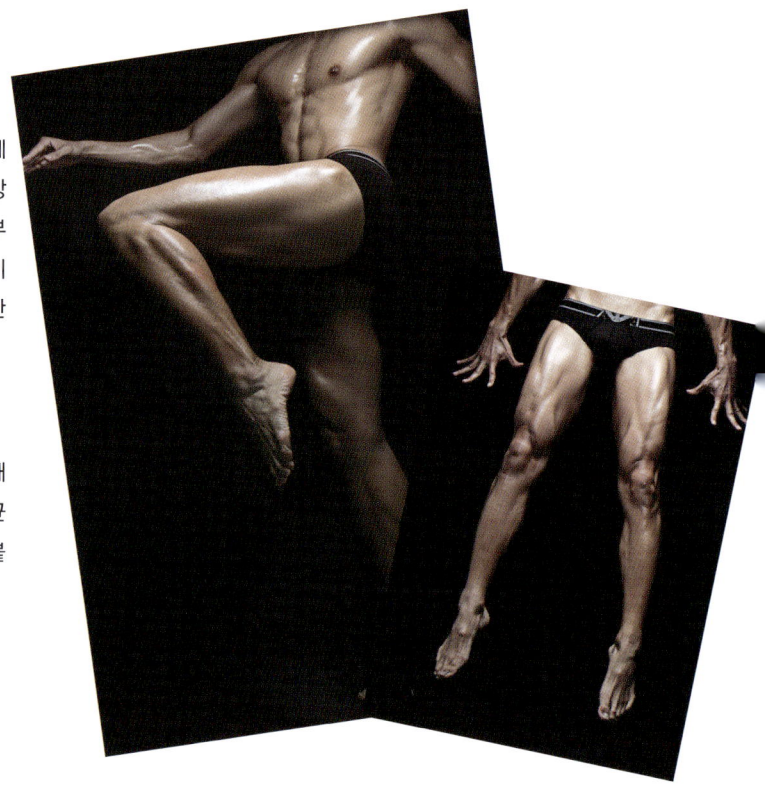

Best 5 대퇴사두근 운동 프로그램

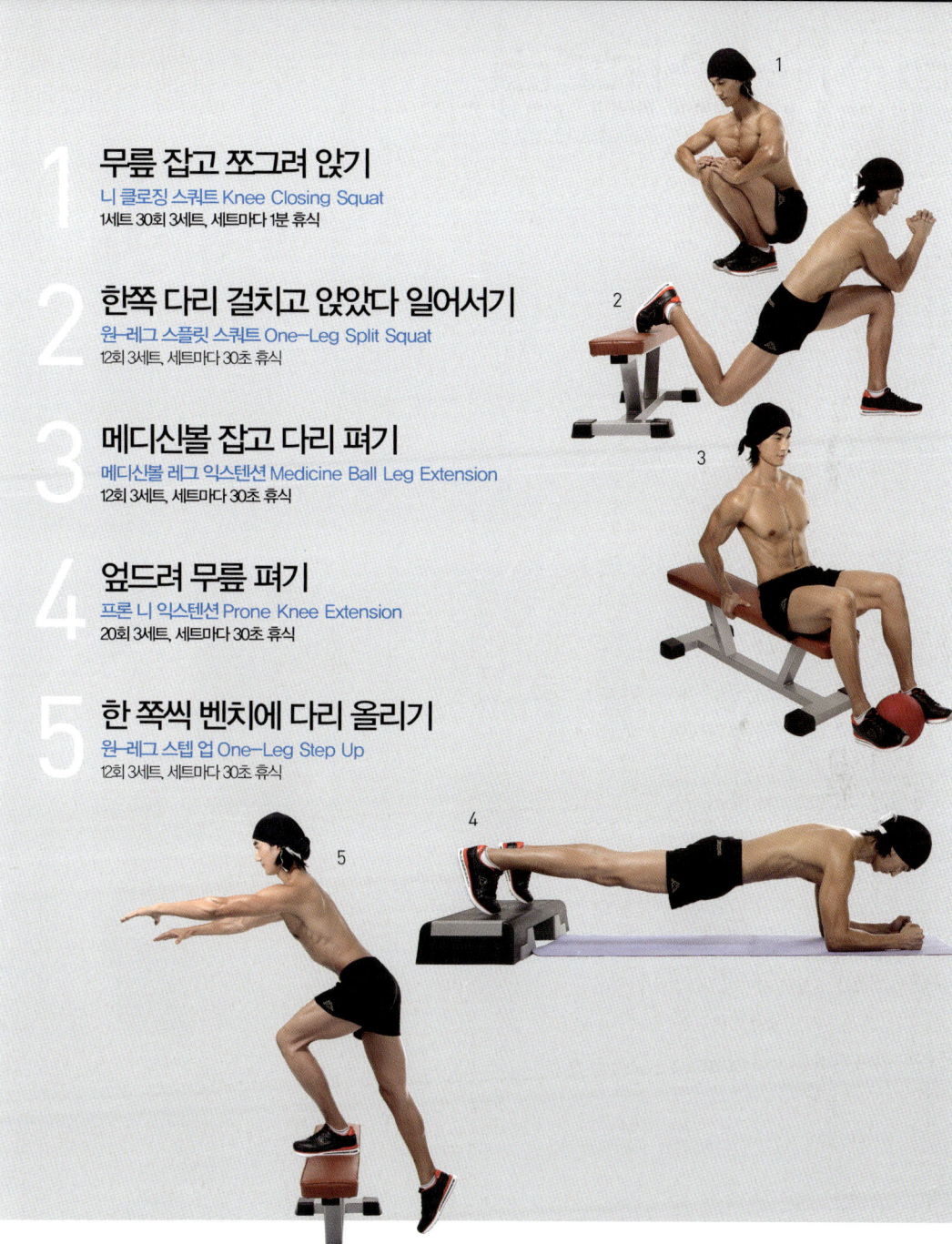

1 무릎 잡고 쪼그려 앉기
니 클로징 스쿼트 Knee Closing Squat
1세트 30회 3세트, 세트마다 1분 휴식

2 한쪽 다리 걸치고 앉았다 일어서기
원-레그 스플릿 스쿼트 One-Leg Split Squat
12회 3세트, 세트마다 30초 휴식

3 메디신볼 잡고 다리 펴기
메디신볼 레그 익스텐션 Medicine Ball Leg Extension
12회 3세트, 세트마다 30초 휴식

4 엎드려 무릎 펴기
프론 니 익스텐션 Prone Knee Extension
20회 3세트, 세트마다 30초 휴식

5 한 쪽씩 벤치에 다리 올리기
원-레그 스텝 업 One-Leg Step Up
12회 3세트, 세트마다 30초 휴식

스트레칭

대퇴사두근 운동 전후에 꼭 해야 할 스트레칭

대퇴사두근 운동을 위한 스트레칭의 핵심은 허벅지 앞뒤의 균형미를 살려 주는 동시에 동작을 정확하게 이해하는 것이다. 운동 전후, 운동 중에 지속적으로 스트레칭을 하면 부상을 예방할 수 있고, 황소개구리처럼 뒷다리만 볼록한 허벅지에서 벗어날 수 있다.

세트	30초간 실시
효과	허벅지 앞쪽 운동 시 동작을 안정화시키고 부상을 예방할 수 있다
부위	허벅지 뒤쪽 ★★★★★ 엉덩이 ★★★★★ 등 ★★★

대퇴이두근 스트레칭 ①

스탠딩 싱글 레그 햄스트링 스트레칭 Standing Single Leg Hamstring Stretching

무릎을 구부렸다 펴야 등, 허리에서 오는 긴장감이나 부상을 줄일 수 있다.

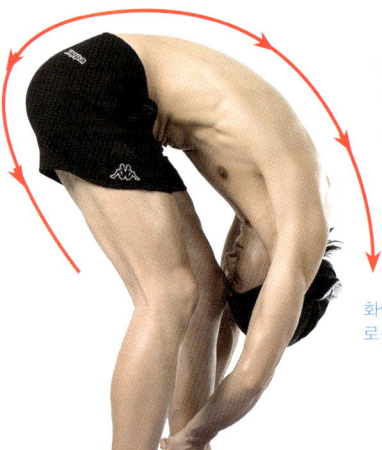

왼발을 반 발짝 앞으로 내밀고 아래로 상체를 숙이며, 양손은 발목을 잡아 이마를 왼쪽 무릎에 붙인다.

화살표 방향으로 몸을 숙인다

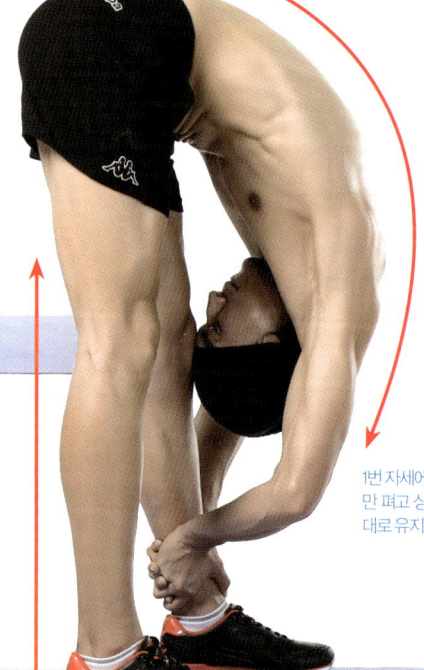

2 살짝 구부러진 왼쪽 무릎에 이마를 붙인 채 그대로 무릎을 편다. 발목을 잡고 있는 양손은 이마가 무릎에서 떨어지지 않도록 잡아당긴다. 7~10초간 동작을 유지한 채 편안하게 호흡한다.

1번 자세에서 무릎만 펴고 상체는 그대로 유지한다

허벅지 앞쪽 늘이기 ②

닐링 쿼드리셉 스트레칭 Kneeling Quadriceps Stretching

대퇴사두근 운동은 균형을 잡아야 하는 동작이 많다. 대퇴이두근 스트레칭으로 균형감을 키워 주어 대퇴사두근 운동에 집중할 수 있도록 도와준다.

- 10~30초간 실시
- 운동 후 피로 해소에 도움을 준다
- 대퇴사두근 ★★★★★
- 발목 ★★★

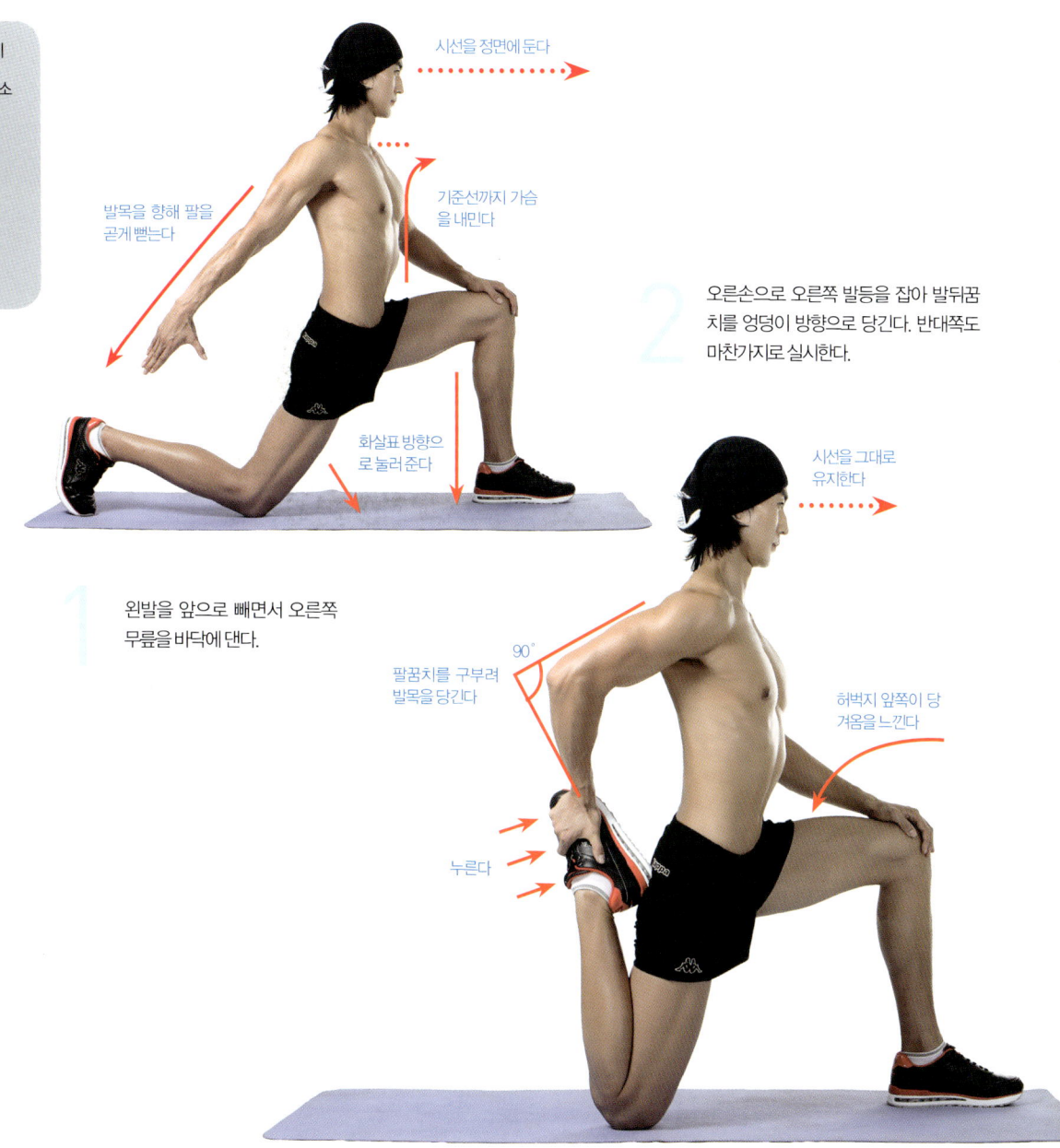

1 왼발을 앞으로 빼면서 오른쪽 무릎을 바닥에 댄다.
- 시선을 정면에 둔다
- 발목을 향해 팔을 곧게 뻗는다
- 기준선까지 가슴을 내민다
- 화살표 방향으로 눌러준다

2 오른손으로 오른쪽 발등을 잡아 발뒤꿈치를 엉덩이 방향으로 당긴다. 반대쪽도 마찬가지로 실시한다.
- 시선을 그대로 유지한다
- 팔꿈치를 구부려 발목을 당긴다
- 허벅지 앞쪽이 당겨옴을 느낀다
- 누른다

대퇴사두근

01 무릎 잡고 쪼그려 앉기

니 클로징 스쿼트 Knee Closing Squat

탄력을 기를 것인가? 근육을 늘일 것인가? 《여자들이 훔쳐보는 초단기 몸 만들기》에서 제안하는 스쿼트는 허벅지가 두꺼워도 얇아도 모두 진행할 수 있는 스페셜 트레이닝이다. 두꺼운 허벅지는 슬림하게, 얇은 허벅지는 탄력적으로 만들 수 있다.

- **세트** 30회/ 3세트 실시 세트마다 1분 휴식
- **효과** 두꺼운 허벅지는 슬림하게 얇은 허벅지는 탄력적으로 만들 수 있다
- **부위** 대퇴사두근 ★★★★ 엉덩이 ★★★

1. 두 발을 모으고, 무릎 가운데를 모아 양손으로 잡는다. 관절에 무리가 오지 않을 만한 속도로 허벅지와 종아리가 밀착될 때까지 제자리에 앉는다.

2. 허벅지 앞쪽에 힘을 주며 재빠르게 일어선다. 가벼운 동작이므로 호흡을 자유롭게 한다.

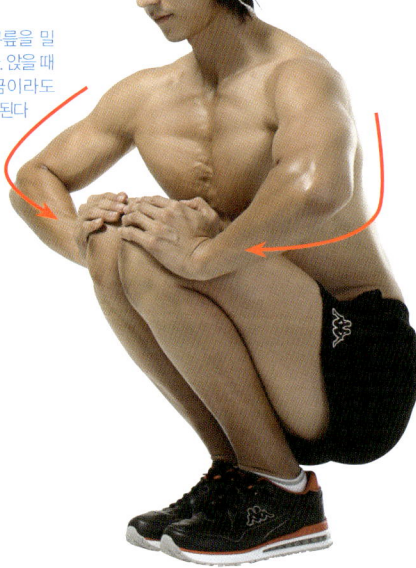

양손으로 무릎을 밀어 눌러준다. 앉을 때 무릎이 조금이라도 벌어지면 안 된다

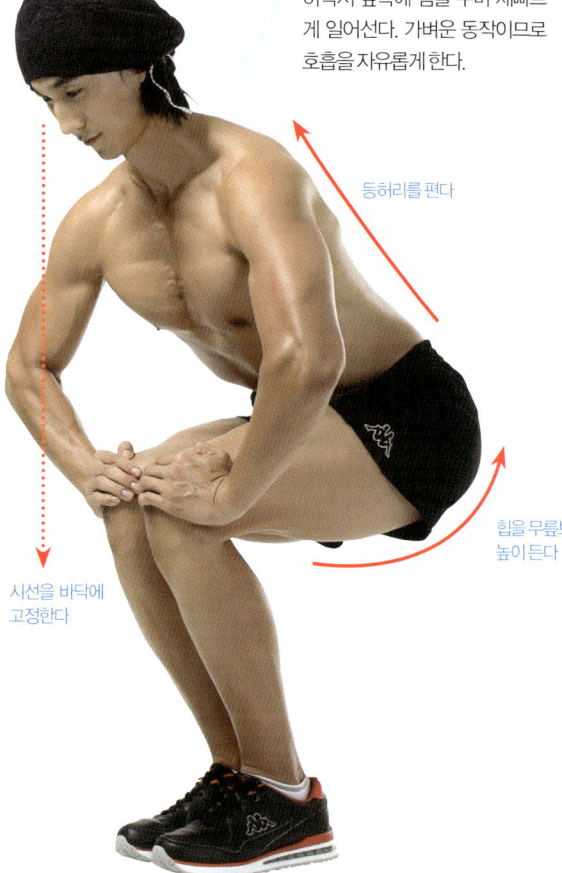

등허리를 편다

시선을 바닥에 고정한다

힙을 무릎보다 높이든다

Help me 노리지
1. 허벅지 앞쪽에 불에 타는 듯한 통증이 올 것이다. 그러나 정해진 횟수가 채워질 때까지 휴식 없이 실시한다!
2. 하체 운동 시 가장 중요한 것은 곧은 등과 허리이다.

무릎 꿇고 밧줄 흔들기

로프 니 벤드 더블 웨이브 Rope Knee Bend Double Wave

바지를 입으면 후줄근한 느낌이 드는 남자들에게 적극적으로 권하고 싶은 새로운 운동법이다. 지독하게 마음 먹고 몇 개월간 운동해 봤지만, 허벅지만 두꺼워지고 옷발이 안 받는 운동 고수들도 많을 것이다. 대퇴사두근 운동을 할 때는 적당한 볼륨감을 살리는 것이 중요하다. 무릎 꿇고 밧줄 흔들기는 파워뿐만 아니라 체력적 요소와 기능적 요소를 모두 충족시키는 3D 운동법이다. 한 가지 동작만으로 많은 운동 효과를 누릴 수 있는 최고의 운동이다.

1 발뒤꿈치에 궁둥이(앉으면 바닥에 닿는 근육이 많은 부분)가 닿도록 무릎을 꿇고 앉아 밧줄을 양갈래로 잡는다. 밧줄을 팽팽하게 한번 더 당긴다.

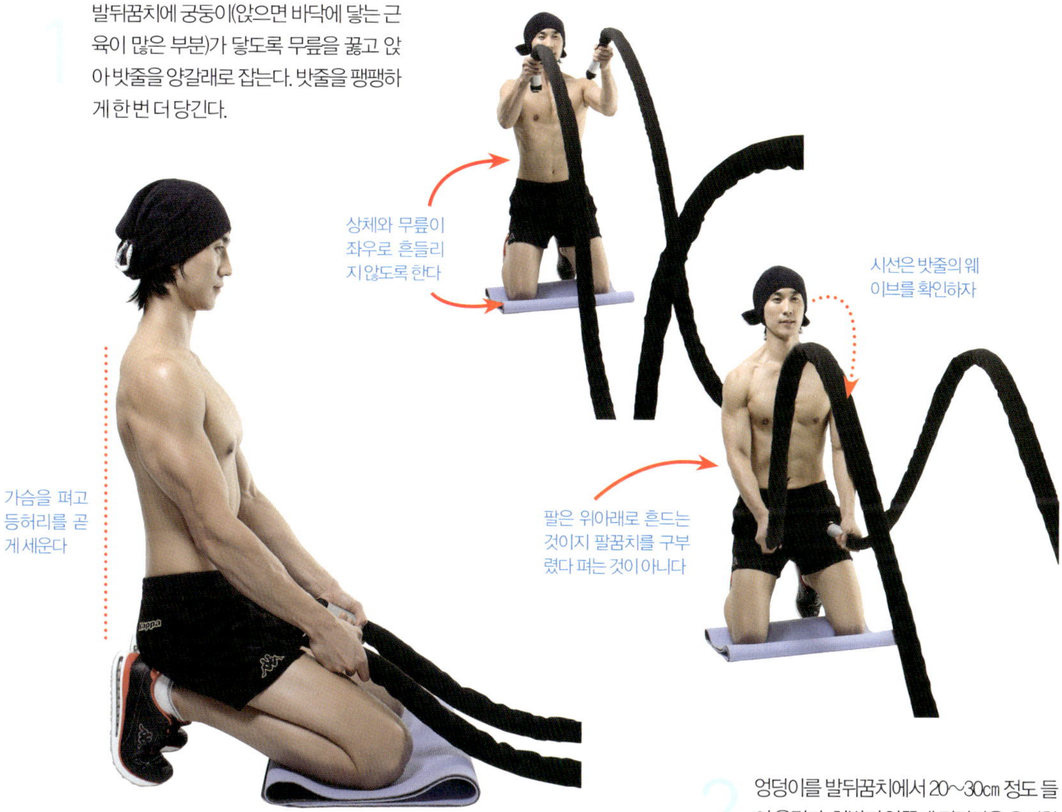

- 상체와 무릎이 좌우로 흔들리지 않도록 한다
- 가슴을 펴고 등허리를 곧게 세운다
- 시선은 밧줄의 웨이브를 확인하자
- 팔은 위아래로 흔드는 것이지 팔꿈치를 구부렸다 펴는 것이 아니다

2 엉덩이를 발뒤꿈치에서 20~30㎝ 정도 들어 올린다. 허벅지 앞쪽에 긴장감을 유지한 채 초보자는 30초, 중급자부터는 60초 동안 밧줄을 위아래로 빠르게 흔든다.
1세트 30초/3세트 실시. 세트마다 30초 휴식

Help me 정해진 시간(초보자는 30초, 중급자부터는 60초)을 채우기 어렵다면 엉덩이 힘을 업다운하여 반동의 힘을 이용해 보자.

대퇴사두근

02 한쪽 다리 걸치고 앉았다 일어서기

원-레그 스플릿 스쿼트 One-Leg Split Squat

근육을 당겨 근육의 질을 향상시키고 보다 탄력적인 몸매로 만드는 운동법이다. 청바지 모델들처럼 쿨한 스타일을 원한다면 스플릿 스쿼트에 집중하라.

- **세트** 12회/ 3세트 실시 세트마다 30초 휴식
- **효과** 양팔의 각도는 90°를 유지시켜야 운동 효과를 볼 수 있다
- **부위** 엉덩이 ★★★★
  내전근(허벅지 안쪽) ★★★★

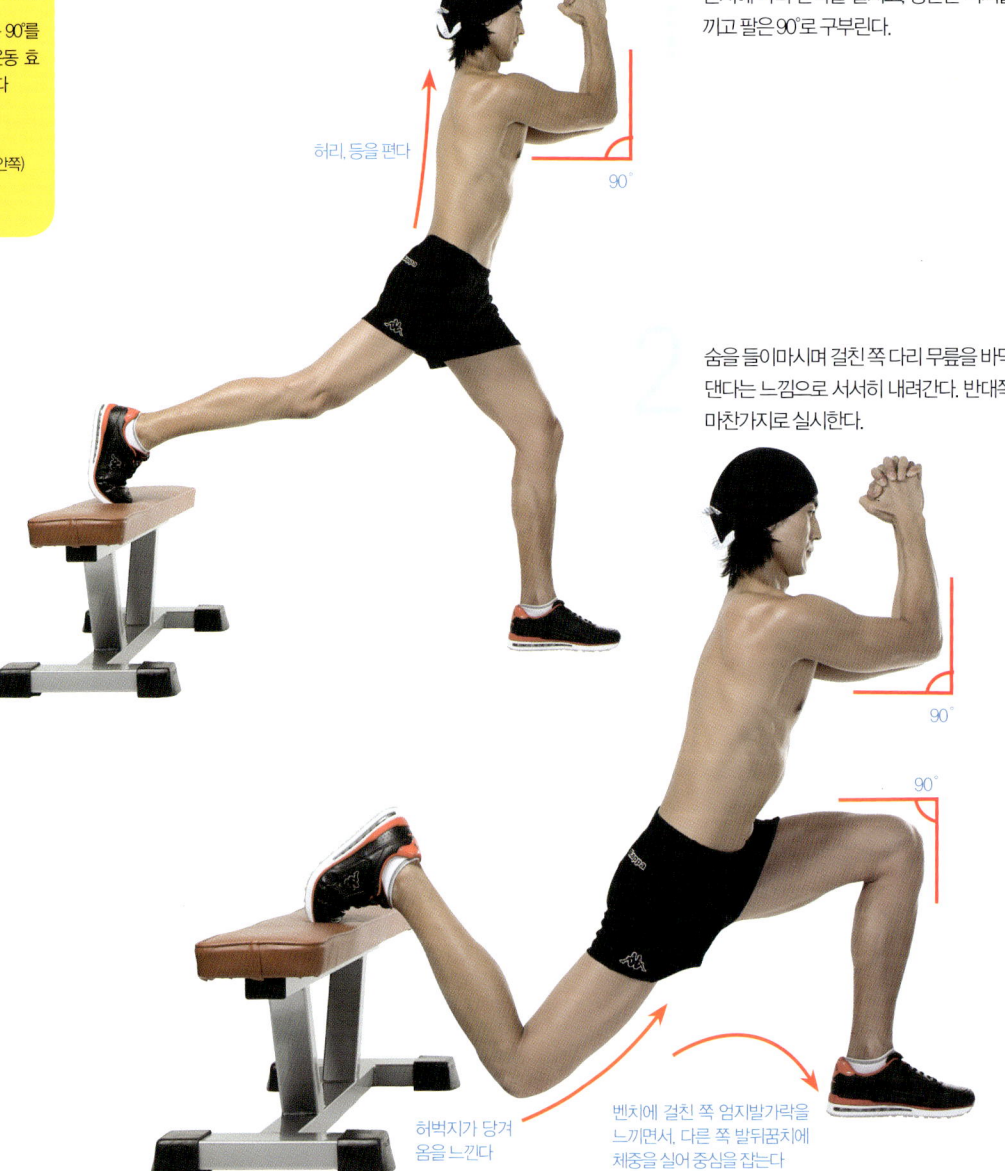

1 벤치에 다리 한쪽을 걸치고, 양손은 깍지를 끼고 팔은 90°로 구부린다.

허리, 등을 편다

2 숨을 들이마시며 걸친 쪽 다리 무릎을 바닥에 댄다는 느낌으로 서서히 내려간다. 반대쪽도 마찬가지로 실시한다.

허벅지가 당겨 옴을 느낀다

벤치에 걸친 쪽 엄지발가락을 느끼면서, 다른 쪽 발뒤꿈치에 체중을 실어 중심을 잡는다

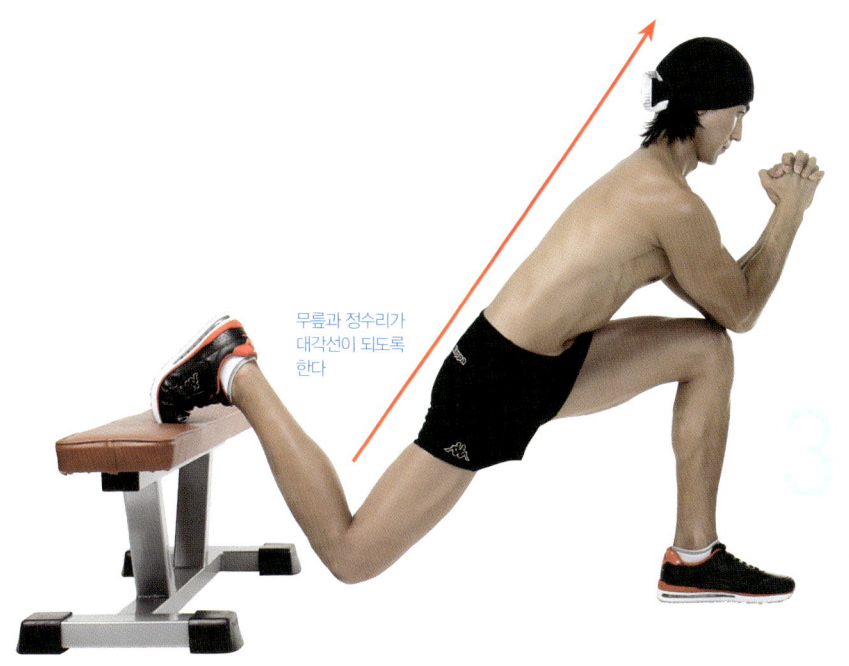

무릎과 정수리가 대각선이 되도록 한다

3 2번 자세에서 팔을 서서히 내려 무릎에 닿게 한다. 허벅지 앞쪽이 스트레칭되면 다시 내려온 속도에 맞춰 서서히 1번 자세로 돌아간다.

Help me 노크기 중심잡기가 어렵거나 동작이 힘들다면 벤치보다 높이가 낮은 스텝박스를 이용해 보자. 높이가 낮기 때문에 힘이 덜 들어가 초보자도 쉽게 할 수 있다.

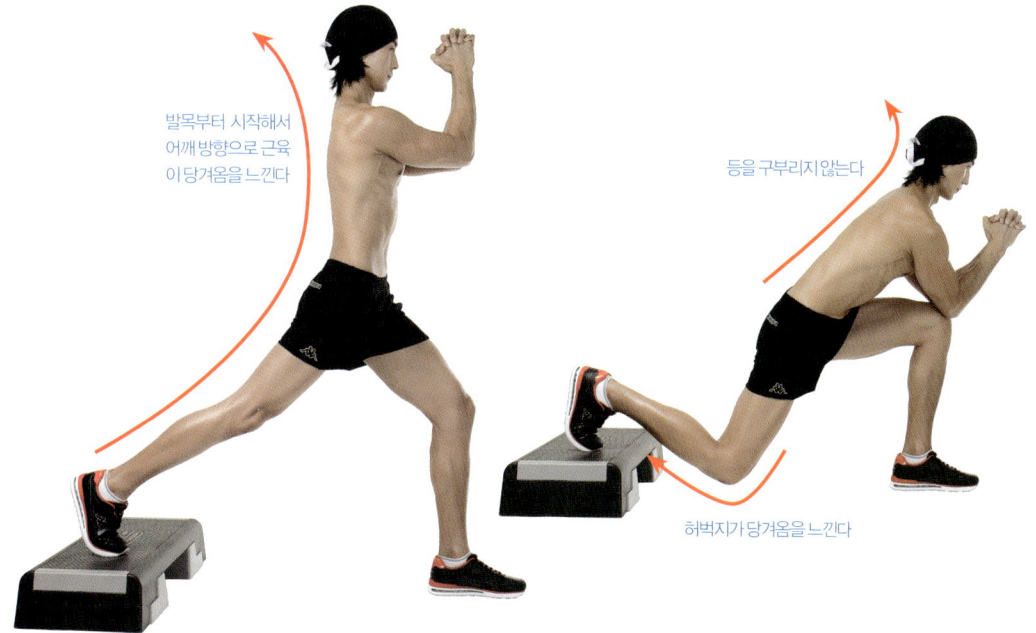

발목부터 시작해서 어깨방향으로 근육이 당겨옴을 느낀다

등을 구부리지 않는다

허벅지가 당겨옴을 느낀다

대퇴사두근

03 메디신볼 잡고 다리 펴기

메디신볼 레그 익스텐션 Medicine Ball Leg Extension

허벅지 근육을 갈라져 보이게 하는 단순 관절 운동이다. 허벅지의 힘을 안쪽으로 모아 줘야 메디신볼이 발 사이로 빠지지 않는다.

세트 12회/3세트 실시, 세트마다 30초 휴식

효과 섬세한 트레이닝이 가능한 메디신볼을 이용해 완벽한 꿀벅지를 만들 수 있다

부위 대퇴사두근 ★★★, 내전근(허벅지 안쪽) ★★★

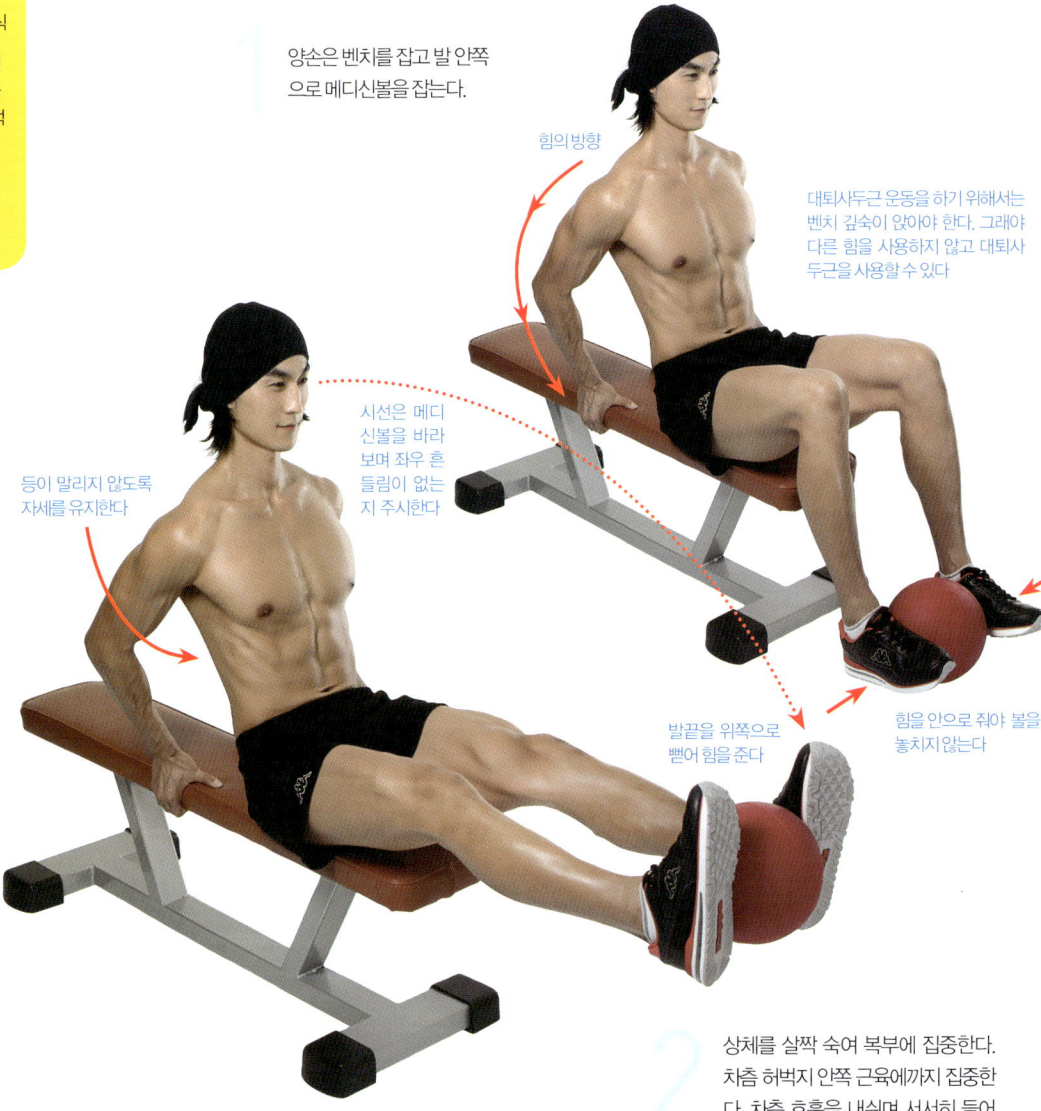

1. 양손은 벤치를 잡고 발 안쪽으로 메디신볼을 잡는다.

- 힘의 방향
- 대퇴사두근 운동을 하기 위해서는 벤치 깊숙이 앉아야 한다. 그래야 다른 힘을 사용하지 않고 대퇴사두근을 사용할 수 있다
- 시선은 메디신볼을 바라보며 좌우 흔들림이 없는지 주시한다
- 등이 말리지 않도록 자세를 유지한다
- 발끝을 위쪽으로 뻗어 힘을 준다
- 힘을 안으로 줘야 볼을 놓치지 않는다

2. 상체를 살짝 숙여 복부에 집중한다. 차츰 허벅지 안쪽 근육에까지 집중한다. 차츰 호흡을 내쉬며 서서히 들어올려 무릎을 완전히 편 상태에서 3초 버틴다. 다시 호흡을 들이마시며 서서히 1번 자세로 돌아간다.

Help me 노크지 메디신볼은 묵직하기 때문에 양쪽 다리 힘이 5:5의 균형을 딱 맞춰야 동작을 정확히 할 수 있다.

04 엎드려 무릎 펴기

프론 니 익스텐션 Prone Knee Extension

복부 힘을 바탕으로 허벅지 앞쪽 근육을 단련하는 운동법이다. 길쭉한 꿀벅지를 갖고 싶다면 밤낮 없이 이 동작을 반복하자.

세트 20회/3세트 실시 세트마다 30초 휴식

효과 허벅지 앞쪽 힘과 척추를 둘러싼 중심 근육을 강화할 수 있다

부위 엉덩이 ★★★
대퇴사두근 ★★★
전거근 ★★★

1
팔꿈치는 바닥에, 두 발은 60㎝ 높이의 벤치에 걸친다.
시선을 바닥에 둔다

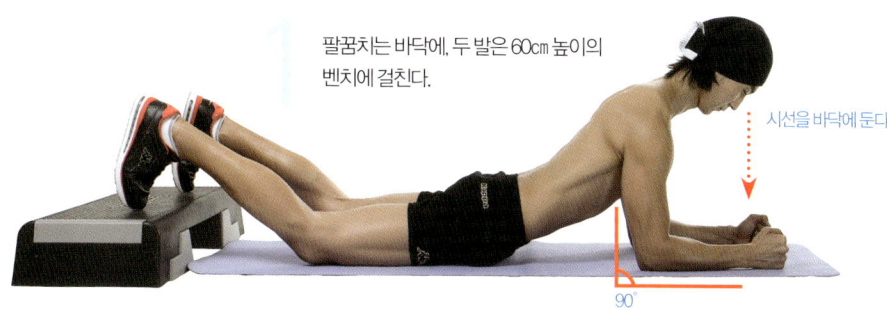

2
시선을 바닥에 두고 호흡을 내쉬며 엉덩이를 들어 올린다.
허벅지를 매트에 붙이지 않는다

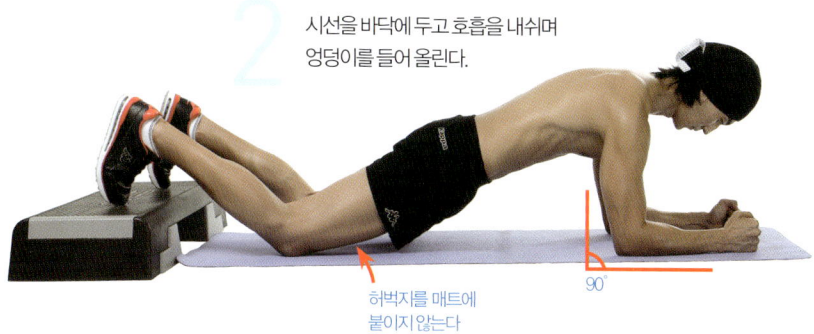

3
진득한 힘으로 발끝을 누르며, 몸통을 들어 올린다. 자연스럽게 허벅지 앞쪽에 힘이 들어감을 느낀다. 호흡을 들이쉬며, 허벅지의 긴장감을 유지한 채 1번 자세로 돌아온다.

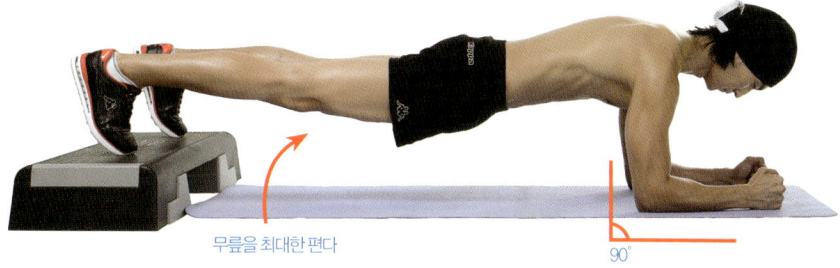

무릎을 최대한 편다

Help me 노크기
빠르게 들어 올리면, 허벅지보다는 복부에 힘이 더 가게 된다. 천천히 하는 것이 포인트다.

대퇴사두근

05 한 쪽씩 벤치에 다리 올리기

원-레그 스텝업 One-Leg Step-Up

무릎 높이의 벤치를 활용하여 꿀벅지를 만드는 운동법이다. 납작한 엉덩이를 탱탱하게 바꾸는 데도 효과가 있다. 계단 오르기 운동과는 다시 내려온다는 점에서 다르다. 집중하지 않으면 타이밍을 놓칠 수 있으니 유의한다.

- **세트** 12회/3세트 실시, 세트마다 30초 휴식
- **효과** 허벅지 앞쪽을 탄탄하게 만들어 서구적인 허벅지 라인을 만들어 준다
- **부위** 엉덩이 ★★★ / 허리 ★★★ / 등 ★★★ / 하체 ★★★

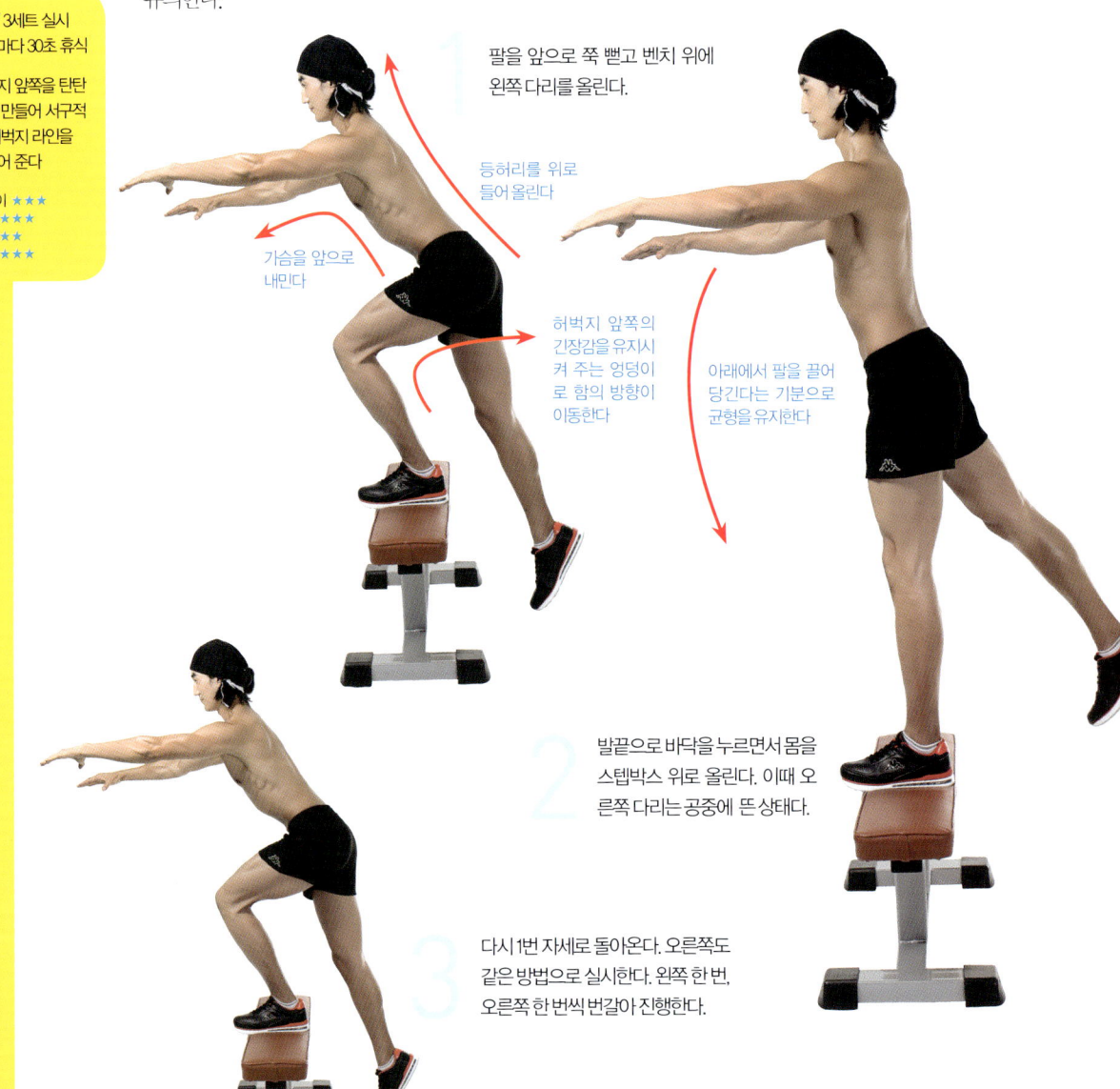

1. 팔을 앞으로 쭉 뻗고 벤치 위에 왼쪽 다리를 올린다.
   - 등허리를 위로 들어 올린다
   - 가슴을 앞으로 내민다
   - 허벅지 앞쪽의 긴장감을 유지시켜 주는 엉덩이로 힘의 방향이 이동한다
   - 아래에서 팔을 끌어당긴다는 기분으로 균형을 유지한다

2. 발끝으로 바닥을 누르면서 몸을 스텝박스 위로 올린다. 이때 오른쪽 다리는 공중에 뜬 상태다.

3. 다시 1번 자세로 돌아온다. 오른쪽도 같은 방법으로 실시한다. 왼쪽 한 번, 오른쪽 한 번씩 번갈아 진행한다.

Help me 도와줘
1. 올라가고 내려올 때 무릎이 많이 흔들린다면 벤치 높이를 낮춰라.
2. 동작을 실시하는 동안 긴장을 늦추지 않아야 효과를 볼 수 있다.

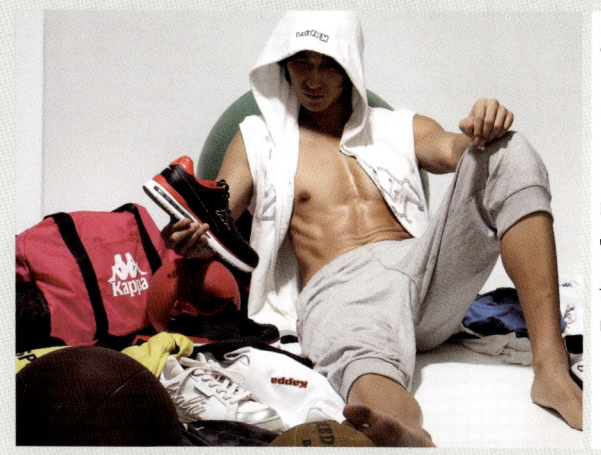

파워풀한 허벅지를 강조한
맨즈 잇 스타일링

대퇴사두근을 기르는 '무릎 꿇고 밧줄 흔들기', 허벅지 앞쪽 근육을 단련해 주는 '엎드려 무릎 펴기' 등의 운동을 통해 두꺼운 허벅지는 슬림하게, 얇은 허벅지는 볼륨 있게 완성했다. 이제 청바지 모델처럼 때로는 슬림하게 때로는 파워풀하게 변신할 수 있다.

힘 있는 허벅지는 남자다움이다!

입어도 벗어도 섹시한 남자다운 스타일을 위해 운동을 게을리하지 말아야 할 부위는 단연 허벅지다. 너무 얇아도, 너무 굵어도 옷발이 살지 않기 때문이다. 그래서 근육이 있는 남자와 없는 남자는 옷발에서부터 차이가 난다.

소재와 무늬에 집중하라!

허벅지가 너무 말라서 고민이라면 옷을 두껍게 입자. 볼륨감을 내는 소재는 체형을 확실히 가려 준다. 소재의 무늬와 디자인도 신중하게 선택해야 한다. 체크나 대담하고 큰 무늬가 있는 패턴이 체형을 조금 더 부풀려 보일 수 있다.
소재의 무늬와 디자인도 신중하게 선택해야 한다. 시원스러운 체크나 대담하고 큰 무늬가 있는 패턴이 체형을 조금 더 부풀려 보일 수 있다.
운동을 통해서 완성된 탄탄한 허벅지를 강조하고 싶다면, 일자 트레이닝 바지 대신 종아리까지 내려오는 배기 팬츠 스타일의 트레이닝 바지를 선택해 보자. 허벅지에서 종아리까지 자연스럽게 좁아져 탄탄한 허벅지를 드러낼 수 있다.

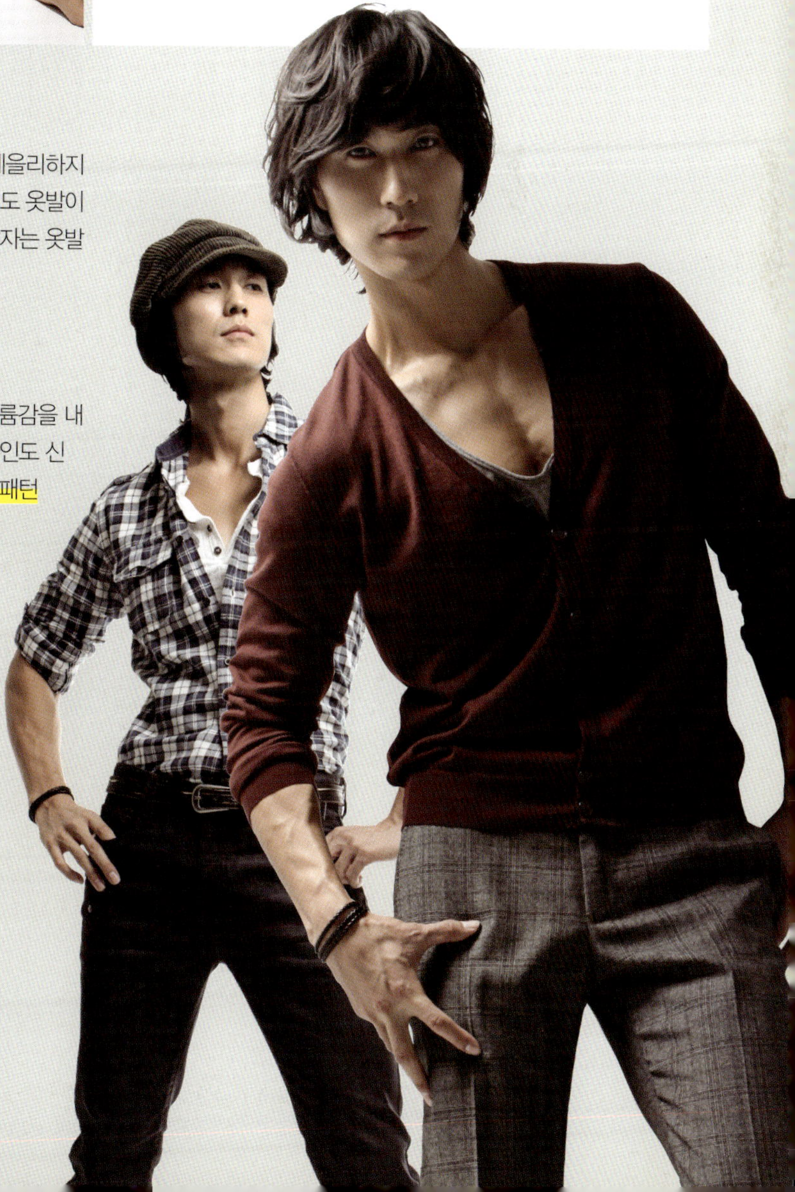

잇 아이템 체크 패턴 팬츠, 도톰한 소재의 팬츠, 배기 스타일의 트레이닝 웨어

It Body Forearms
섹시하고 단단한 **팔뚝** 만들기

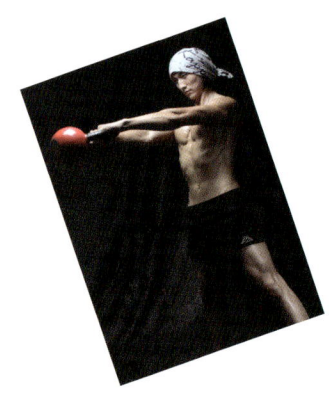

여자들은 어떻게든 팔이 가늘어 보였으면 하지만 남자들은 다르다. 핏기 없이 허여멀건한 색으로도 모자라 피죽 한 그릇 못 얻어 먹은 것 같은 얇은 팔뚝은 생각만 해도 별로다. 확실하게 말하지만 여자라면 이런 팔뚝은 100% 싫어한다. 게다가 덩치에도 맞지 않은 비율의 팔뚝이라면 차라리 악몽이다. 남자라면 모름지기 탄탄하고 찰진 근육이 조화롭게 갈라진 팔뚝이어야 한다. ==슈트도 착 감기고, 폴로셔츠에도 착 붙는 '신성한' 팔뚝==이라면 더 바랄 게 없을 것이다. 반쯤 소매를 걷어 올린 새하얀 와이셔츠, 단단한 팔뚝과 살짝 돌출된 한 가닥 힘줄이야말로 여성들이 열광하는 남자의 모습이 아니던가.

팔뚝 운동 포인트
여름철만 되면 팔 내놓기가 두려운 남성들이 있다. 너무 두껍기만 해도 멋이 없고, 너무 얇으면 왜소해 보이니 근육이 많다고 해결될 문제도 아니다. 부피만 큰 근육과 정확한 운동으로 다듬어진 팔뚝의 느낌은 천지 차이다. 삼각근에서 이두근, 팔꿈치에서 손목까지 내려오는 전체적인 라인을 다듬는 운동을 통해 간지남으로 거듭나자.

옷발 사는 팔뚝 만들기
무거운 중량의 운동 기구를 멀리하자. 옷발 사는 팔뚝 만들기의 핵심은 중량보다는 동작의 정확도이다. 근육의 질을 높여야 매끈하고 탄력 있는 팔뚝을 만들 수 있다.

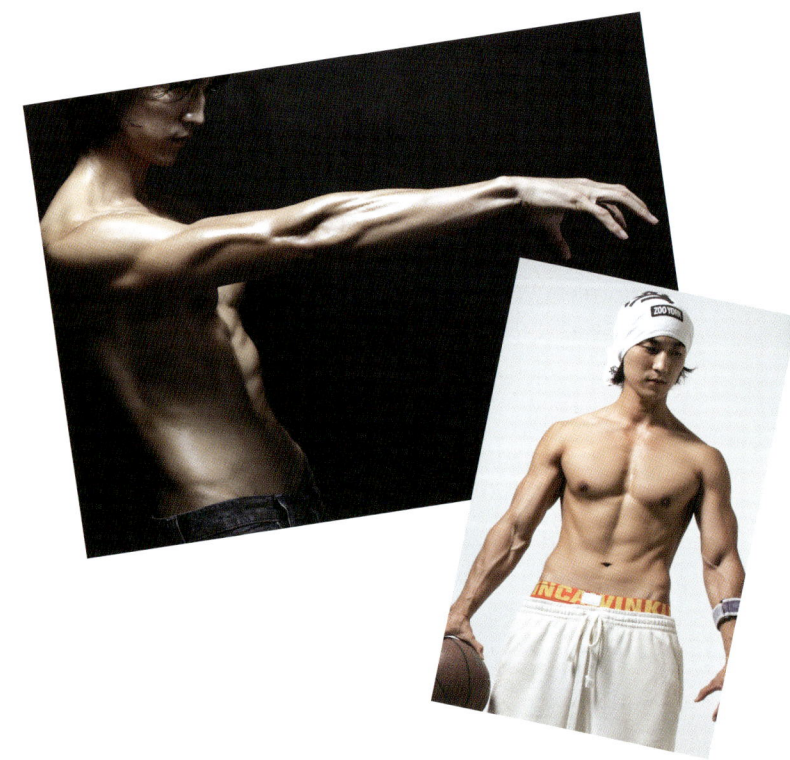

Best 5 팔뚝 운동 프로그램

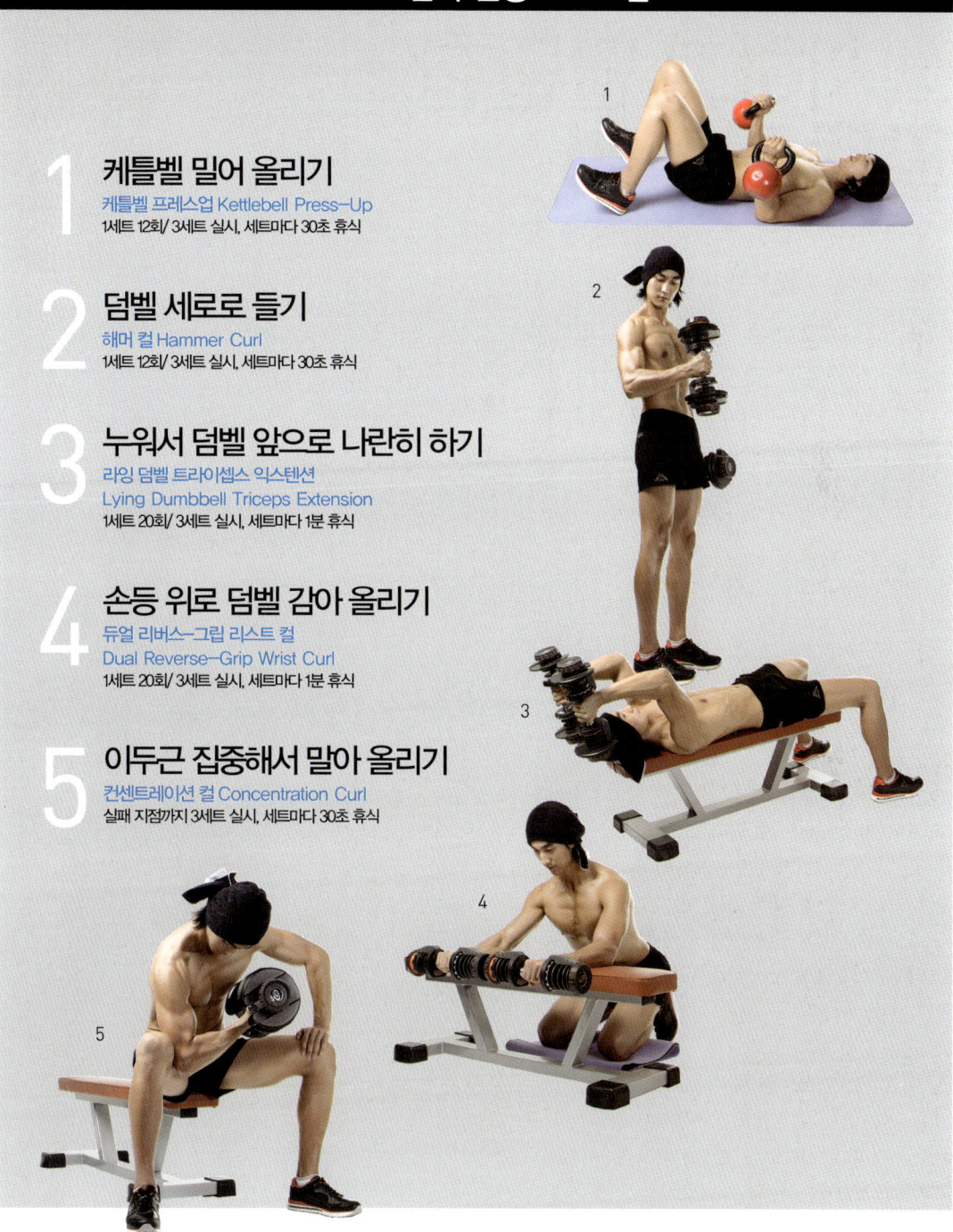

1 케틀벨 밀어 올리기
케틀벨 프레스업 Kettlebell Press-Up
1세트 12회/ 3세트 실시, 세트마다 30초 휴식

2 덤벨 세로로 들기
해머 컬 Hammer Curl
1세트 12회/ 3세트 실시, 세트마다 30초 휴식

3 누워서 덤벨 앞으로 나란히 하기
라잉 덤벨 트라이셉스 익스텐션
Lying Dumbbell Triceps Extension
1세트 20회/ 3세트 실시, 세트마다 1분 휴식

4 손등 위로 덤벨 감아 올리기
듀얼 리버스-그립 리스트 컬
Dual Reverse-Grip Wrist Curl
1세트 20회/ 3세트 실시, 세트마다 1분 휴식

5 이두근 집중해서 말아 올리기
컨센트레이션 컬 Concentration Curl
실패 지점까지 3세트 실시, 세트마다 30초 휴식

스트레칭

팔 운동 전후에 꼭 해야 할 스트레칭

팔 운동 전후에 스트레칭을 하면 전체적으로 고르고 스타일시한 근육을 만들 수 있고, 부상의 위험도 줄어든다.

세트	10초간 실시
효과	군살을 빼 탄탄한 근육을 만들어 준다
부위	팔 뒤쪽 ★★★★ 어깨 ★★★

팔 열십자 만들기 ①

래터럴 풀 Lateral Pull

특정 부위만 볼륨이 비대한 근육이 아닌 전체적으로 고르고 균형 있는 근육을 만들어 준다. 그래서 옷을 입었을 때 팔뚝 라인이 살아나 멋스러운 옷발을 만들어 준다.

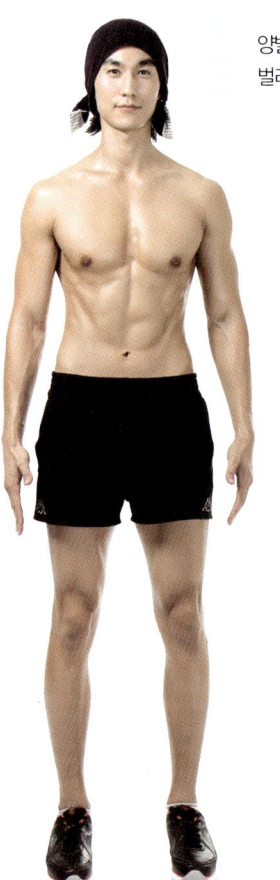

양발을 골반 너비로 벌리고 선다.

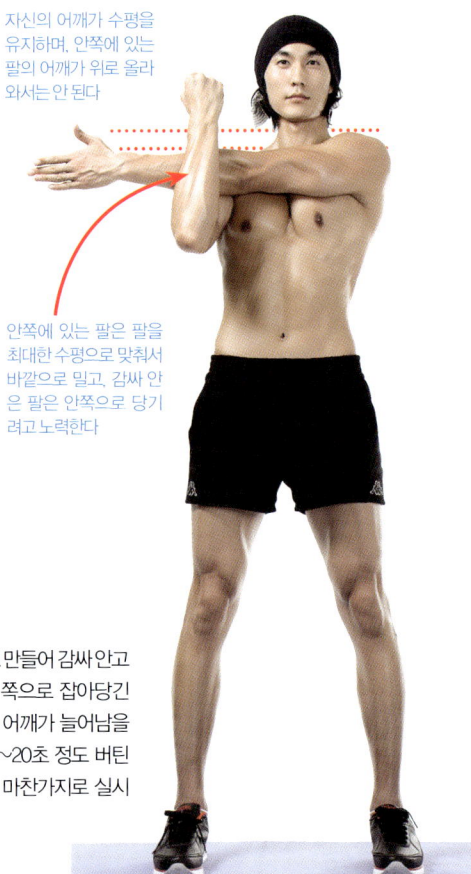

자신의 어깨가 수평을 유지하며, 안쪽에 있는 팔의 어깨가 위로 올라와서는 안 된다

안쪽에 있는 팔은 팔을 최대한 수평으로 맞춰서 바깥으로 밀고, 감싸 안은 팔은 안쪽으로 당기려고 노력한다

② 양팔을 열십자로 만들어 감싸 안고 있는 팔을 몸통 쪽으로 잡아당긴다. 이때 반대쪽 어깨가 늘어남을 느껴야 한다. 10~20초 정도 버틴다. 반대쪽 팔도 마찬가지로 실시한다.

뒤로 깍지 껴서 숙이기 ②

벤트 오버 트라이셉스 & 햄스트링 스트레치 | Bent Over Triceps & Hamstring Stretch

팔 운동을 할 때 자신이 감당할 수 있는 것보다 그 이상의 무게를 들고 무리해서 운동하는 사람들이 많다. 이렇게 과도하게 운동을 하면 체내에 젖산이 쌓여 근육의 질이 떨어진다. 뒤로 깍지 껴서 숙이기는 뭉친 근육을 풀어 주어 체내에 젖산이 과도하게 쌓이는 것을 방지해 준다.

세트 10~15초간 실시

효과 팔 운동을 할 때 자세를 안정감 있게 취할 수 있도록 해 준다. 매 세트 후 실시하면 운동 후 빠른 회복을 가져올 수 있다

부위 팔 뒤쪽 ★★★★
어깨 ★★★

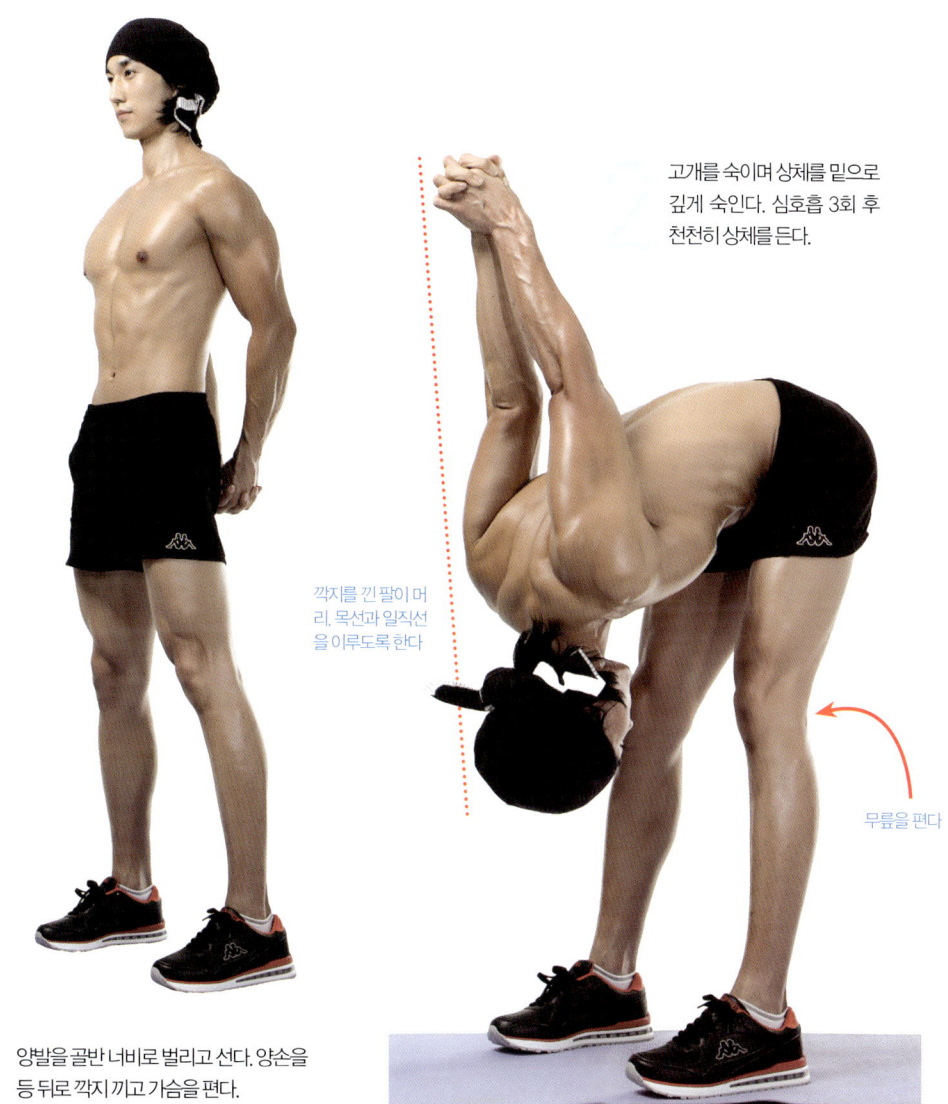

1 양발을 골반 너비로 벌리고 선다. 양손을 등 뒤로 깍지 끼고 가슴을 편다.

2 고개를 숙이며 상체를 밑으로 깊게 숙인다. 심호흡 3회 후 천천히 상체를 든다.

깍지를 낀 팔이 머리, 목선과 일직선을 이루도록 한다

무릎을 편다

팔뚝

01 케틀벨 밀어 올리기

케틀벨 프레스업 Kettlebell Press-Up

케틀벨을 들고 실시하는 고난이도의 팔 굽혀 펴기로, 일반 푸시업에 비해 손목이 상대적으로 불안정하기 때문에 정신을 집중하지 않으면 손목이 꺾이는 등 부상을 입을 수 있다. 삼각근, 전완굴곡, 신전근, 상완이두근, 삼두근 등 전체 팔 근육을 한꺼번에 단련할 수 있다.

- **세트** 12회 / 3세트 실시 세트마다 30초 휴식
- **효과** 어깨부터 팔까지 다양한 근육을 고루 사용함으로써 균형 잡힌 팔 근육을 만들 수 있다
- **부위** 가슴 ★★★★
  어깨 ★★★
  전완근 ★★★
  삼두근 ★★★

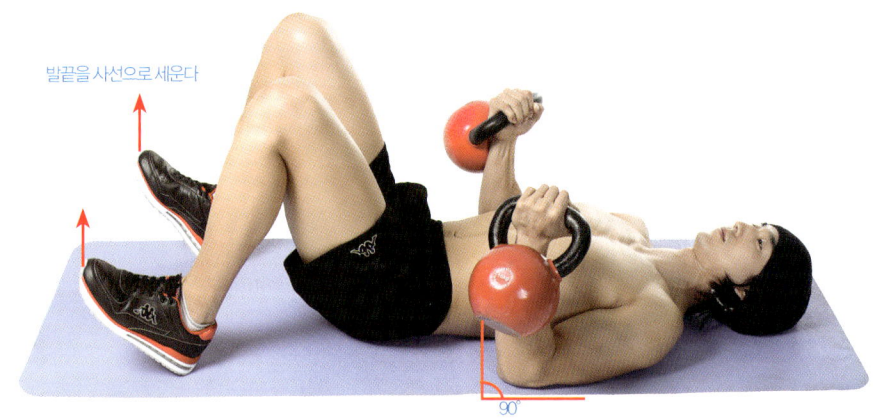

발끝을 사선으로 세운다

1 동일한 무게의 케틀벨을 준비한다. 매트 위에 누워 무릎을 구부리고 케틀벨 손잡이를 세워 잡는다. 바닥에 팔꿈치를 대고 팔의 각도를 90°로 한다.

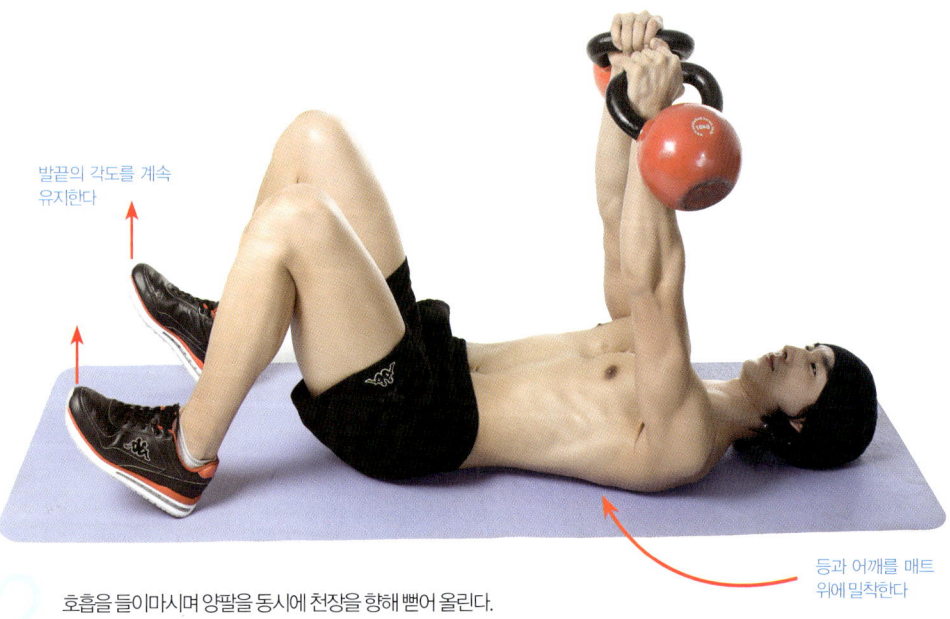

발끝의 각도를 계속 유지한다

등과 어깨를 매트 위에 밀착한다

2 호흡을 들이마시며 양팔을 동시에 천장을 향해 뻗어 올린다. 힘들고 어려운 동작이므로 고도의 집중력이 필요하다.

누워서 다리 펴고 케틀벨 밀어 올리기

케틀벨 플로어 프레스업 Kettle Floor Press-Up

부위별 트레이닝과 3D 트레이닝의 매력을 동시에 느낄 수 있는 운동법이다. 동작을 꾸준히 실시하면 강한 힘을 기르고 매끈한 팔 라인을 만들 수 있다.

동일한 무게의 케틀벨을 준비한다. 매트 위에 누워 케틀벨 손잡이를 세워 잡는다. 바닥에 팔꿈치를 대고 팔 각도를 90°로 한다.

호흡을 내뱉으며 양팔을 동시에 하늘을 향해 뻗어 올린다. 절대적으로 힘들고 어려운 운동이므로 고도의 집중력이 필요하다. 1세트 12회/3세트 실시, 세트마다 30초 휴식

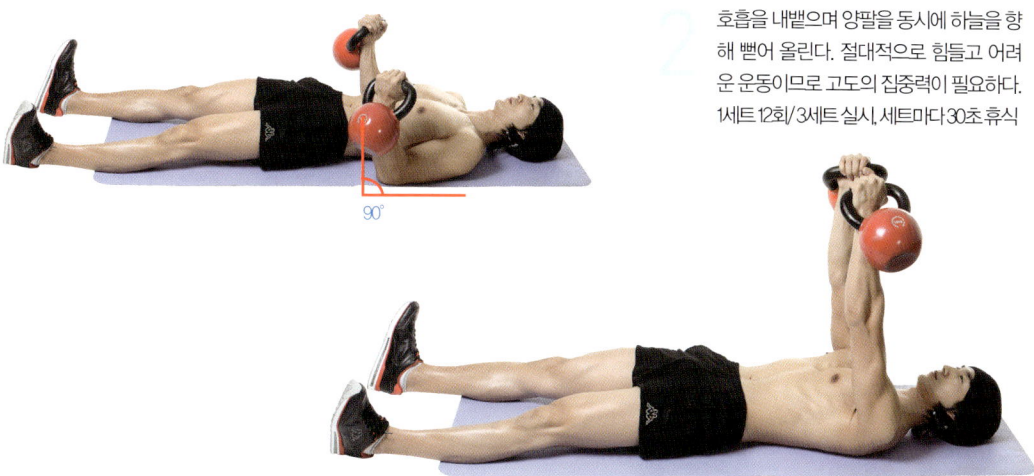

등과 어깨를 매트 위에 밀착시킨다

Help me 노크지 케틀벨을 잡고 하기 힘들다면, 평소 먹는 생수통을 두 개 준비한다. 물을 2/3 정도 담아 주먹 위에 올려놓고 물통 프레스업을 해 보자.

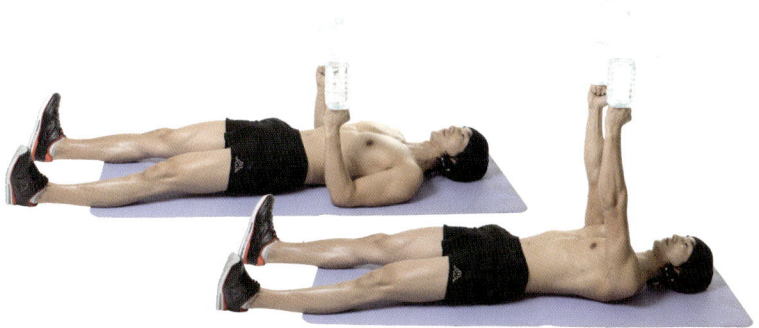

팔뚝

02

덤벨 세로로 들기

해머 컬 Hammer Curl

망치질을 하는 듯한 동작인 해머 컬은 덤벨 컬과 비슷해 보이지만 덤벨을 잡은 손바닥을 몸 쪽으로 향하게 하는 점이 다르다. 그립을 잡을 때 검지와 중지를 강하게 쥐면 운동 효과를 높일 수 있다.

- **세트** ▶ 12회/3세트 실시, 세트마다 30초 휴식
- **효과** ▶ '뽀빠이' 팔뚝처럼 남성미 넘치는 전완근을 만들 수 있다
- **부위** ▶ 이두근 ★★★, 전완근 ★★★

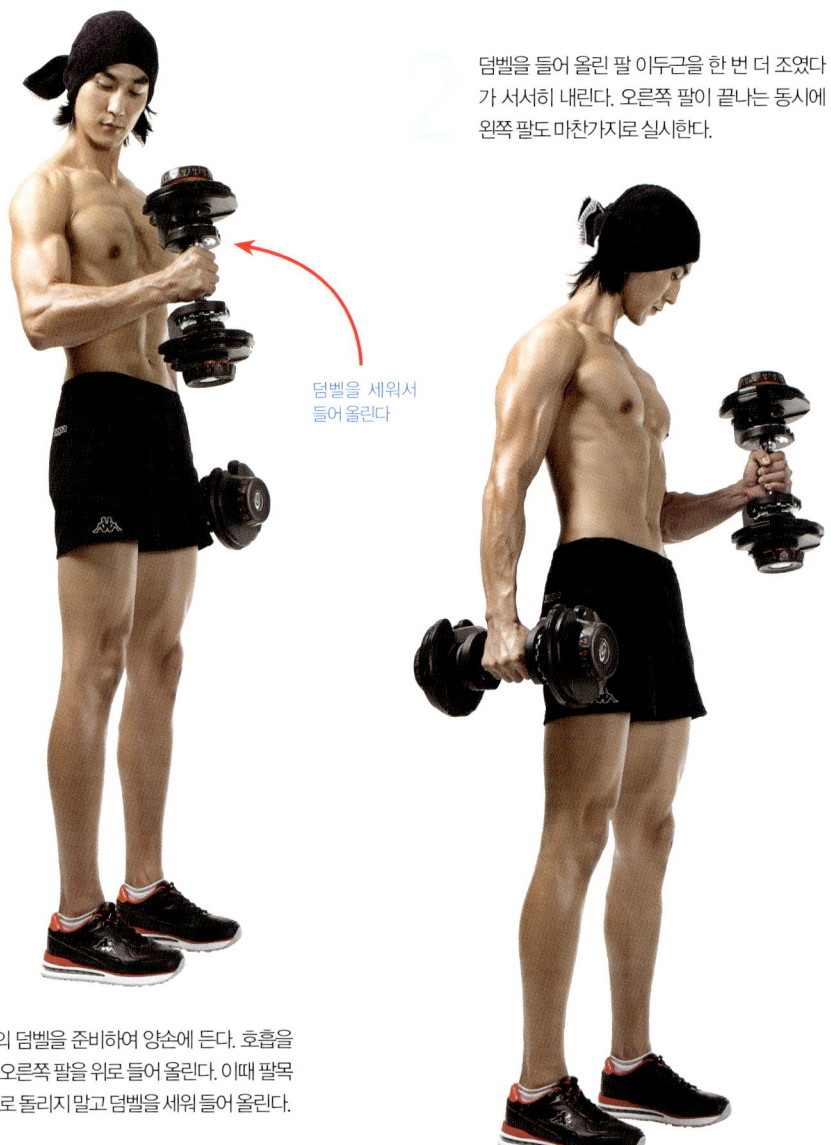

2 덤벨을 들어 올린 팔 이두근을 한 번 더 조였다가 서서히 내린다. 오른쪽 팔이 끝나는 동시에 왼쪽 팔도 마찬가지로 실시한다.

덤벨을 세워서 들어 올린다

1 5kg 정도의 덤벨을 준비하여 양손에 든다. 호흡을 내뱉으며 오른쪽 팔을 위로 들어 올린다. 이때 팔목을 바깥으로 돌리지 말고 덤벨을 세워 들어 올린다.

Help me 노크지 ▶ 몸이 흔들리거나 팔꿈치가 벌어지면 어깨에 힘이 들어가 운동 효과가 떨어지게 된다.

03 누워서 덤벨 앞으로 나란히 하기

라잉 덤벨 트라이셉스 익스텐션 Lying Dumbbell Triceps Extension

팔꿈치에서부터 광배근까지 삼두근 전체를 단련하는 운동법이다. 바벨이 아닌 덤벨을 사용하므로 더욱 섬세한 자극을 받을 수 있다. 팔 힘이 약한 남성들에게 적극 추천한다.

- 12회/3세트 실시 세트마다 30초 휴식
- 호흡은 덤벨을 내릴 때 뱉고, 올릴 때 강하게 내쉰다
- 삼두근 ★★★★★

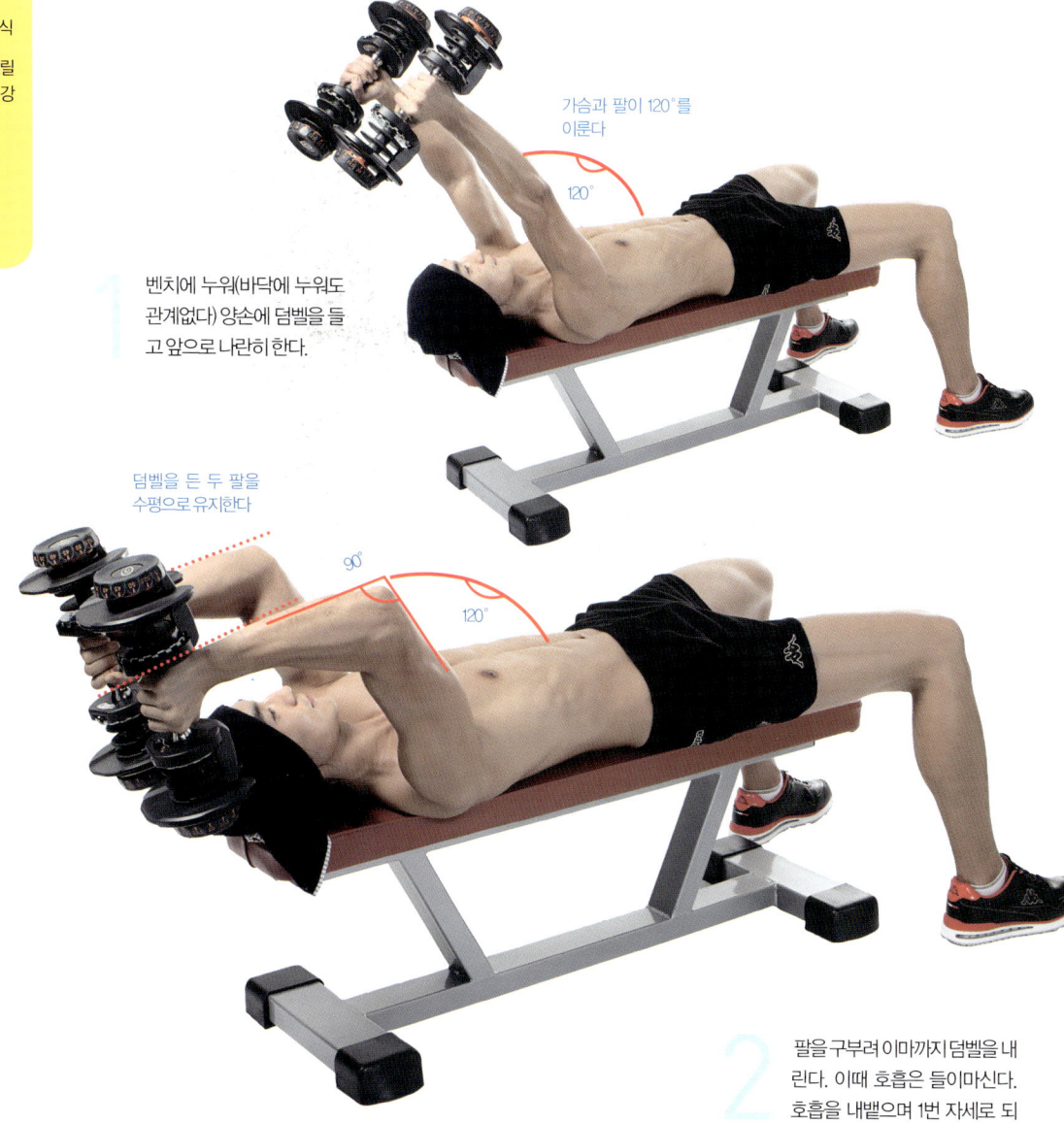

1 벤치에 누워(바닥에 누워도 관계없다) 양손에 덤벨을 들고 앞으로 나란히 한다.

가슴과 팔이 120°를 이룬다

덤벨을 든 두 팔을 수평으로 유지한다

2 팔을 구부려 이마까지 덤벨을 내린다. 이때 호흡은 들이마신다. 호흡을 내뱉으며 1번 자세로 되돌아간다.

Help me 코치 팔꿈치를 가능한 한 움직이지 않도록 고정한다. 팔꿈치의 위치가 안정되어야 높은 운동 효과를 얻을 수 있다.

밴드 위로 들어 올리기

밴드 스탠딩 트라이셉스 익스텐션 Band Standing Triceps Extension

밴드의 업그레이드 버전인 핏 스틱(Fit Stick)을 이용한 최신 운동법. 조금만 관리를 소홀히 해도 근육의 라인이 달라지는 삼두근. 삼두근을 길고 가늘게 만들면 어떤 옷을 입어도 맵시 있게 만들어 준다. 근육에 자극을 주면서 오랜 시간 유지시켜 준다.

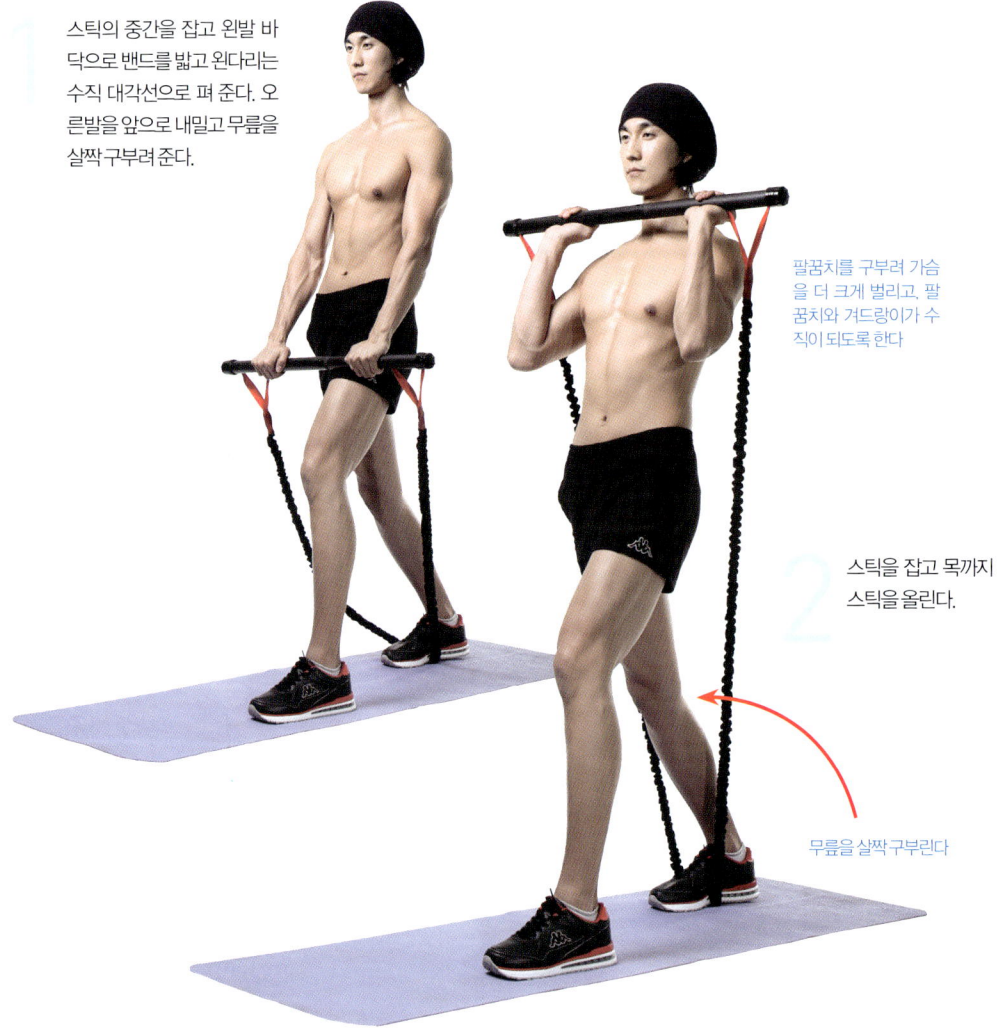

1. 스틱의 중간을 잡고 왼발 바닥으로 밴드를 밟고 왼다리는 수직 대각선으로 펴 준다. 오른발을 앞으로 내밀고 무릎을 살짝 구부려 준다.

팔꿈치를 구부려 가슴을 더 크게 벌리고, 팔꿈치와 겨드랑이가 수직이 되도록 한다

2. 스틱을 잡고 목까지 스틱을 올린다.

무릎을 살짝 구부린다

변형 동작

3 호흡을 내뱉으며 복부와 가슴을 긴장하고 팔을 쭉 펴 머리 위로 밴드의 탄력을 느끼며 들어 올린다.

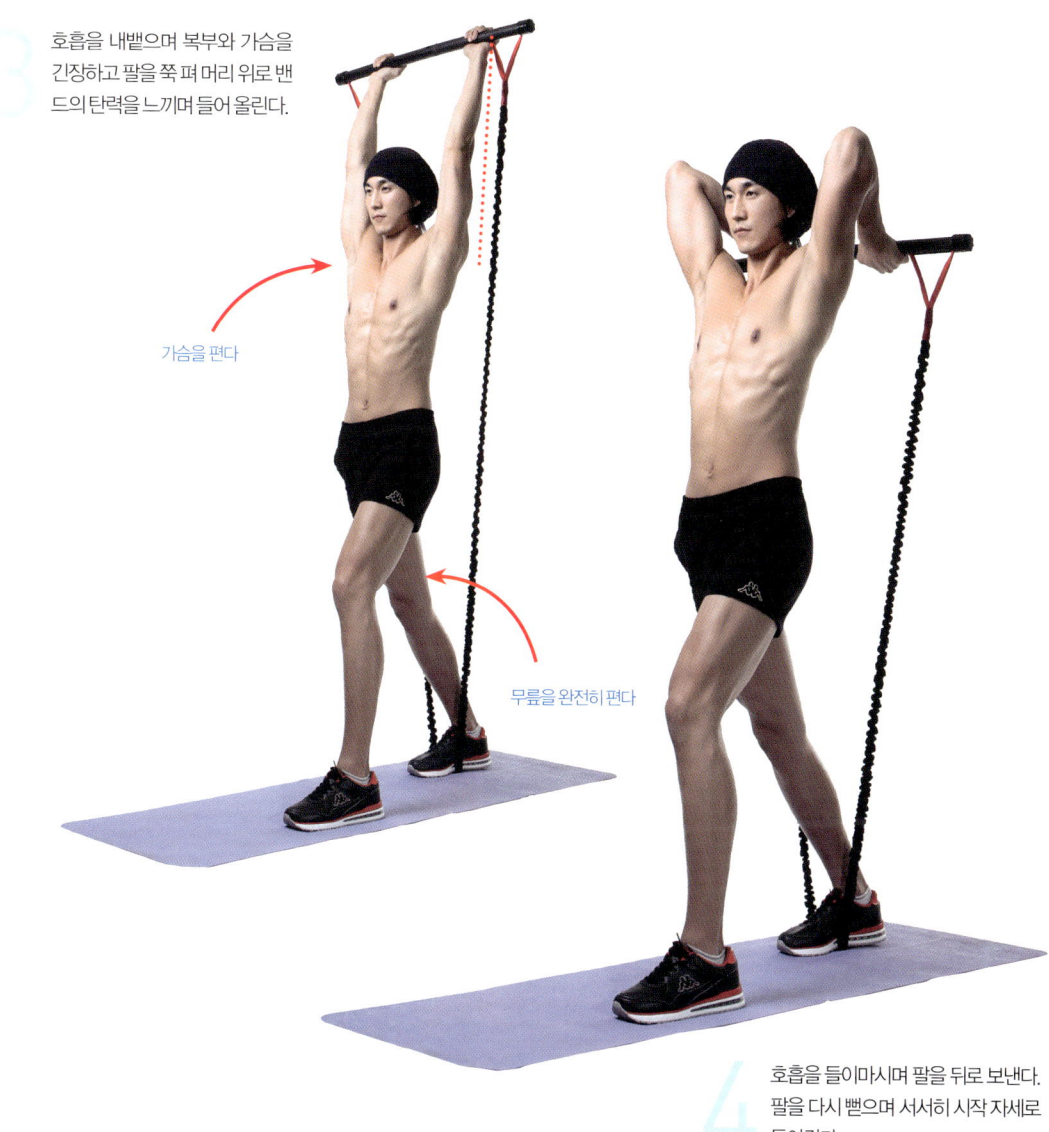

가슴을 편다

무릎을 완전히 편다

4 호흡을 들이마시며 팔을 뒤로 보낸다. 팔을 다시 뻗으며 서서히 시작 자세로 돌아간다.
1세트 12회/ 3세트 실시, 세트마다 30초 휴식

Help me 노크기
밴딩의 강도는 색깔별로 다르다.
Purple〈Yellow〈Red〈Blue〈Green〈Silver (실버 방향으로 갈수록 강도가 강하다)

163

팔뚝

04 손등 위로 덤벨 감아올리기

듀얼 리버스-그립 리스트 컬 Dual Reverse-Grip Wrist Curl

전완근은 잘못 성장시키면 너무 커져 운동한 티를 팍팍 내는 몸이 된다. 여름에 반팔티를 입거나 셔츠의 손목 단추를 채울 때 손목이 두꺼워져 옷 맵시가 떨어지는 불상사가 일어날 수 있다. 그러므로 전완근 운동 시에는 지나친 중량감을 피한다. 가벼운 무게로 무게로 하더라도 충분한 효과를 볼 수 있다.

- **세트** 20회 / 3세트 실시 세트마다 1분 휴식
- **효과** 덤벨이 수평이 되도록 노력한다. 한쪽으로만 기울어지면 어깨를 쓰는 것이다
- **부위** 전완근 ★★★

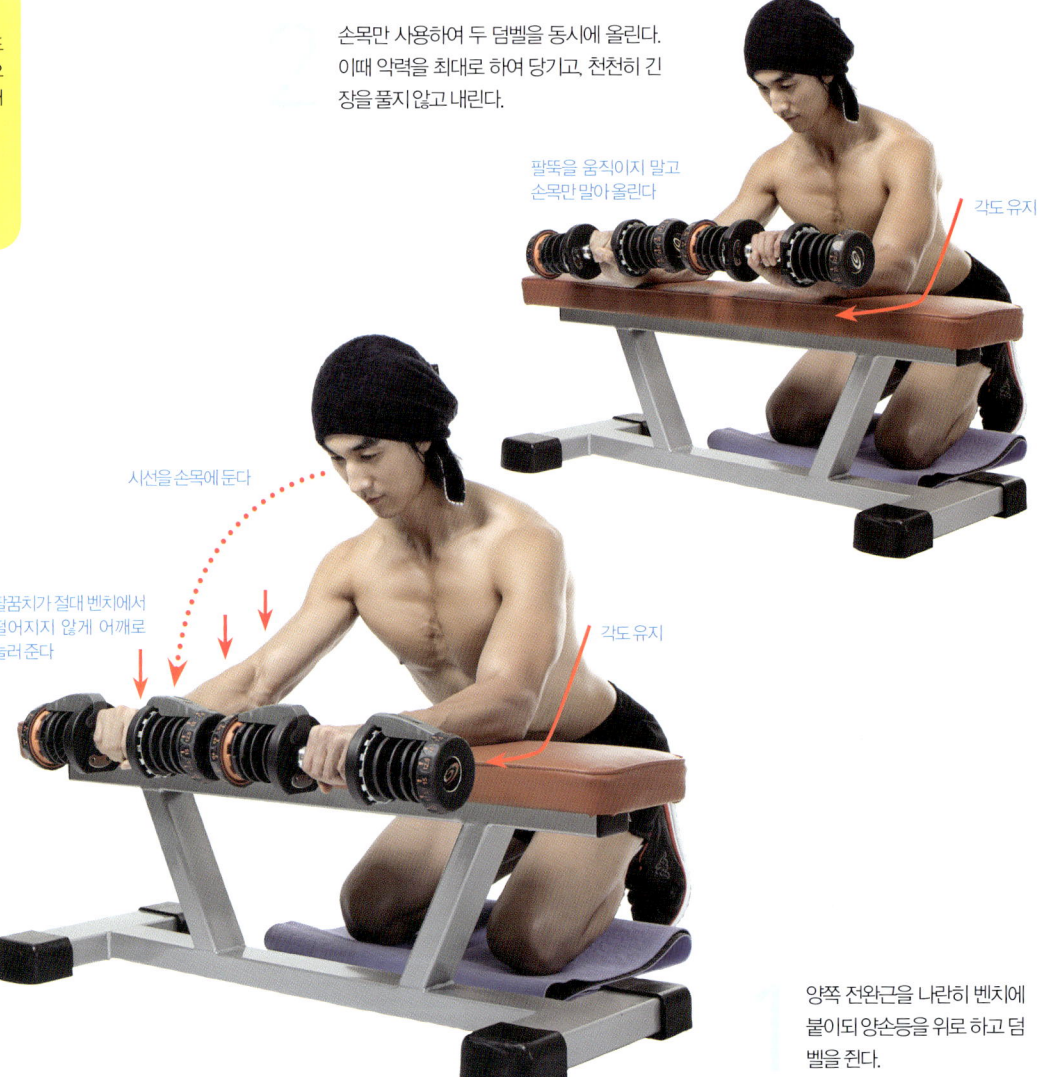

손목만 사용하여 두 덤벨을 동시에 올린다. 이때 악력을 최대로 하여 당기고, 천천히 긴장을 풀지 않고 내린다.

팔뚝을 움직이지 말고 손목만 말아 올린다

각도 유지

시선을 손목에 둔다

팔꿈치가 절대 벤치에서 떨어지지 않게 어깨로 눌러 준다

각도 유지

1 양쪽 전완근을 나란히 벤치에 붙이되 양손등을 위로 하고 덤벨을 쥔다.

Help me 노크지 근육이 피로해졌을 때 새끼손가락이 엄지손가락 밑으로 떨어지지 않도록 주의한다. 수평 유지가 필수다.

05 이두근 집중해서 말아 올리기

컨센트레이션 컬 Concentration Curl

팔 운동을 마무리하는 좋은 운동법이다. 상완이두근을 볼록하게 만들어 준다. 고립형 운동이므로 절대 무거운 덤벨을 사용하지 않도록 한다.

세트	실패 지점까지 3세트 실시 세트마다 30초 휴식
효과	이두근에 느낌을 최대한 느끼면서 천천히 실시한다
부위	이두근 ★★★★★

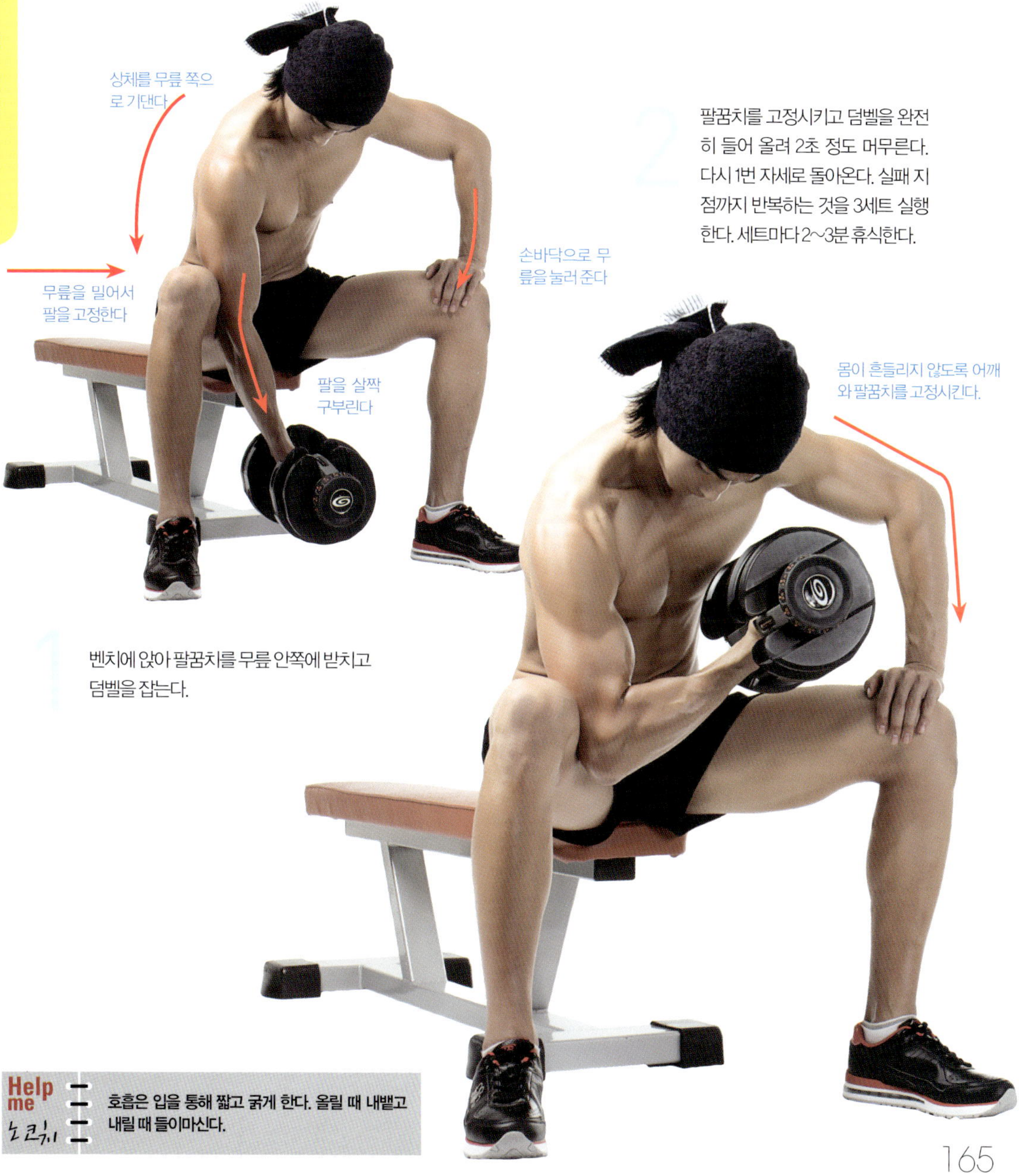

1 벤치에 앉아 팔꿈치를 무릎 안쪽에 받치고 덤벨을 잡는다.

- 상체를 무릎 쪽으로 기댄다
- 무릎을 밀어서 팔을 고정한다
- 팔을 살짝 구부린다
- 손바닥으로 무릎을 눌러 준다

2 팔꿈치를 고정시키고 덤벨을 완전히 들어 올려 2초 정도 머무른다. 다시 1번 자세로 돌아온다. 실패 지점까지 반복하는 것을 3세트 실행한다. 세트마다 2~3분 휴식한다.

- 몸이 흔들리지 않도록 어깨와 팔꿈치를 고정시킨다.

Help me 노크! 호흡은 입을 통해 짧고 굵게 한다. 올릴 때 내뱉고 내릴 때 들이마신다.

It Body Biceps
남자의 강인한 매력
이두근 만들기

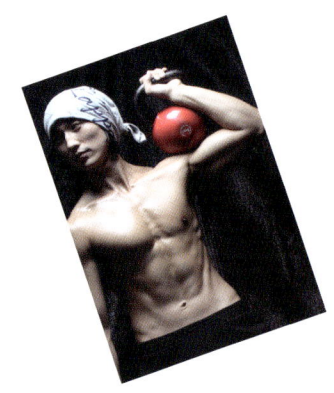

예로부터 '멋진 알통'은 남성스러움과 강인함의 상징이었다. 남자건 여자건 잘 발달한 탐스러운 이두근을 부러워하지 않을 사람은 없다. ==적당하고 잘생긴 이두근은 남자의 좌우 밸런스를 맞추고 부족할 수 있는 옷발을 보완한다.== 긴팔이건 반팔이건 남성 특유의 볼륨을 그대로 외부에 노출시키는 일등 공신이다.

이두근 운동 포인트
이두근 운동은 치팅, 즉 반동의 요령을 익히는 것이 포인트다. 리드미컬하게 운동할 수 있는 힘이 거기에 있다. 너무 가벼워도, 너무 무거워도 근육은 발달하지 않는다. 그렇지만 초보자라면 몸의 반동이 나타나지 않을 정도로 완전히 컨트롤할 수 있는 적당한 무게를 선택해야 한다. 인대 손상이 쉽게 올 수 있는 부위이므로 더욱 주의한다.

옷발 사는 이두근 만들기
옷발 사는 적당한 크기의 볼륨 있는 이두근을 만들기 위한 포인트는 스트레칭이다. 이두근 운동 전후에 스트레칭을 하면 특정 부위만 과하게 두꺼워지지 않는다. 길쭉하고 탄력 있는 보디 라인이 완성되어 입어도 벗어도 섹시한 이두근을 만들 수 있다.

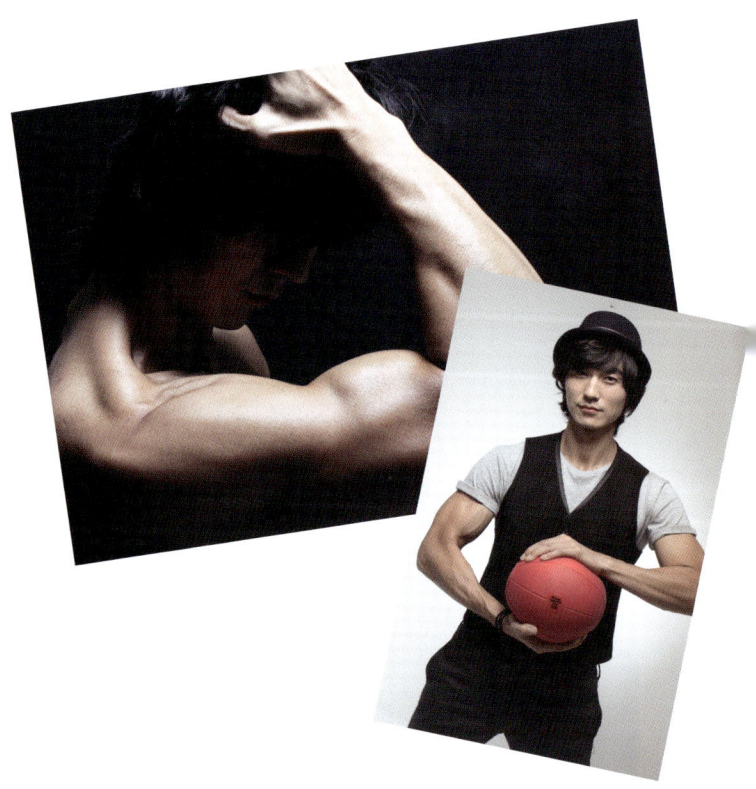

Best 4 이두근 운동 프로그램

1 덤벨 감아 올리기
덤벨 컬 Dumbbell Curl
1세트 12회/ 3세트 실시, 세트마다 30초 휴식

2 한 쪽씩 덤벨 감아 올리기
얼터네이팅 덤벨 컬 Alternating Dumbbell Curl
1세트 20회/ 3세트 실시, 세트마다 30초 휴식

3 앉아서 덤벨 감아 올리기
시티드 덤벨 컬 Seated Dumbbell Curl
1세트 12회/ 3세트 실시, 세트마다 30초 휴식

4 밴드 번갈아 가며 감아 올리기
밴드 얼터네이팅 바이셉스 컬 Band Alternating Biceps Curl
1세트 20회/ 5세트 실시, 세트마다 10초 휴식

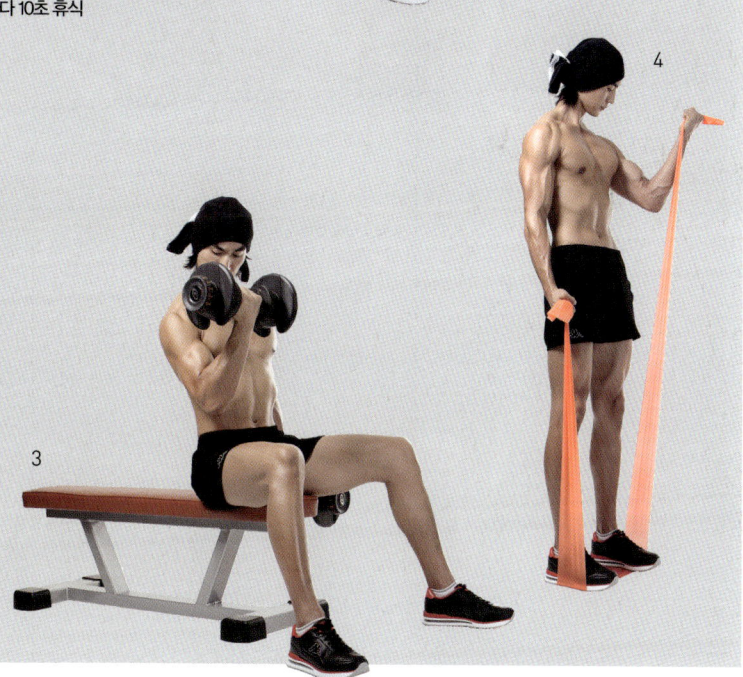

스트레칭

이두근 운동 전후에 꼭 해야 할 스트레칭

상체 운동을 할 때 대부분 팔을 이용하기 때문에 팔의 기능을 잘 통제하고 조절해야 운동 능력을 향상하고 팔의 라인을 멋스럽게 만들 수 있다. 맨즈 잇 보디에서 추천하는 스트레칭은 이런 기능적인 조절까지 가능한 동작이다.

세트 양쪽 팔 각각 10초간 실시
효과 팔 근육을 풀어 준다
부위 팔뚝 ★★★
   이두근 ★★★★★

손바닥 젖혀 팔 늘이기 ①

포암 스트레칭 Forearm Stretching

이두근과 전완근은 물론 손목까지 스트레칭 효과를 줄 수 있는 동작이다. 팔뚝 운동의 포인트는 악력이다. 운동 전후에 포암 스트레칭을 하면 악력을 효과적으로 통제하고 조절할 수 있다.

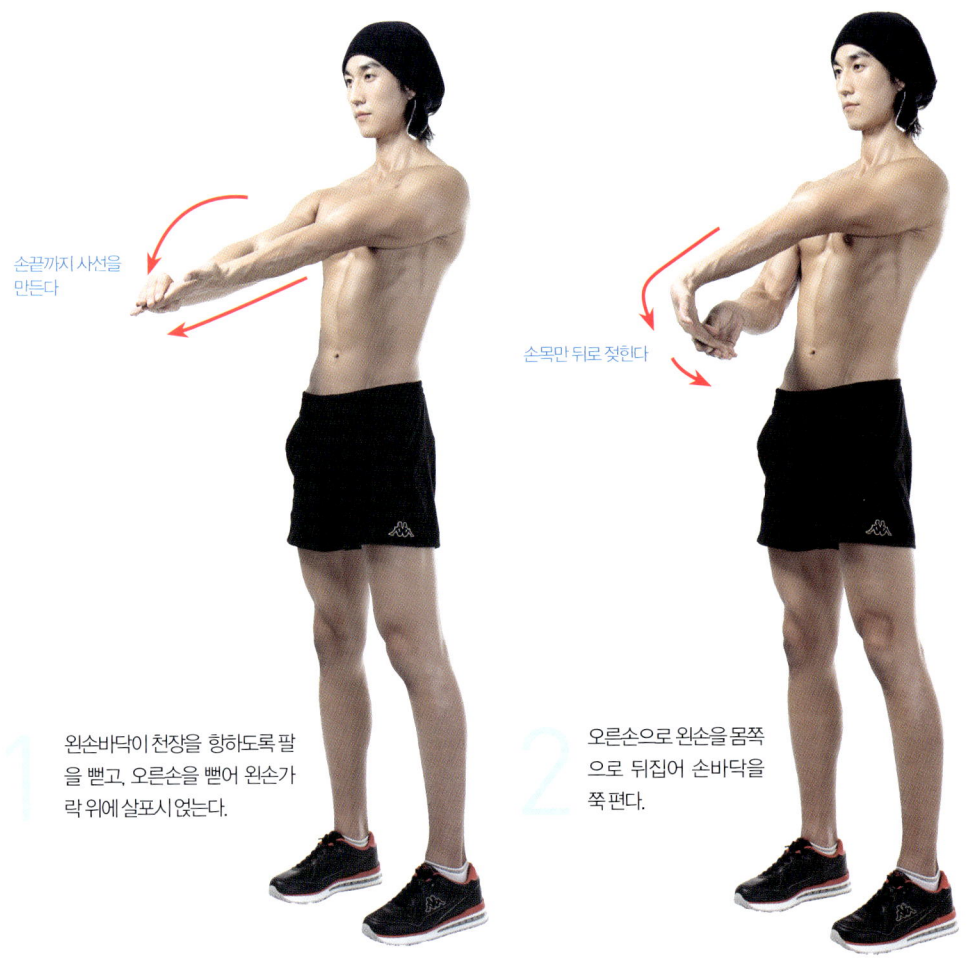

손끝까지 사선을 만든다

손목만 뒤로 젖힌다

1 왼손바닥이 천장을 향하도록 팔을 뻗고, 오른손을 뻗어 왼손가락 위에 살포시 얹는다.

2 오른손으로 왼손을 몸쪽으로 뒤집어 손바닥을 쭉 편다.

벽에 손바닥 대고 이두근 늘이기 ②

월 바이셉스 스트레칭 Wall Biceps Stretching

이두근뿐 아니라 어깨와 가슴 운동 전후에도 활용할 수 있는 3D 스트레칭이다. 운동 전에 움츠려 있던 몸을 활짝 펴 보자.

- 세트 3~6초간 실시
- 효과 이두근, 어깨 가슴 근육을 풀어 준다
- 부위 어깨 ★★★ / 이두근 ★★★★★

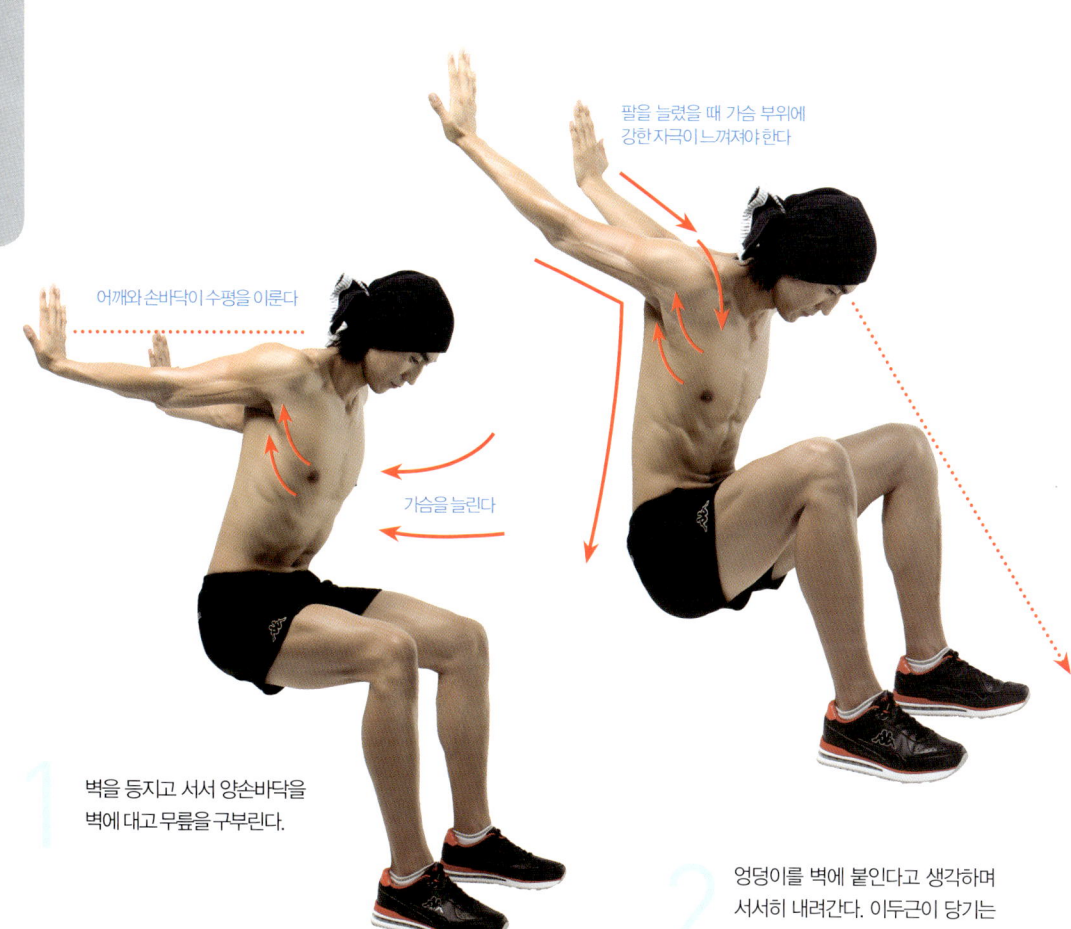

어깨와 손바닥이 수평을 이룬다

팔을 늘렸을 때 가슴 부위에 강한 자극이 느껴져야 한다

가슴을 늘린다

1 벽을 등지고 서서 양손바닥을 벽에 대고 무릎을 구부린다.

2 엉덩이를 벽에 붙인다고 생각하며 서서히 내려간다. 이두근이 당기는 것을 느끼면서 3~6초간 유지한다.

Help me 노리치 목에 무리한 느낌이 온다면 시선을 바닥에 둔다.

이두근

01

덤벨 감아 올리기

덤벨 컬 Dumbbell Curl

이두근의 크기와 힘을 발달시키는 대표적인 팔 운동이다. 신체의 반동을 이용하지 않고 팔꿈치를 고정시킨 상태에서 절제된 동작을 구현하는 것이 핵심이다.

- **세트** 12회/ 3세트 실시
  세트마다 30초 휴식
- **효과** 중량보다 동작을 정확하게 실시하는 게 중요하다
- **부위** 이두근 ★★★★
  삼각근 ★★★

1 양다리를 골반 너비로 벌리고 서서 양손에 덤벨을 든다.

화살표 방향으로 힘을 전달하여 이두근에 긴장을 유지한다

팔을 완전히 펴지말고 이두근에 긴장이 풀리지 않도록 펴지기 직전까지만 내린다

팔꿈치를 고정하고 이두근을 말아 올린다

2 이두근에 집중하면서 호흡을 내쉬며 덤벨을 들어 올린다. 만약 주변에 거울이 있다면 이두근을 바라보는 것도 좋다. 내릴 때는 호흡을 들이마시면서 속도를 절반으로 줄여 서서히 내린다. 이때 이두근의 긴장을 늦추지 말아야 한다.

Help me 노크기 — 무겁지 않은 적당한 무게로 실시하고 있어도 무겁다고 상상하며 실행한다. 조금 더 강한 자극을 받고 싶다면, 무게를 올리는 대신 들어 올릴 때 새끼손가락을 바깥쪽으로 만다. 이두근이 한결 수축되는 느낌을 받을 것이다.

익스코 손잡이 잡고 위아래로 흔들기

익스코 바이셉스 펌핑 XCO Biceps Pumping

사랑하는 여자를 안을 때 남자의 이두근에는 부드럽고도 강력한 임팩트가 필요하다. 딱딱하기만 한 근육보다는 포근한 매력을 갖춘 근육을 완성하기 위해 주3회 정도 실시한다.

변형 동작

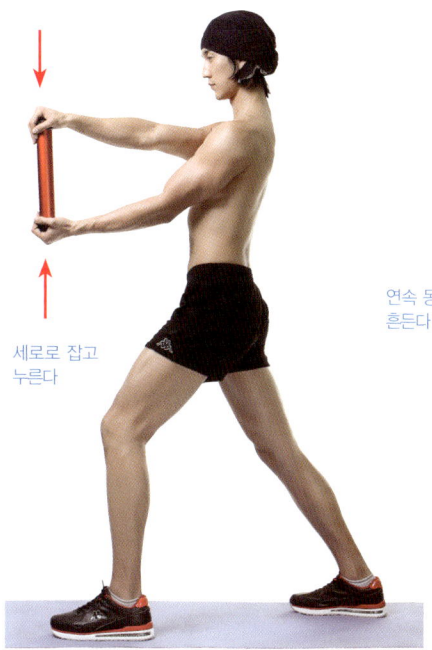

세로로 잡고 누른다

1 익스코(스몰 사이즈)를 준비한다. 두 발을 골반 너비로 서서 왼쪽 무릎을 살짝 구부려 양손으로 익스코 끝을 살포시 감싼다. 익스코 위쪽을 잡은 팔을 쭉 뻗는다. 익스코 아래쪽을 잡은 팔은 뻗어 주되, 팔꿈치를 살짝 구부려 이두근에 힘이 들어갈 수 있도록 세팅한다.

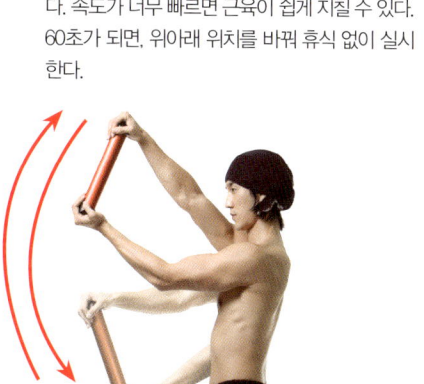

2 준비되면 60초간 익스코를 위아래로 일정한 리듬에 맞춰 흔들어 준다. 60초간 40~50회가 적당하다. 속도가 너무 빠르면 근육이 쉽게 지칠 수 있다. 60초가 되면, 위아래 위치를 바꿔 휴식 없이 실시한다.

연속 동작으로 흔든다

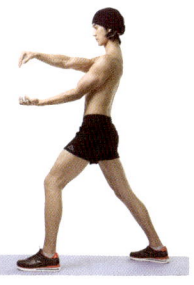

Help me 코치 익스코가 없다면 물통에 물을 담아 실시해 보자. 익스코와 비슷한 운동 효과를 누릴 수 있다.

이두근 02

한 쪽씩 덤벨 감아 올리기

얼터네이팅 덤벨 컬 Alternating Dumbbell Curl

덤벨 컬을 좌우 교대로 실시하는 얼터네이팅 덤벨 컬은 처음 덤벨을 잡은 이들에게 꼭 필요한 기초적인 운동법이다. 섬세한 팔꿈치 각도, 이두근의 수축을 위한 정확한 시선 처리와 호흡법 등을 정확하게 익히자.

- **세트** ▶ 20회/3세트 실시 세트마다 30초 휴식
- **효과** ▶ 양쪽 번갈아 가면서 실시할 때 몸이 흔들리지 않도록 고정시키려 노력한다
- **부위** ▶ 이두근 ★★★★ 삼각근 ★★★

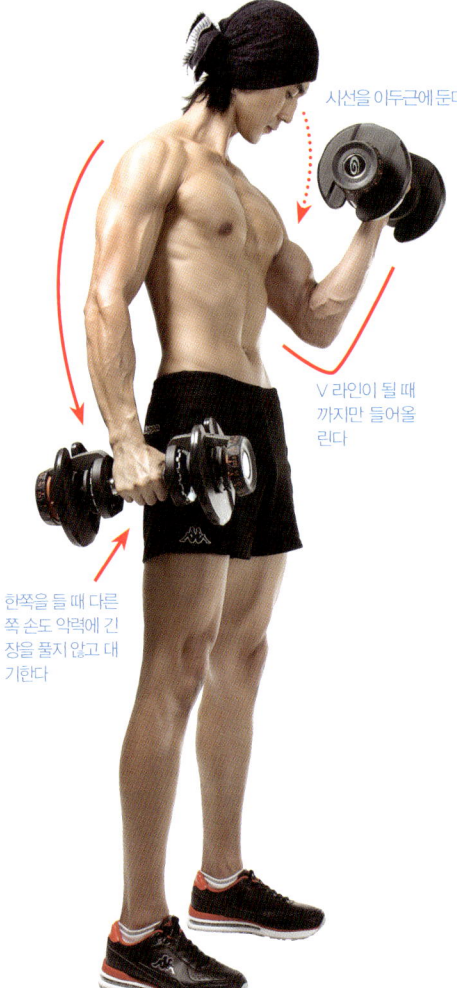

시선을 이두근에 둔다

V 라인이 될 때까지만 들어올린다

한쪽을 들 때 다른 쪽 손도 악력에 긴장을 풀지 않고 대기한다

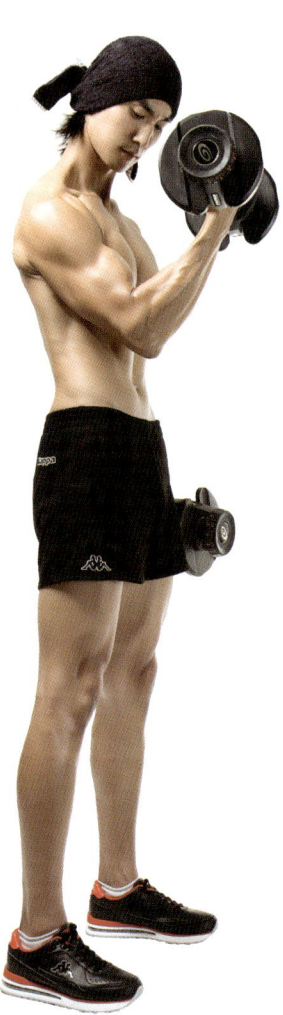

한쪽 팔이 끝남과 동시에 반대쪽 팔도 마찬가지로 실시한다.

다리를 어깨 너비만큼 벌리고 서서 양손에 5kg 정도의 덤벨을 든다. 호흡을 내뱉으며 왼쪽 팔을 구부린다. 덤벨을 들어 올린 팔의 이두근을 한번 더 조였다가 서서히 내린다.

Help me 노하지 시선 처리를 이용하면 집중력을 더욱 발휘할 수 있다. 덤벨을 드는 쪽 이두근을 바라보면서 근육 수축을 눈으로도 확인한다.

03 앉아서 덤벨 감아 올리기

시티드 덤벨 컬 Seated Dumbbell Curl

의자에 앉아서 실시하므로 반동이 최소로 줄어 더 큰 운동 효과를 얻을 수 있는 운동법이다. 팔뚝이 너무 얇아서 고민인 이들에게 적극 추천한다.

- 세트 12회/3세트 실시 세트마다 30초 휴식
- 효과 덤벨이 골반 옆을 스치지 않도록 주의한다
- 부위 이두근 ★★★★ 삼각근 ★★

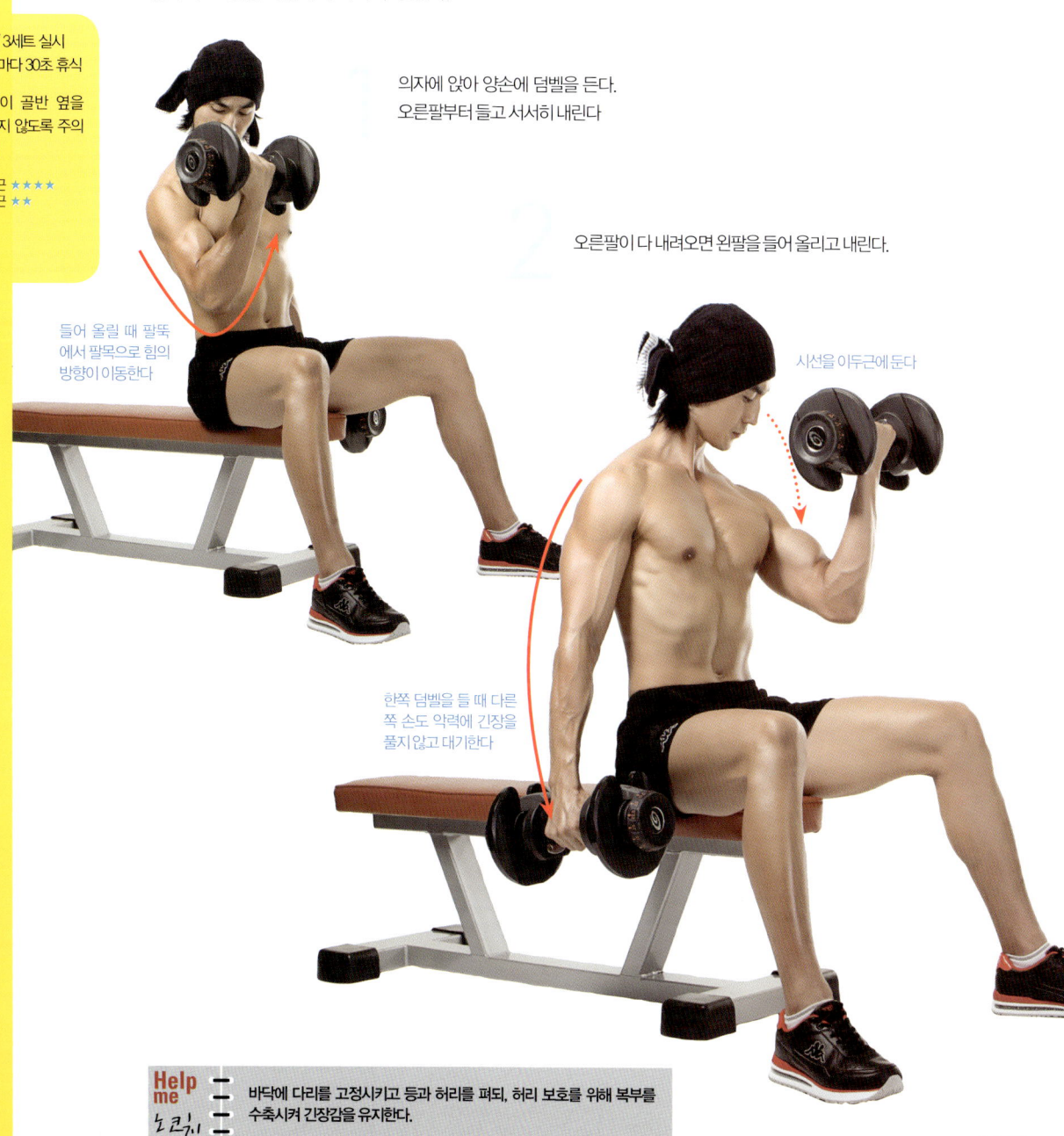

1 의자에 앉아 양손에 덤벨을 든다. 오른팔부터 들고 서서히 내린다

2 오른팔이 다 내려오면 왼팔을 들어 올리고 내린다.

들어 올릴 때 팔뚝에서 팔목으로 힘의 방향이 이동한다

시선을 이두근에 둔다

한쪽 덤벨을 들 때 다른 쪽 손도 악력에 긴장을 풀지 않고 대기한다

Help me 노리가 바닥에 다리를 고정시키고 등과 허리를 펴되, 허리 보호를 위해 복부를 수축시켜 긴장감을 유지한다.

이두근

04 밴드 번갈아 가며 감아 올리기

밴드 얼터네이팅 바이셉스 컬 Band Alternating Biceps Curl

밴드는 저항성이 약하지만 정확히 반복하면 충분한 운동 효과를 얻을 수 있는 운동법이다. 100회를 목표로 더 이상 할 수 없을 만큼 열정적으로 실행하면 달라진 팔 근육을 발견하게 될 것이다. 충분히 펌핑이 된 이두근에 한 번 더 확인 사살을!

세트 20회 / 5세트 실시
세트마다 10초 휴식

효과 강도가 약한 만큼 정확하게 실시해야 한다

부위 이두근 ★★★
삼각근 ★★

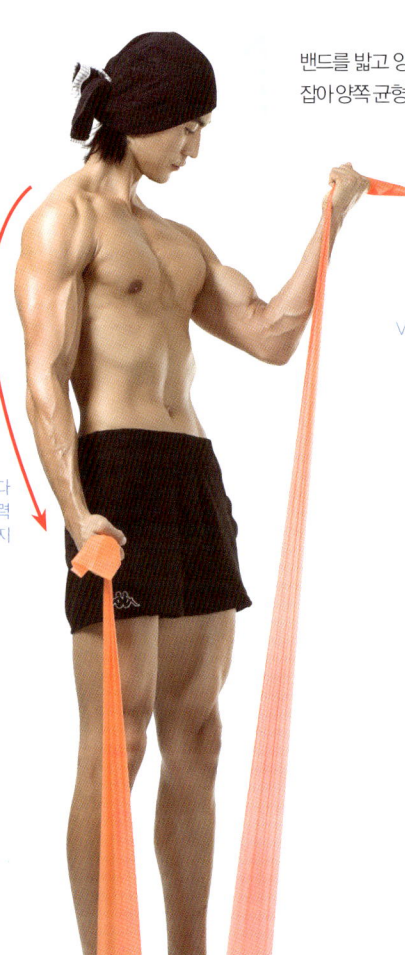

밴드를 밟고 양팔로 밴드를 잡아 양쪽 균형을 맞춘다.

V라인을 만든다

한쪽을 들 때 다른 쪽 손도 악력에 긴장을 풀지 않고 대기한다

시선을 이두근에 둔다

한쪽 팔을 들어 올렸다 내린다. 거울 앞에 서 있다면 눈을 바라본다. 반대쪽도 2번과 같은 방법으로 실시한다. 100회를 목표로 실패 지점까지 반복한다.

Help me 노크지 팔을 감아 올릴 때 입으로 호흡을 내뱉고, 내릴 때 들이마신다.

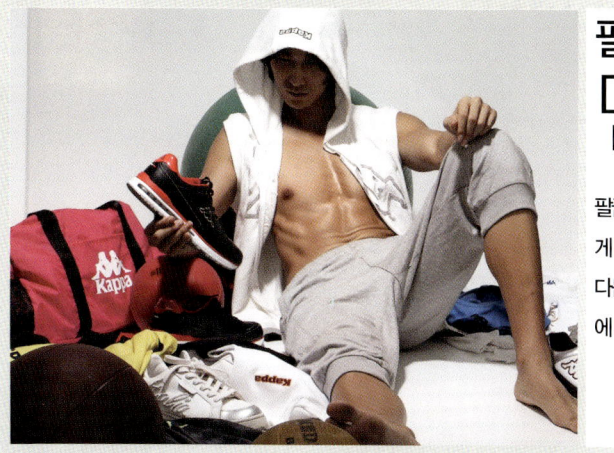

팔뚝, 이두근을 강조한
맨즈 잇 스타일링

팔꿈치에서 광배근까지 삼두근 전체를 단련하는 운동법, 상완이두근을 볼록하게 만들어 주는 이두근 집중해서 말아 올리기 등으로 팔꿈치에서 손목까지 잘 다듬어진 팔이 완성됐다. 그동안 너무 가늘어서 혹은 너무 두꺼워서 긴 셔츠 속에 가려졌던 두 팔을 당당하게 드러낼 때이다.

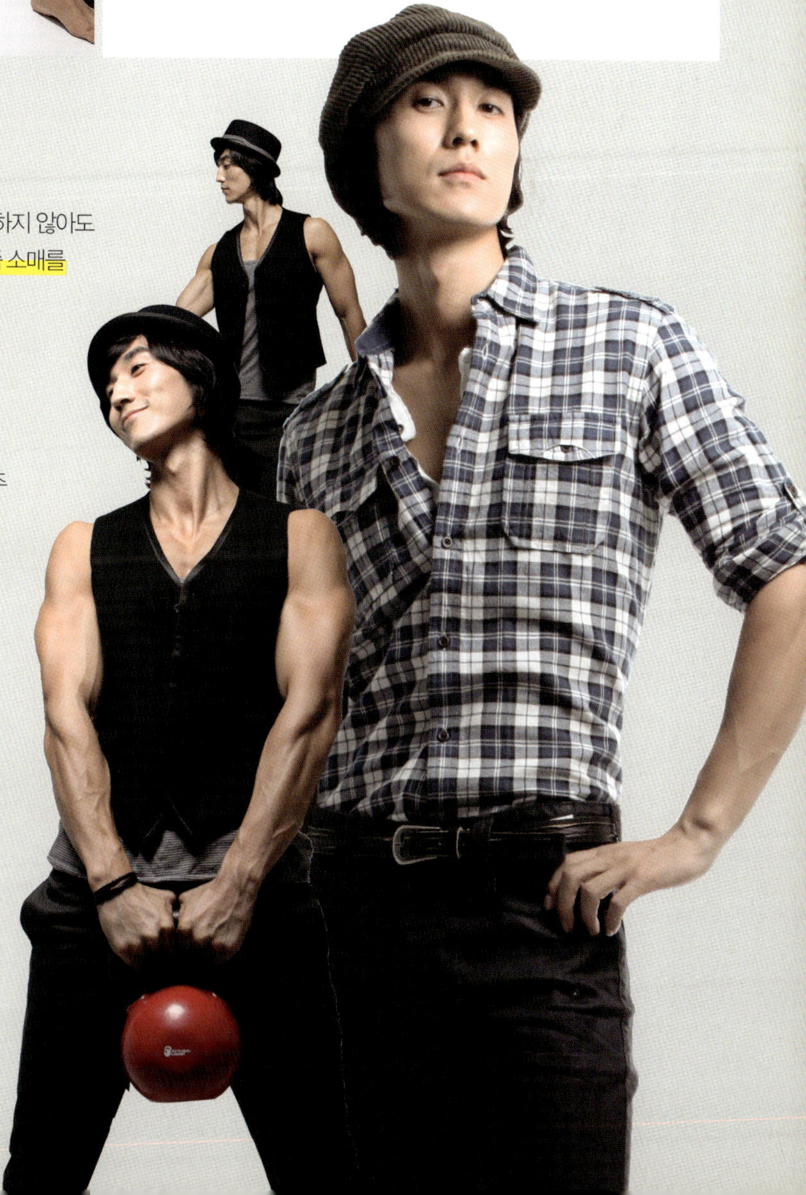

단단한 팔뚝, 볼륨 있는 이두근을 드러내라!

단단한 팔뚝과 볼륨 있는 이두근을 특별한 스타일링을 하지 않아도 그 존재 가치만으로도 최고의 스타일이다. 여성들이 반쯤 소매를 걷어 올린 셔츠를 입은 남자에게 열광하는 이유이다.

접어 올린 화이트 셔츠가 매력적인 이유

팔에 착 감기는 셔츠라면 클래식한 화이트 셔츠든 캐주얼한 체크 셔츠이든 관계 없다. 포인트는 무심한 듯 걷어 올려 살짝 돌출된 힘줄이 자연스럽게 노출되게 하는 것이다.
민소매 티셔츠에 베스트를 걸쳐도 스타일시하고 남성다운 매력을 연출할 수 있다. 민소매가 부담스럽다면 핏이 사는 얇은 니트 혹은 셔츠로 팔뚝을 강조할 수 있다.
베스트와 중절모를 매치해 젊은 감각과 클래식한 멋의 두 마리 토끼를 한 번에 잡을 수 있다.

잇 아이템 셔츠, 민소매 티셔츠, 베스트, 얇은 니트, 중절모

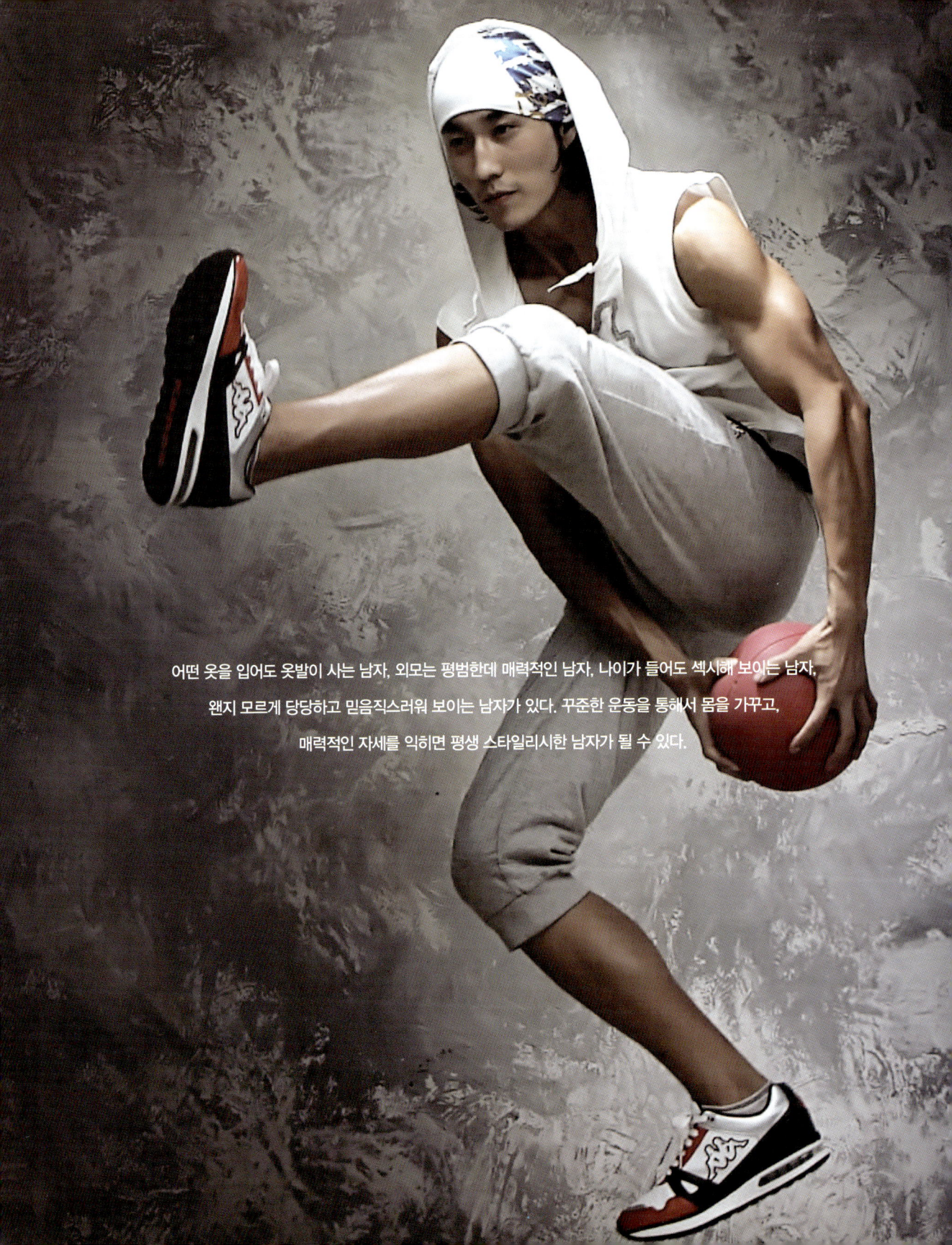

어떤 옷을 입어도 옷발이 사는 남자, 외모는 평범한데 매력적인 남자, 나이가 들어도 섹시해 보이는 남자, 왠지 모르게 당당하고 믿음직스러워 보이는 남자가 있다. 꾸준한 운동을 통해서 몸을 가꾸고, 매력적인 자세를 익히면 평생 스타일리시한 남자가 될 수 있다.

PART 3

Keep Your Body Stylish

남자의 몸, **스타일리시하게** 유지하라

It Body _ Step One

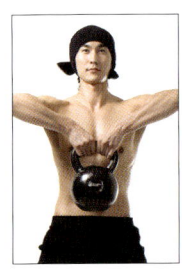 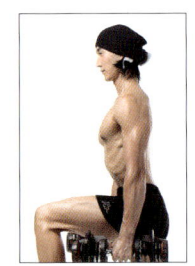 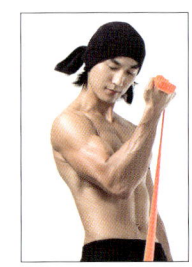

Weekly Exercise 4-1 Program

주별 운동 프로그램은 자신의 약한 부분을 공략하고 개선하는 데 중점을 둔 4-1 프로그램이다. 타입별 기본 4주로 진행되며 4주가 될 때마다 식단 조절을 멈추고 1주일간 휴식 후 다시 운동을 시작한다. 휴식 후 운동은 근육의 발달을 도와주고, 4주마다 1주일씩 휴식하면 운동에 대한 강박관념 없이 평생 운동을 즐길 수 있다. 이 기간에 걷기, 스트레칭, 농구 등 가벼운 마음으로 스포츠를 즐긴다. 1주일간 휴식이 끝나면 다시 다음 타입으로 전환해 4주간 진행한다.

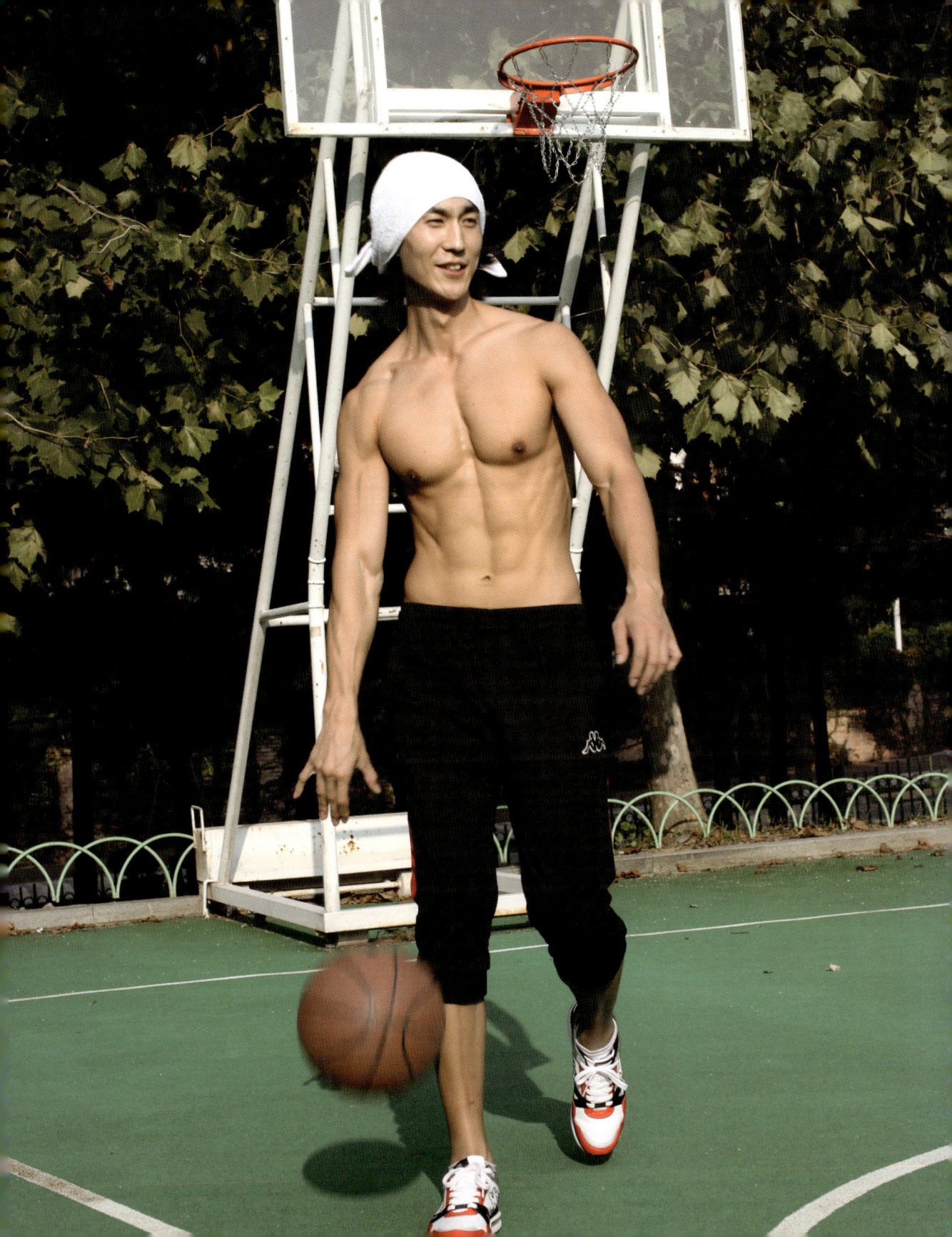

슬림한 몸매에 적당한 근육
대문자 'I'형

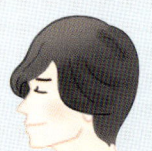

전신의 균형미를 잡아 주면서도 운동으로 인해 피로가 쌓이지 않는 프로그램을 소개한다. 군살 없이 탄탄한 근육과 몸의 곡선을 섹시하게 드러내는 볼륨 있는 몸으로 한 단계 업그레이드할 수 있다.

▶ 몸을 더욱 탄탄하고 볼륨 있게 완성하라!

- 부위별로 나눠서 집중 운동하는 분할 트레이닝(복부에서 가슴 등 부위별로 넘어갈 때마다 3~5분간 휴식)을 실시한다.
- 무겁지 않은 운동 기구를 이용한 웨이트 트레이닝으로 운동 프로그램을 구성한다.
- 특정 부위에 집중하지 말고 고루 실시한다.
- 운동 강도가 높지 않기 때문에 하루도 빠지지 말고 실시해야 한다.
- 웨이트 트레이닝은 주중에만 하고 주말에는 유산소 운동을 통해서 몸에 피로를 풀어 준다.
- 4주마다 I→S→D→R 타입으로 전환한다.

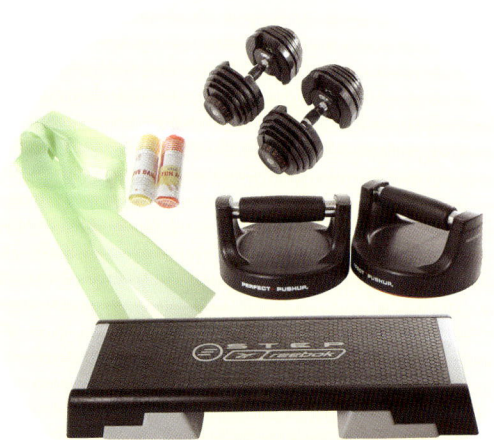

필요 운동 도구
무게 조절 덤벨 | 스텝박스 | 밴드 | 푸시업 바 | 철봉

Type 1
위클리 운동 프로그램

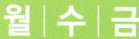

월 | 수 | 금

부위별 3~5분간 휴식

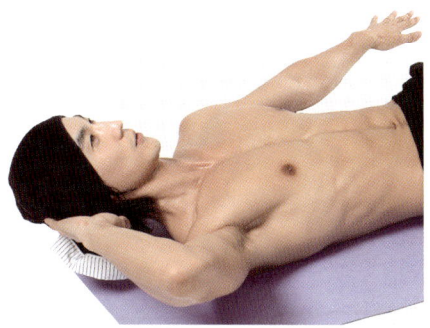

복부

Step 1_ 철봉에 매달려 다리 들기 | Hanging Leg Raise
1세트 12회/ 3세트 실시, 세트마다 30초 휴식

Step 2_ 사선으로 복부 말아 올리기 | Side Crunch
1세트 10회/ 3세트 실시, 세트마다 30초 휴식

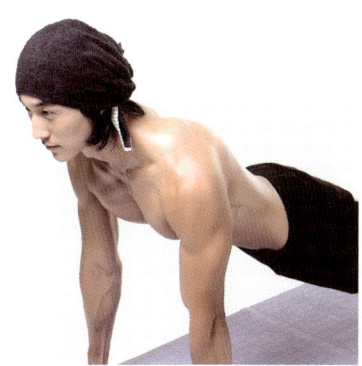

가슴

Step 3_ 주먹 쥐고 팔 굽혀 펴기 | Fist Push-Up
1세트 10회/ 10세트 실시, 세트마다 10초 휴식

Step 4_ 팔을 구부려 깊게 앉기 | Dips
1회 20회/ 3세트 실시, 세트마다 30초 휴식

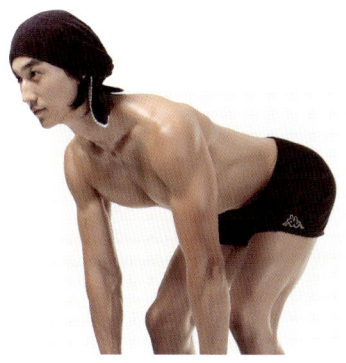

등허리

Step 5_ 덤벨 들고 상체 숙였다 펴기 | Dumbbell Dead Lift
1세트 12회/ 5세트 실시, 세트마다 1분 휴식

Step 6_ 덤벨 들어 올리기 | Dumbbell Row
1회 8회/ 휴식 없이 3세트 실시

Step 7_ 밧줄 더블 웨이브
Rope Double Wave
1회 30초/ 3세트 실시, 세트마다 30초 휴식

Type 1

화 | 목 | 토

부위별 3~5분간 휴식

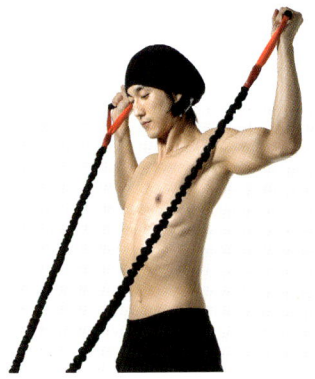

어깨

Step 1_ 밴드 잡고 팔 올리기 & 뒤로 젖히기
Band Uprightrow & Rotation
1세트 12회 / 5세트 실시, 세트마다 30초 휴식

Tip_ 어깨 전면 근육을 모두 사용하는 대부분의 엘리트 체육인들이 실행하는 베스트 운동법이다. 다른 동작에 비해 한 번에 많은 관절을 움직이는 동작이므로 최대한 정확한 느낌으로 실시한다.

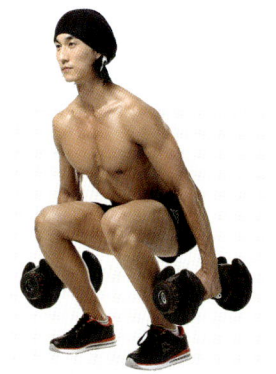

엉덩이

Step 2_ 덤벨 들고 앉았다 일어서기 | Dumbbell Squat
1세트 20회 / 5세트 실시, 세트마다 1분 휴식

Step 3_ 덤벨 들고 무릎 구부리기 | Dumbbell Walking Lunge
1세트 10회 / 휴식 없이 3세트 가볍게 실시

Tip_ 양쪽 다리를 모두 다 해야 한 세트!

Step 4_ 누워서 엉덩이 들어 올리기
Supine Bridging
1세트 18회 / 3세트 실시, 세트마다 30초 휴식

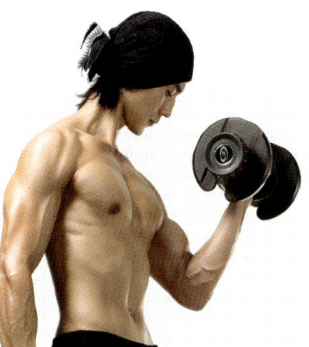

이두근

Step 5_ 한 쪽씩 덤벨 감아 올리기
Alternating Dumbbell Curl
1세트 12회 / 3세트 실시, 세트마다 30초 휴식

Step 6_ 앉아서 덤벨 감아 올리기 | Seated Dumbbell Curl
1세트 12회 / 3세트 실시, 세트마다 30초 휴식

Type 1

일요일

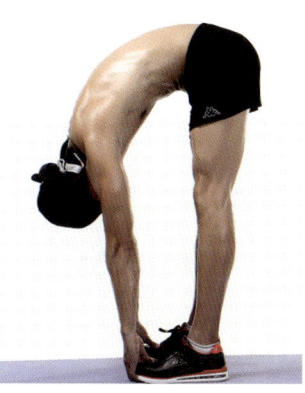

전신 운동

Step 1_ 등산 Mountain Climbing
스트레스를 해소하고 차분한 마음을 기를 수 있다.

Step 2_ 30분 뛰기 Interval Running
운동장 1바퀴를 기준으로 반 바퀴 가볍게 조깅, 반 바퀴 전력 질주

* **Tip_** 12바퀴 달리고 스트레칭 후 바로 샤워한다. 상쾌한 기분과 함께 몸이 한 단계 업그레이드된 느낌을 받을 수 있다.

| MONTHLY | WEEKLY | DAILY | MEMO | INFO |

베스트 식단

단백질을 강화한 몸짱 식단

대문자 'I'형은 과식이나 폭식을 하지 않는 유형이기 때문에 슬림한 몸매와 적당한 근육을 유지하는 일이 그리 어렵지 않다. 특별히 식단을 제한할 필요 없이, 횟수를 늘리면서 단백질 양을 늘리고 간식을 줄인다.

아침 식사	현미밥 1공기, 닭가슴살 1+1/2조각, 김치 5조각, 멀티비타민, 고단위 비타민 B군
2시간 후	베이글 1개, 계란 프라이, 무지방우유 200㎖, 비타민 C
2시간 후	고구마 1/2개, 야채 주스 200㎖
2시간 후	닭가슴살 셰이크(닭가슴살 200g + 무지방우유 200㎖), 야채샐러드, 아몬드 10알, 호밀빵 1개
운동 직전	블랙커피, 바나나 1개
운동 직후	바나나 1개, 프로틴파우더셰이크
2시간 후	닭가슴살 셰이크(닭가슴살 200g + 무지방우유 200㎖)
취침 2시간 전	삶은 계란 5개(흰자만), 두유 200㎖

마른 비만형
소문자 'b'형

월·수·금/토요일 2가지 운동 프로그램을 제시한다. 운동의 목적은 근육 펌핑으로 탄력 넘치는 보디라인을 만들면서도 누적된 피로를 해소하는 것. 조금만 무리해도 몸에 피로가 쉽게 쌓이는 편이므로 피로를 최소화하면서도 탄력 있는 몸으로 가꾸는 근지구력운동을 시행한다.

▶근지구력을 키워라!

- 월·수·금요일은 프로그램에 따라 집약해서 운동하고, 토요일은 가볍게 사이클을 즐긴다.
- 운동 동작을 충분히 숙지한 후, 휴식 없이 진행하는 전신 운동 프로그램인 서킷 트레이닝(스텝 1에서 10까지 부위별로 넘어갈 때마다 휴식 없이 진행)을 실시한다.
- 스텝 1에서 10까지 실시하면 1세트, 총 3세트 실시. 1세트마다 3~5분 휴식, 0.5ℓ 수분 섭취.
- 체력이 향상되면 운동 횟수를 늘린다.
- 배가 들어가고 허벅지와 엉덩이가 빵빵해짐을 느끼면, 대문자 'I'형 운동 프로그램으로 전환한다.
- 4주마다 b→I→R→i 타입으로 전환한다.

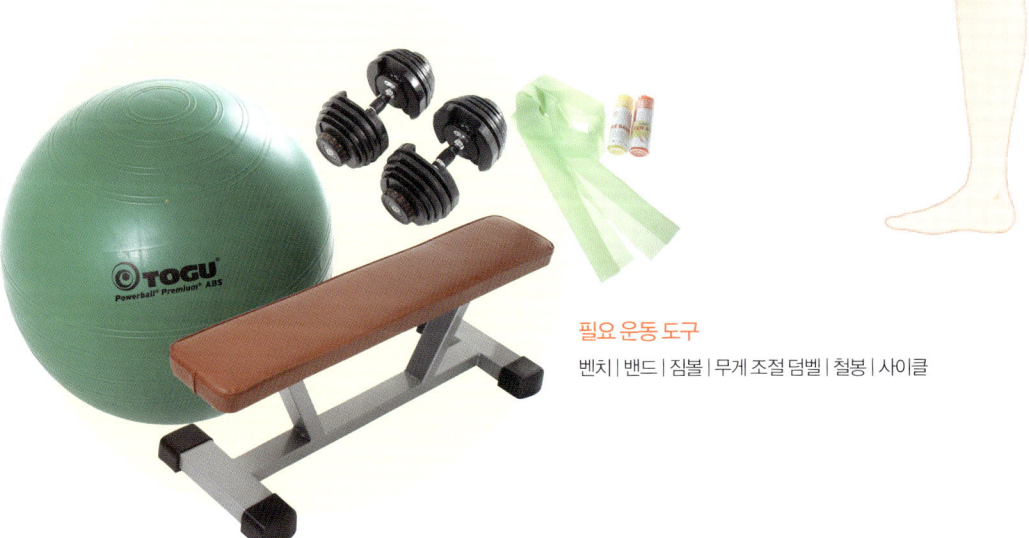

필요 운동 도구
벤치 | 밴드 | 짐볼 | 무게 조절 덤벨 | 철봉 | 사이클

Type 2
위클리 운동 프로그램

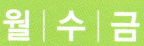
월 | 수 | 금
부위별 휴식 없이 진행

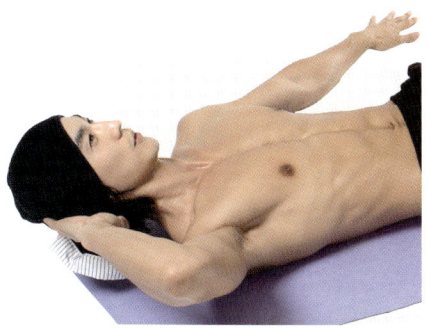

복부

Step 1_ 사선으로 복부 말아 올리기 | Crunch
1세트 12회/ 5세트 실시, 세트마다 20초 휴식
*Point_ 매트에 허리를 붙이고 실시해야 명품 복사근을 만들 수 있다.

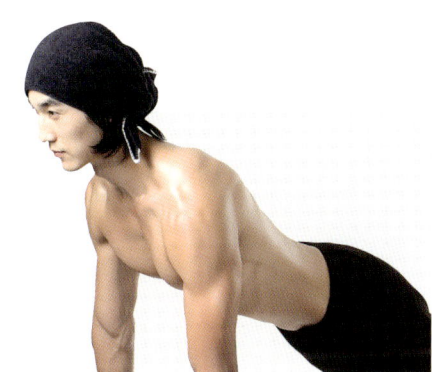

가슴

Step 2_ 의자에 기대어 팔 굽혀 펴기 | Bench Push-Up
휴식 없이 1세트 20회

Step 3_ 짐볼에 기대어 팔 굽혀 펴기 | Ball Push-Up
휴식 없이 1세트 20회

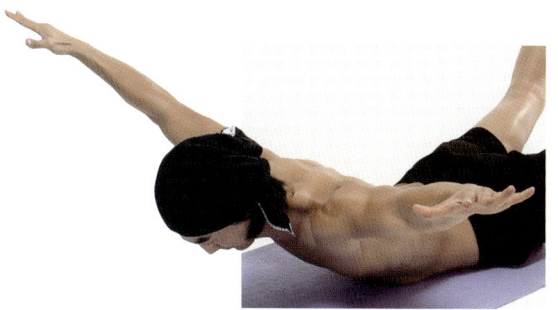

등허리

Step 4_ 허리 젖히기 | Back Extension
휴식 없이 1세트 20회

Step 5_ 밴드 잡고 몸통 회전하기 | Band Trunk Rotation
휴식 없이 1세트 20회

Type 2

월 | 수 | 금
부위별 휴식 없이 진행

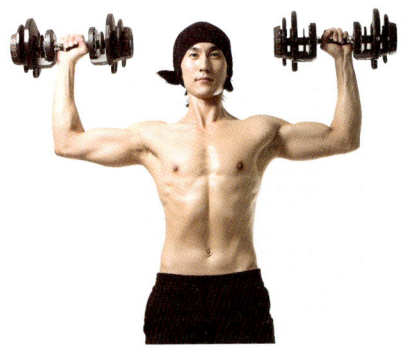

어깨

Step 6 _ 머리 위로 덤벨 들어 올리기
Dumbbell Shoulder Press
휴식없이 1세트 20회

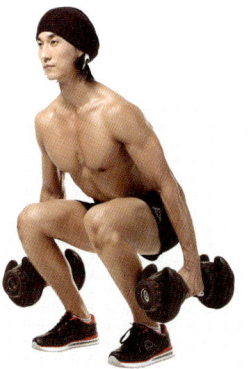

엉덩이

Step 7 _ 덤벨 들고 앉았다 일어서기 | Dumbbell Squat
휴식없이 1세트 20회

Step 8 _ 한쪽 다리 펴고 상체 숙이기
One-Leg Stiff Dead Lift
휴식없이 1세트 20회

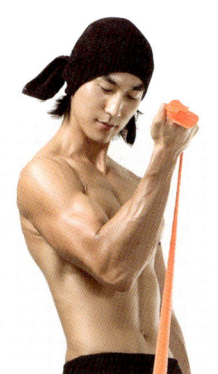

이두근, 삼두근

Step 9 _ 밴드 번갈아 가며 감아 올리기
Band Alternating Biceps Curl
휴식 없이 1세트 20회

Step 10 _ 누워서 덤벨 앞으로 나란히 하기
Lying Dumbbell Triceps Extension
1세트 12회 / 3세트 실시, 세트마다 30초 휴식

Type 2

토요일

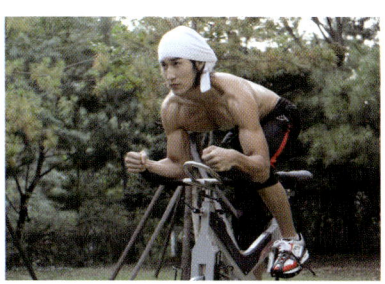

전신 운동

Step 1_ 사이클 20km Cycle

매일 운동 전 강도 20% 10분, 운동 후 40% 강도로 20분

* **Tip_** 운동이 끝나고 족욕이나 반신욕으로 몸의 피로를 풀어 준다. 20분 반신욕 시, 땀이 나기 시작하면 레몬주스 또는 시원한 물 한 잔을 마셔 수분을 보충해 준다. 반신욕 후에 몸이 처지는 것을 막고, 컨디션을 좋게 하는 데도 매우 효과적이다.

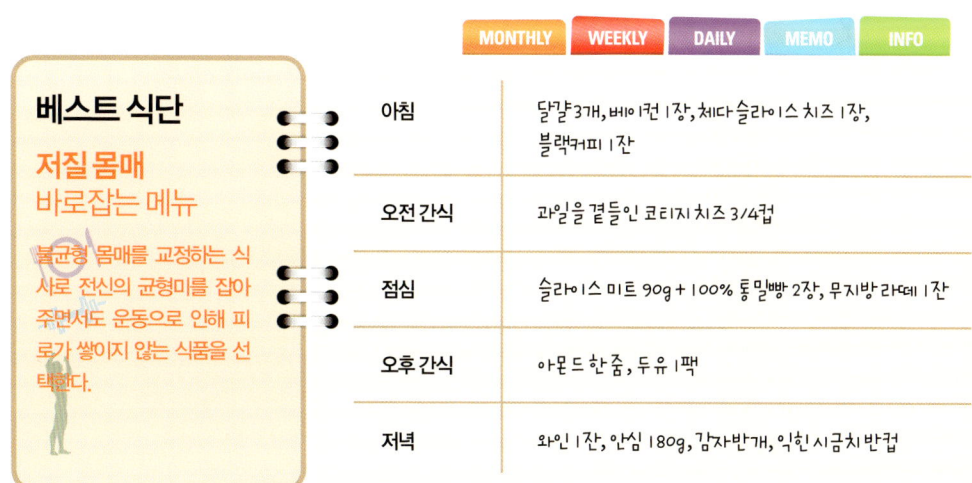

베스트 식단

저질 몸매
바로잡는 메뉴

불균형 몸매를 교정하는 식사로 전신의 균형미를 잡아주면서도 운동으로 인해 피로가 쌓이지 않는 식품을 선택한다.

아침	달걀 3개, 베이컨 1장, 체다 슬라이스 치즈 1장, 블랙커피 1잔
오전 간식	과일을 곁들인 코티지 치즈 3/4컵
점심	슬라이스 미트 90g + 100% 통밀빵 2장, 무지방 라떼 1잔
오후 간식	아몬드 한줌, 두유 1팩
저녁	와인 1잔, 안심 180g, 감자 반개, 익힌 시금치 반컵

5주 셀프 운동 기록표

위에서 소개한 스텝 1~10을 1분씩 했을 때 10분 안에 끝낸다면, 기초 체력은 완성된 상태이므로 대문자 'T'형 운동 프로그램으로 전환한다. 전환하는 시점을 정확하게 파악하기 위해서는 운동 시간을 기록해야 한다. 아래의 표는 가장 이상적인 변화의 예이다. 금요일은 주중의 피로가 누적된 상태라 다른 요일에 비해 기록이 저조하고, 월요일은 주말 휴식을 통해서 체력을 회복함으로써 다른 요일에 비해 기록이 향상됐다. 4주 운동 후 5주차에 휴식한다.

*5주 운동 기록표 작성법 샘플

요일		월요일	화요일	수요일	목요일	금요일
1주차	1세트	20초/3분 10초		20초/3분 15초	휴식	20초/4분 18초
	2세트	20초/3분 30초		20초/3분 25초		20초/4분 44초
	3세트	20초/3분 50초		20초/3분 55초		20초/5분 8초
2주차	1세트	20초/2분 50초	휴식	20초/3분 10초	휴식	20초/3분 50초
	2세트	20초/2분 57초		20초/3분 30초		20초/4분 10초
	3세트	20초/3분 10초		20초/3분 50초		20초/4분 33초
3주차	1세트	30초/7분 10초	휴식	30초/7분 12초		30초/7분 30초
	2세트	30초/7분 35초		30초/7분 28초		30초/7분 43초
	3세트	30초/7분 50초		30초/7분 57초		30초/8분 10초
4주차	1세트	30초/6분 45초	휴식	30초/7분 8초	휴식	30초/7분 15초
	2세트	30초/6분 58초		30초/7분 22초		30초/7분 28초
	3세트	30초/7분 17초		30초/7분 43초		30초/7분 55초
5주차		휴식	휴식	휴식	휴식	휴식

5-Weeks Self Program

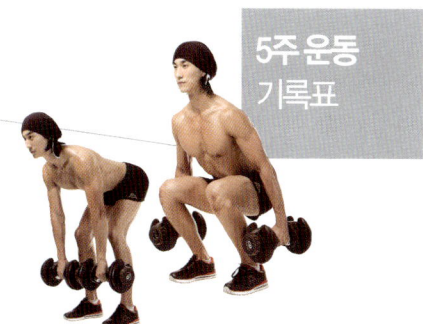

5주 운동 기록표

*5주 셀프 운동 기록표

요일 / 기록	월요일	화요일	수요일	목요일	금요일
1주차		휴식		휴식	
2주차		휴식		휴식	
3주차		휴식		휴식	
4주차		휴식		휴식	
5주차		휴식		휴식	

Weekly Exercise Program

부실한 하체와 늘어진 뱃살
대문자 'R'형

화·수/목·금/토·일요일에 하체와 엉덩이를 중심으로 한 전신 운동을 비교적 낮은 강도로 실시한다. 상체 운동보다는 다소 시간이 걸리지만 하체 파워와 탄력적인 엉덩이를 키우는 것이 먼저다. 일단 하체가 단련되면 상체 역시 자연스레 발달하게 된다. 남성 호르몬 분비를 증가시키는 3대 운동인 스쿼트, 데드 리프트, 벤치 프레스가 정답이다.

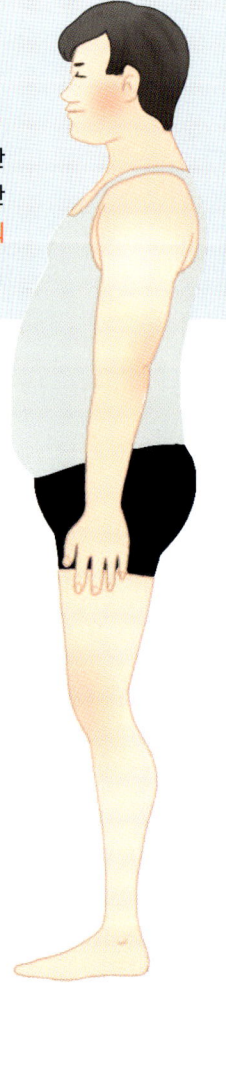

▶하체의 파워를 최대로 끌어올려라!

- 부위별 집중 운동 프로그램인 분할 트레이닝(대퇴사두근에서 엉덩이 등 부위별로 넘어갈 때마다 3~5분간 휴식)을 적용한다.
- 대문자 'R'형은 하체 운동을 주로 해야 하는데, 월요일부터 하체 운동을 하면 지나친 피로로 한 주를 시작하게 되므로 화요일부터 운동을 실시한다.
- 4주마다 R→i→b→l 타입으로 전환한다.

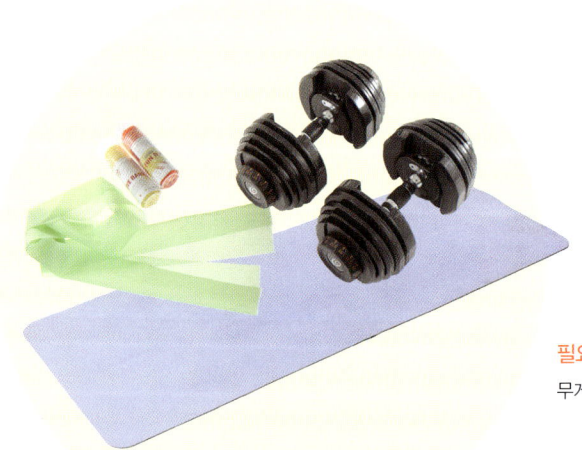

필요 운동 도구
무게 조절 덤벨 | 철봉 | 밴드 | 매트 | 벤치

Type 3
위클리 운동 프로그램

화 | 수

부위별 3~5분간 휴식

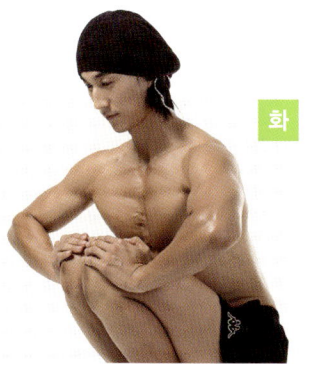

화 **대퇴사두근**

Step 1_ 한쪽 다리 걸치고 앉았다 일어서기
One-Leg Split Squat
1세트 8회/ 3세트 실시, 세트마다 1분 휴식

Step 2_ 무릎 잡고 쪼그려 앉기
Knee Closing Squat
1세트 12회/ 10세트 실시, 세트마다 10초 휴식

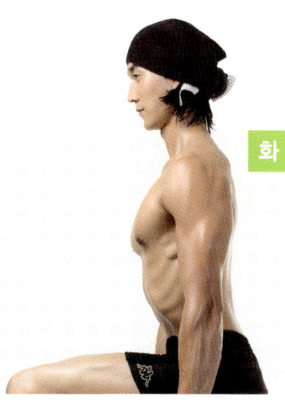

화 **엉덩이**

Step 3_ 밧줄 한 쪽씩 위아래로 흔들기 Rope Single Wave
1세트 10초/ 3세트 실시, 세트마다 10초 휴식

Step 4_ 스텝박스 위에 뛰어올라 앉았다 일어서기
Step-Box Jumpingt Squat
1세트 12회/ 3세트 실시, 세트마다 1분 휴식

Step 5_ 누워서 엉덩이 들어 올리기 Supine Bridging
1세트 10회/ 3세트 실시, 세트마다 30초 휴식

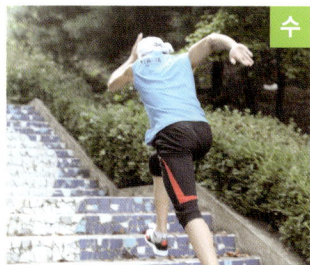

수 **전신 운동**

Step 1_ 계단 달리기 Stair Running
30분. 조깅하는 속도로 한 칸씩 올랐다가 천천히 걸어 내려온다.

*Point_ 계단 운동은 전신 운동에 속한다. 하체의 힘을 길러 스피드를 향상시키고 심폐를 강화시킨다.

191

목｜금

부위별 3~5분간 휴식

Type 3

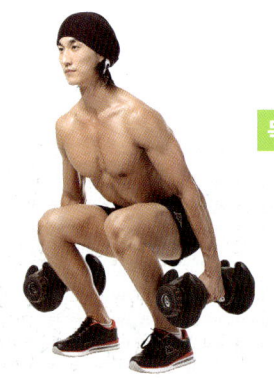

목 　엉덩이

Step 1 _ 케틀벨 앞뒤로 흔들기 | Kettlebell Swing
1세트 12회/ 5세트 실시, 세트마다 30초 휴식

Step 2 _ 덤벨 들고 무릎 구부리기 | Dumbbell Walking Lunge
1세트 10회/ 3세트 실시, 세트마다 1분 휴식

Step 3 _ 한쪽 다리 펴고 상체 숙이기 | One-Leg Stiff Dead Lift
1세트 6회/ 3세트 실시, 세트마다 30초 휴식

Step 4 _ 스텝박스 위에 뛰어올라 앉았다 일어서기
Step-Box Jumping Squat
1세트 8회/ 3세트 실시, 세트마다 1분 휴식

Step 5 _ 누워서 엉덩이 들어 올리기
Supine Bridging
1세트 10회/ 3세트 실시, 세트마다 10초 휴식

* **Tip _** 운동 중 15분에 한 번씩 200㎖ 수분 섭취

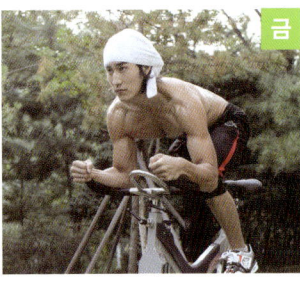

금 　전신 운동

Step 1 _ 야외 사이클 Cycle Road

* **Tip _** 야외에서 자전거를 즐기는 잇 맨들이 늘고 있다. 마니아층은 하루에 200㎞를 달리기도 한다. 대표적인 하체 운동인 자전거 타기를 통해 체중 감량에도 도전해 보자. 초보자라면 10㎞부터 시작한다.

Type 3

토 | 일

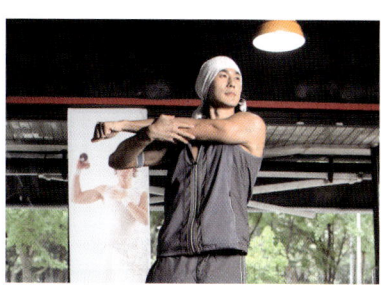

전신 운동

Step 1_ 휴식 또는 아침에 가벼운 수영 Swimming
25m 레인 기준 왕복 10회

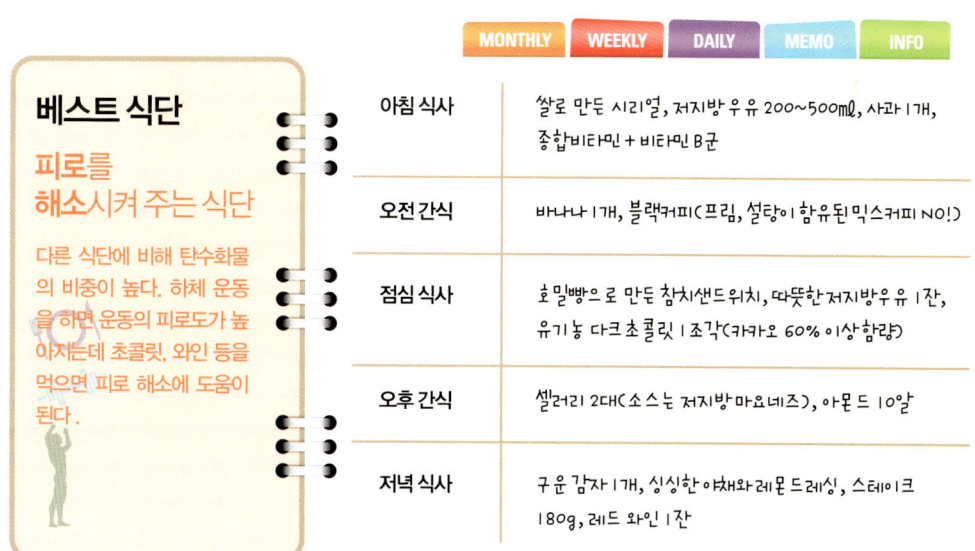

베스트 식단

피로를 해소시켜 주는 식단

다른 식단에 비해 탄수화물의 비중이 높다. 하체 운동을 하면 운동의 피로도가 높아지는데 초콜릿, 와인 등을 먹으면 피로 해소에 도움이 된다.

아침 식사	쌀로 만든 시리얼, 저지방 우유 200~500㎖, 사과 1개, 종합비타민 + 비타민 B군
오전 간식	바나나 1개, 블랙커피(프림, 설탕이 함유된 믹스커피 NO!)
점심 식사	호밀빵으로 만든 참치샌드위치, 따뜻한 저지방우유 1잔, 유기농 다크 초콜릿 1조각(카카오 60% 이상 함량)
오후 간식	셀러리 2대(소스는 저지방마요네즈), 아몬드 10알
저녁 식사	구운 감자 1개, 싱싱한 야채와 레몬 드레싱, 스테이크 180g, 레드 와인 1잔

가슴까지 살이 오른 아기돼지 스타일
대문자 'B'형

활동량도 많지만 음식 섭취량이 우월한 남재! 과식과 폭식을 서슴지 않고, 체지방이 온몸 구석구석에 쌓여 있다. 그러나 채식 위주로 식사하고, 끊임없이 움직이면 평균 체중으로 돌아올 수 있다. 아침 공복 상태에서 운동을 하면 효율적으로 체지방을 분해할 수 있고, 하루 기초신진대사량도 늘릴 수 있다. **매일 유산소 운동을 하고 요일별 무산소 운동을 결합**하면 대문자 'B'형도 잇맨이 될 수 있다.

▶ 유산소 운동으로 엄청난 체지방을 몰아내라!

- 월·수·금은 전신 운동 프로그램인 서킷 트레이닝(스텝 1에서 6까지 부위별로 넘어갈 때마다 휴식 없이 진행)으로 체지방을 감량하고, 화·목·토는 서킷 트레이닝과 부위별로 나눠서 운동하는 분할 트레이닝(대퇴사두근에서 엉덩이 등 부위별로 넘어갈 때마다 3~5분간 휴식)을 결합하여 취약 부분을 강화한다.
- 스텝 1에서 6을 휴식 없이 3세트 실시, 세트마다 3분 휴식. 1세트마다 0.5ℓ 수분 섭취.
- 매일 아침 30분 조깅은 본 운동보다 중요하다. 몸을 칼로리 소비 형태로 바꿀 수 있다.
- 먹는 것으로 스트레스를 풀지 말자. 규칙적으로 식사하고, 배변하는 습관을 기른다.
- 산책을 즐기고 계단을 자주 이용하자.
- 4주마다 B→b→I→S 타입으로 전환한다.

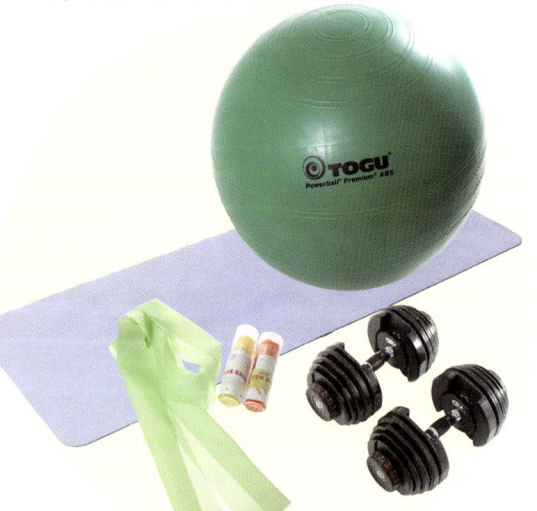

필요 운동 도구
무게 조절 덤벨 | 짐볼 | 스텝박스 | 밴드 | 매트

Type 4
위클리 운동 프로그램

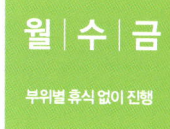
월 | 수 | 금
부위별 휴식 없이 진행

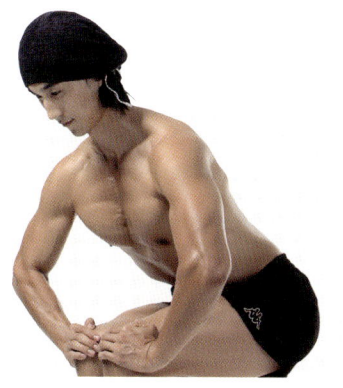

대퇴사두근
Step 1 _ 무릎 잡고 쪼그려 앉기 | Knee Closing Squat
휴식 없이 20회

Step 2 _ 한 쪽씩 벤치에 다리 올리기 | One-Leg Step-Up
휴식 없이 5회

엉덩이
Step 3 _ 스텝박스 위에 뛰어올라 앉았다 일어서기
Step-Box Jumping Squat
휴식 없이 10회

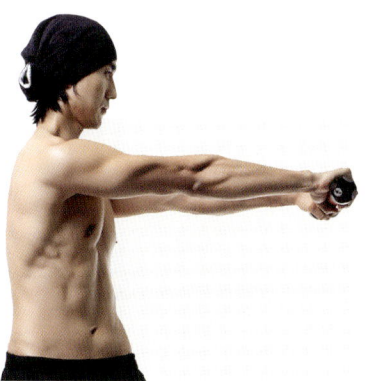

등허리
Step 4 _ 덤벨 들어 올리기 | Dumbbell Row
휴식 없이 20회

Step 5 _ 밴드 잡고 몸통 회전하기 | Band Trunk Rotation
휴식 없이 12회

Step 6 _ 익스코를 이용한 몸통 회전하기 | XCO Rotation
휴식 없이 20회

Type 4

화 | 목 | 토
서킷, 분할 트레이닝 동시 진행

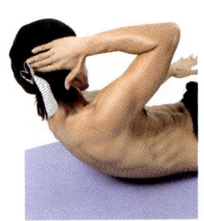

복부
Step 1_ 사선으로 복부 말아 올리기 Side Crunch
휴식 없이 30회

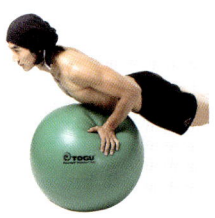

가슴
Step 2_ 짐볼에 기대어 팔 굽혀 펴기
Ball Push-Up
휴식 없이 5회

Step 3_ 밧줄 양쪽으로 흔들기 Rope Single Snake
1세트 30초/3세트 실시, 세트마다 30초 휴식

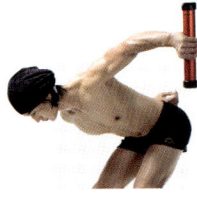

이두근
Step 4_ 익스코 손잡이 잡고 위아래로 흔들기
XCO Biceps Pumping
1세트 30초/3세트 실시, 세트마다 30초 휴식

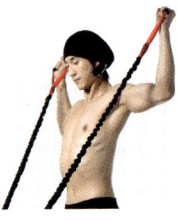

어깨
Step 5_ 밴드 잡고 팔 올리기 & 뒤로 젖히기
Band Uprightrow & Rotation
휴식 없이 10회

Step 6_ 밴드 잡고 옆으로 한쪽 팔 들어 올리기
One-Arm Side Lateral Raise
휴식 없이 12회

Type 4

일요일

전신 운동

등산 혹은 공원 걷기 | Mountain Climbing
휴식 없이 30분

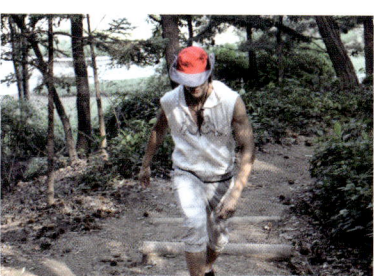

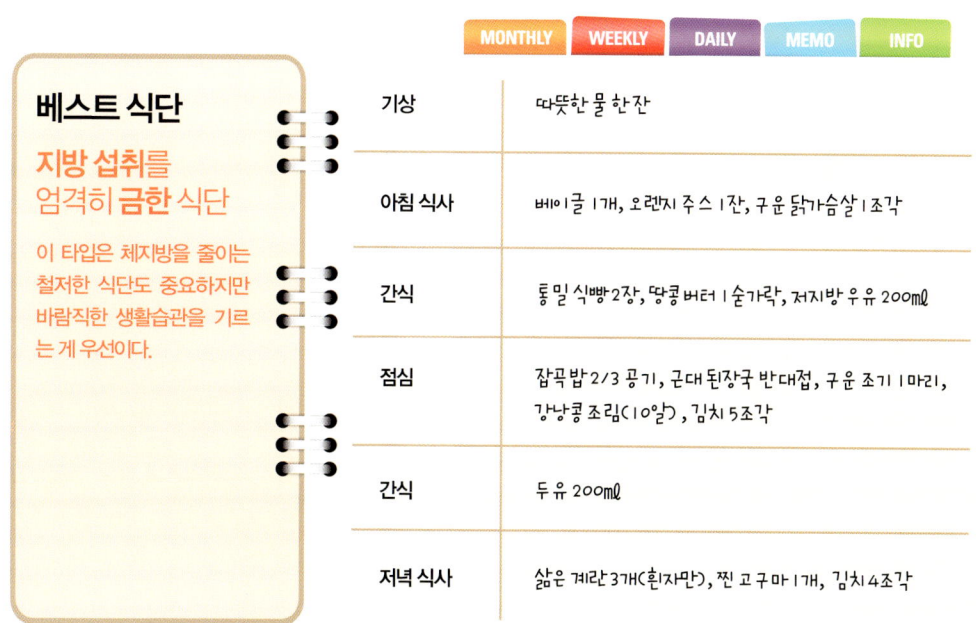

베스트 식단

지방 섭취를
엄격히 **금한** 식단

이 타입은 체지방을 줄이는 철저한 식단도 중요하지만 바람직한 생활습관을 기르는 게 우선이다.

기상	따뜻한 물 한 잔
아침 식사	베이글 1개, 오렌지 주스 1잔, 구운 닭가슴살 1조각
간식	통밀 식빵 2장, 땅콩 버터 1숟가락, 저지방 우유 200㎖
점심	잡곡밥 2/3공기, 근대 된장국 반대접, 구운 조기 1마리, 강낭콩 조림(10알), 김치 5조각
간식	두유 200㎖
저녁 식사	삶은 계란 3개(흰자만), 찐 고구마 1개, 김치 4조각

땀 흘리는 거대 덩치
과도한 'S'형

덩치가 크고, 그만큼 땀도 많은 타입이다. 대식가이면서 칼로리 소모도 높은 편이다. 전형적인 웨이트 트레이닝 운동법을 적용, 땀 흘리는 뚱보에서 진짜 남자로 다시 태어나자. 월·화·수요일에는 근육 증대를, 목·금·토요일에는 섬세한 근육을 만드는 프로그램을 제안한다.

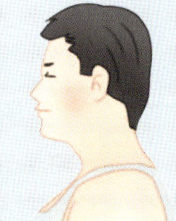

▶ 전신 근력 강화로 뚱보 탈출!

- 부위별 집중 운동 프로그램인 분할 트레이닝(등허리에서 이두근 등 부위별로 넘어갈 때마다 3~5분간 휴식)을 한다.
- 허리가 약한 체형이므로 허리를 강화시키는 운동을 먼저 실시한다. 모든 운동이 끝난 후에는 반드시 복부 운동을 실행한다.
- 운동 프로그램이 끝난 뒤 유산소 운동 20분 필수! 장소, 시간에 관계 없이 맨손으로 쉽게 할 수 있는 제자리 뛰기를 추천한다.
- 운동 전후에는 바나나 1개 또는 사과 1개를 먹는다. 매 세트마다 한 모금씩 수분을 섭취한다.
- 4주마다 S→I→D→i 타입으로 전환한다.

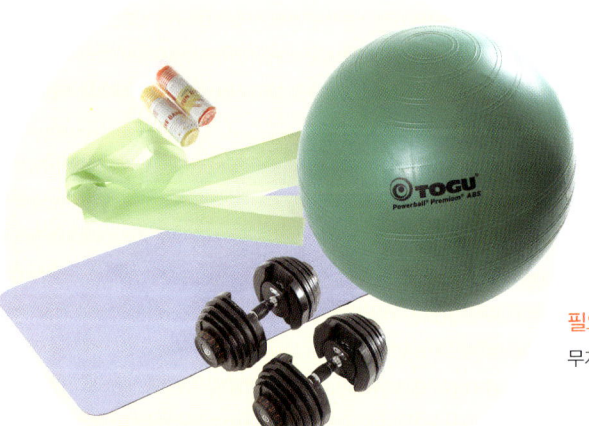

필요 운동 도구
무게 조절 덤벨 | 스텝박스 | 밴드 | 짐볼 | 매트 | 벤치

Type 5
위클리 운동 프로그램

월요일
부위별 3~5분간 휴식

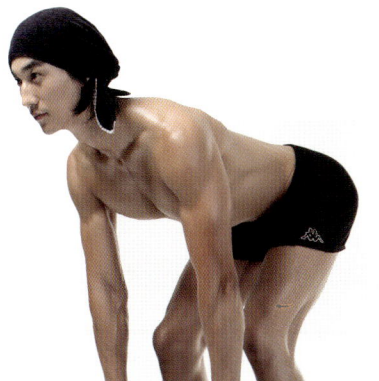

등허리

Step 1_ 허리 젖히기 Back Extension
1세트 12회/ 3세트 실시, 세트마다 30초 휴식

Step 2_ 덤벨 들고 상체 숙였다 펴기 Dumbbell Dead Lift
1세트 12회/ 3세트 실시, 세트마다 1분 휴식

Step 3_ 덤벨 들어 올리기 Dumbbell Row
1세트 12회/ 3세트 실시, 세트마다 30초 휴식

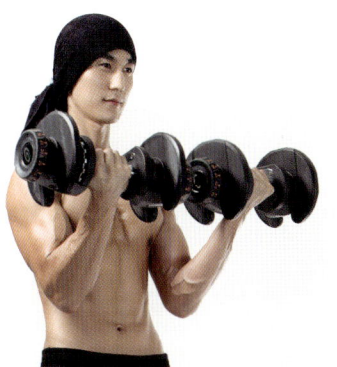

이두근

Step 4_ 익스코 손잡이 잡고 위아래로 흔들기
XCO Biceps Pumping
1세트 30초/ 3세트 실시, 세트마다 30초 휴식

Step 5_ 한 쪽씩 덤벨 감아 올리기
Alternating Dumbbell Curl
1세트 20회/ 3세트 실시, 세트마다 1분 휴식

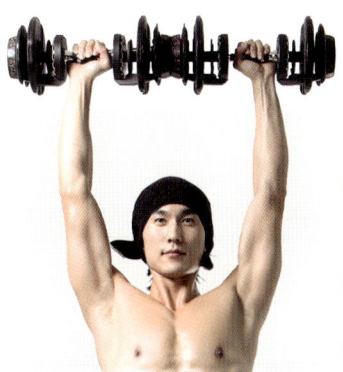

어깨

Step 6_ 케틀벨 머리 위로 교차하며 들어 올리기
Kettlebell Shoulder Press
1세트 2회/ 3세트 실시, 세트마다 1분 휴식

Step 7_ 덤벨 앞으로 들어 올리기 Dumbbell Front Raise
1세트 2회/ 3세트 실시, 세트마다 30초 휴식

Step 8_ 밴드 잡고 옆으로 한쪽 팔 들어 올리기
Band One-Arm Side Lateral Raise
1세트 10회/ 3세트 실시, 세트마다 10초 휴식

화요일
부위별 3~5분간 휴식

Type 5

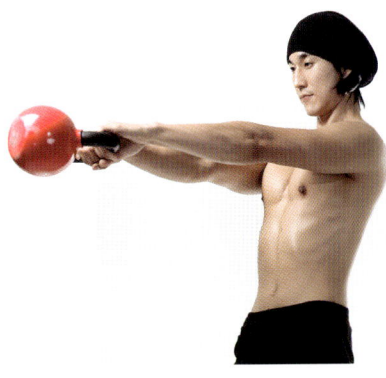

엉덩이

Step 1_ 케틀벨 앞뒤로 흔들기 | Kettlebell Swing
1세트 20회/ 3세트 실시, 세트마다 20초 휴식

Step 2_ 덤벨 들고 무릎 구부리기
Dumbbell Walking Lunge
1세트 12회/ 3세트 실시, 세트마다 30초 휴식

Step 3_ 한쪽 다리 펴고 상체 숙이기
One-Leg Stiff Dead Lift
1세트 8회/ 3세트 실시, 세트마다 1분 휴식

Step 4_ 스텝박스 위에 뛰어올라 앉았다 일어서기
Step-Box Jumping Squat
1세트 10회/ 3세트 실시, 세트마다 1~2분 휴식

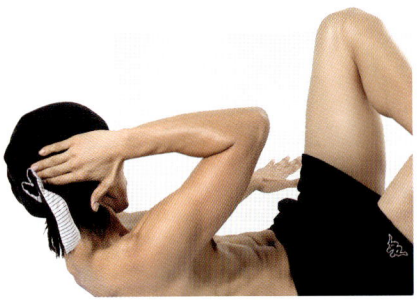

복부

Step 5_ 복부 말아 올리기 | Crunch
1세트 12회/ 3세트 실시, 세트마다 10초 휴식

Step 6_ 사선으로 복부 말아 올리기 | Side Crunch
1세트 12회/ 3세트 실시, 세트마다 10초 휴식

Type 5
위클리 운동 프로그램

수요일
부위별 3~5분간 휴식

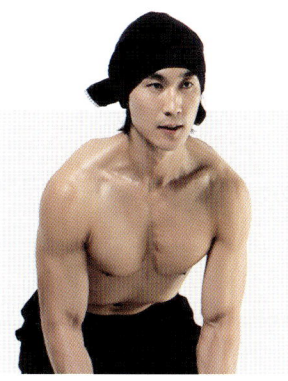

가슴

Step 1_ 주먹 쥐고 팔 굽혀 펴기 | Fist Push-Up
1세트 10회/ 10세트 실시, 세트마다 10초 휴식

Step 2_ 의자에 기대어 팔 굽혀 펴기 | Bench Push-Up
1세트 30회/ 3세트 실시, 세트마다 30초 휴식

Step 3_ 밧줄 양쪽으로 흔들기 | Rope Single Snake
1세트 30초/ 3세트 실시, 세트마다 30초 휴식

Step 4_ 팔을 구부려 깊게 앉기 | Dips
1세트 12회/ 3세트 실시, 세트마다 1분 휴식

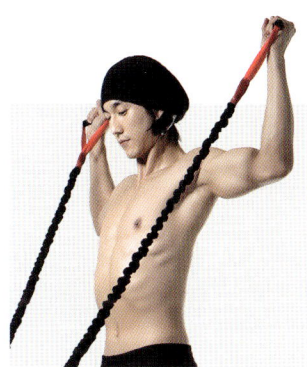

팔뚝

Step 5_ 밴드 위로 들어 올리기
Band Standing Triceps Extension
1세트 12회/ 3세트 실시, 세트마다 30초 휴식

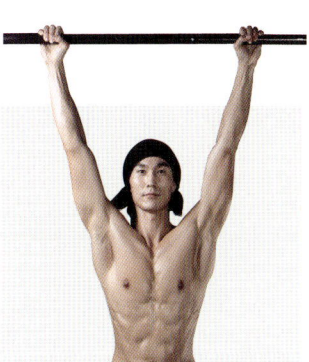

복부

Step 6_ 철봉에 매달려서 다리 들기
Hanging Leg Raise
1세트 10회/ 3세트 실시, 세트마다 30초 휴식

목요일

부위별 3~5분간 휴식

Type 5

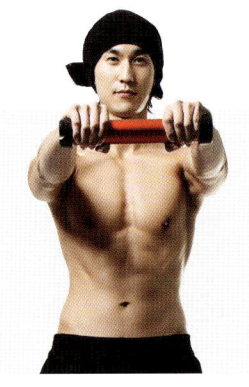

등

Step 1_ 턱걸이 | Pull-Up
1세트 5회/ 10세트 실시, 세트마다 30초 휴식

Step 2_ 익스코를 이용한 몸통 회전하기
XCO Trunk Rotation
1세트 10회/ 3세트 실시, 세트마다 10초 휴식

운동 3_ 덤벨 들어 올리기 | Dumbbell Row
1세트 10회/ 3세트 실시, 세트마다 30초 휴식

운동 4_ 허리 젖히기 | Back Extension
1세트 10회/ 3세트 실시, 세트마다 10초 휴식

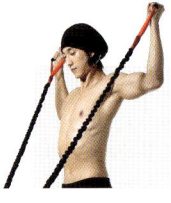

어깨

Step 5_ 밴드 잡고 팔 올리기 & 뒤로 젖히기 | Band Uprightrow & Rotation
1세트 12회/ 3세트 실시, 세트마다 30초 휴식

Step 6_ 밴드 잡고 옆으로 한쪽 팔 들어 올리기 | Band One-Arm Side Lateral Raise
1세트 10회/ 3세트 실시, 세트마다 10초 휴식

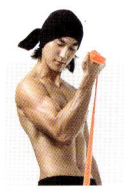

이두근

Step 7_ 익스코 손잡이 잡고 위아래로 흔들기 | XCO Biceps Pumping
1세트 30초/ 3세트 실시, 세트마다 30초 휴식

Step 8_ 밴드 번갈아 가며 감아 올리기 | Band Alternating Biceps Curl
1세트 20회/ 3세트 실시, 세트마다 1분 휴식

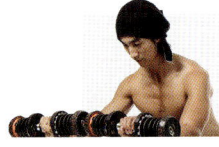

팔뚝

Step 9_ 손등 위로 덤벨 감아 올리기 | Dual Reverse-Grip Wrist Curl
1세트 12회/ 3세트 실시, 세트마다 1분 휴식

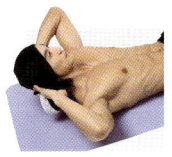

복부

Step 10_ 복부 말아 올리기 | Crunch
1세트 8회, 2세트 9회, 3세트 10회/ 3세트 실시, 세트마다 10초 휴식

Type 5
위클리 운동 프로그램

금요일
부위별 3~5분간 휴식

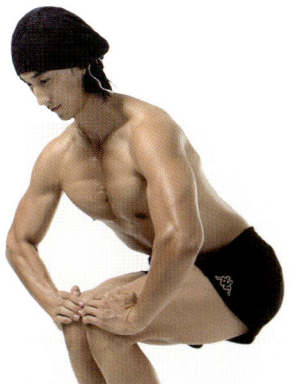

대퇴사두근

Step 1_ 무릎 잡고 쪼그려 앉기 | Knee Closing Squat
1세트 30회, 2세트 30회, 3세트 40회/ 3세트 실시, 세트마다 20초 휴식

Step 2_ 한쪽 다리 걸치고 앉았다 일어서기
One-Leg Split Squat
1세트 20회/ 3세트 실시, 세트마다 30초 휴식

Step 3_ 한 쪽씩 벤치에 다리 올리기 | One-Leg Step Up
1세트 12회/ 3세트 실시, 세트마다 1분 휴식

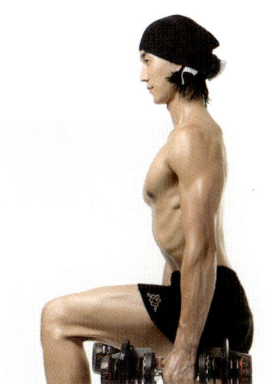

엉덩이

Step 4_ 덤벨 들고 무릎 구부리기 | Dumbbell Walking Lunge
1세트 12회, 2세트 14회, 3세트 16회/ 3세트 실시, 세트마다 1분 휴식

Step 5_ 스텝박스 위에 뛰어올라 앉았다 일어서기
Step-Box Jumping Squat
1세트 10회/ 3세트 실시, 세트마다 1~2분 휴식

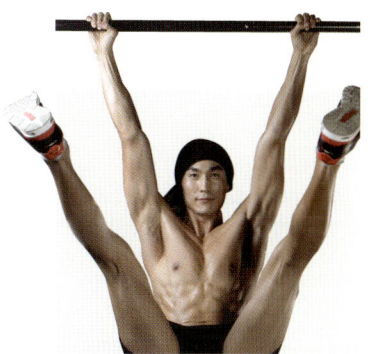

복부

Step 6_ 사선으로 복부 말아 올리기 | Side Crunch
1세트 12회/ 3세트 실시, 세트마다 10초 휴식

Step 7_ 철봉에 매달려 다리 들기 | Hanging Leg Raise
1세트 20회/ 5세트 실시, 세트마다 30초 휴식

Type 5

토요일
부위별 3~5분간 휴식

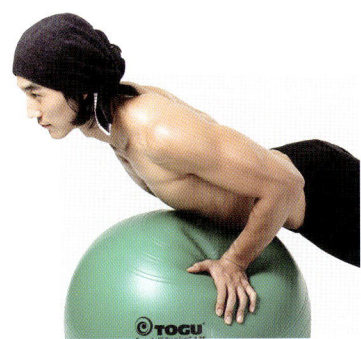

가슴

Step 1_ 주먹 쥐고 팔 굽혀 펴기 | Fist Push-Up
1세트 40회, 2세트 30회, 3세트 30회/ 3세트 실시, 세트마다 30초 휴식

Step 2_ 팔 구부려 깊게 앉기 | Dips
1세트 20회/ 3세트 실시, 세트마다 1분 휴식

Step 3_ 짐볼에 기대어 팔 굽혀 펴기 | Ball Push-Up
1세트 20회/ 3세트 실시, 세트마다 1분 휴식

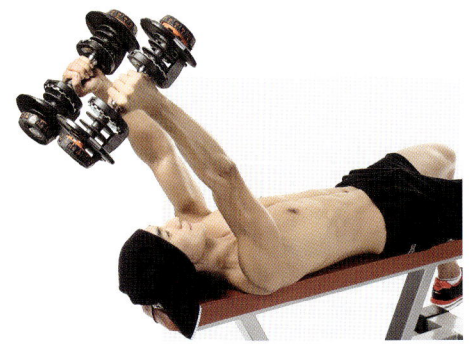

팔뚝

Step 4_ 누워서 덤벨 앞으로 나란히 하기
Lying Dumbbell Triceps Extention
1세트 12회, 2세트 14회, 3세트 16회/ 3세트 실시, 세트마다 1분 휴식

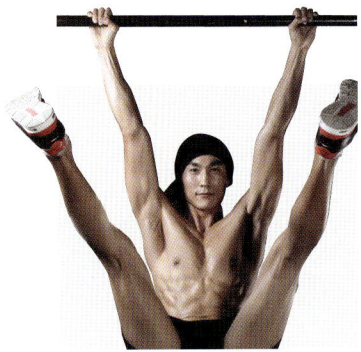

복부

Step 5_ 철봉에 매달려 다리 들기 | Hanging Leg Raise
1세트 10회/ 3세트 실시, 세트마다 10초 휴식

Step 6_ 복부 말아 올리기 | Crunch
1세트 8회, 2세트 9회, 3세트 10회/ 3세트 실시, 세트마다 10초 휴식

Type 5

포인트

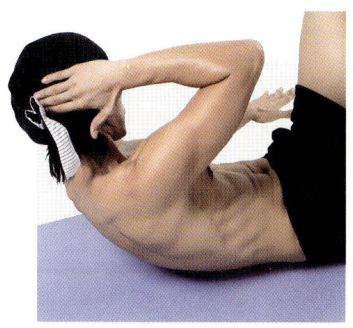

파이널 포인트

* 모든 운동이 끝난 후에는 반드시 복부 운동을 실행한다.
* 마무리 운동으로 사선으로 복부 말아 올리기와 철봉에 매달려 다리 들기를 추천한다.
* 복부는 우리 몸 중에 회복력이 가장 빠른 곳이므로 매일 실시한다.

베스트 식단

체지방을 서서히 줄여 주는 식단

이 타입은 무리하게 체지방을 줄이는 식단을 감행하면 근육까지 손실될 수 있으니 주의해야 한다. 이 식단은 근육의 크기가 크고 체지방이 쉽게 늘어나는 남자들에게 꼭 맞으며, 지치지 않는 체력을 유지하면서도 날씬한 몸을 만들어 준다.

아침 식사 전	작은 바나나 1개
아침 식사	계란 4개(흰자만), 두유 1팩, 베이글 1개
오전 간식	저지방 코티지 치즈 1컵, 파인애플 1컵, 통밀크래커 3개 + 땅콩버터 1스푼
점심 식사	닭가슴살 1+1/2조각, 야채샐러드 + 오렌지즙
저녁 식사	등심 200g, 삶은 브로콜리 1컵, 야채샐러드 + 드레싱(올리브오일과 식초)

고칼로리로 채운 풍선 같은 배
대문자 'D'형

술만 멀리 해도 눈에 띄게 배가 들어갈 타입으로 7개 유형 가운데 가장 쉽게 체형을 변화시킬 수 있다. 하지만 '금주'를 하지 못한다면, 요요 현상으로 더욱 심각한 D라인이 될 수 있다. 무거운 덤벨을 들고 운동하면 혈압이 올라가 운동 후 술이 더 당길 수 있으니 무거운 기구 운동보다는 스트레칭, 야외 운동을 꾸준히 실시한다.

▶ 스트레칭, 야외 운동을 통해 체중을 감량하라!

- 요일별로 조깅과 실내 사이클을 병행하는 방식으로 실시하며, 조깅은 반드시 아침에 실시한다.
- 웨이트 트레이닝과 더불어 유산소 운동을 전략적으로 병행한다.
- 체중을 감량하고 술배 사이즈 자체를 줄여 나가기 위해 반드시 아침에 운동한다.
- 4주마다 D→R→b→I 타입으로 전환한다.

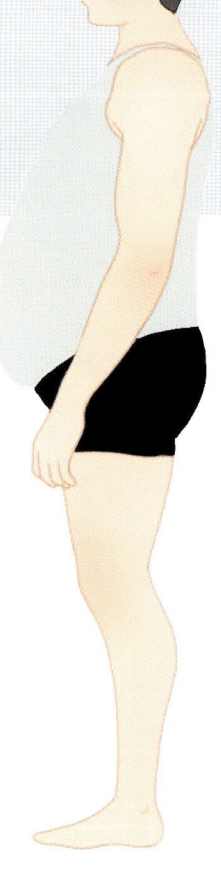

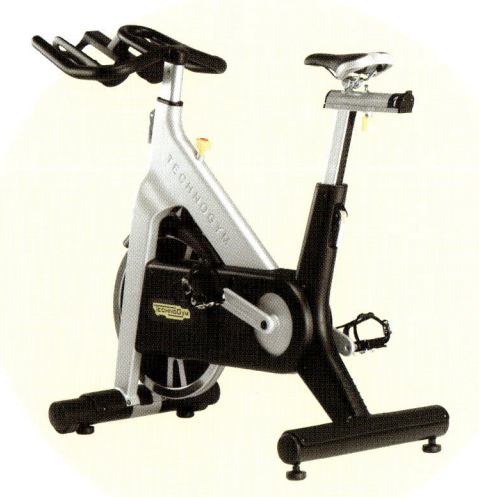

필요 운동 도구
스피닝(실내용 사이클)
시작 전에 스피닝의 최대 강도를 먼저 알아 두는 것이 좋다.

Type 6
위클리 운동 프로그램

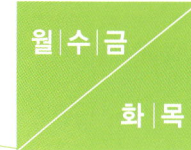

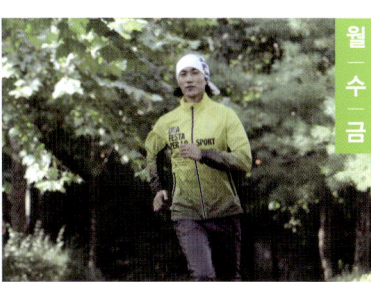

전신 운동

Step 1_ 조깅 Jogging
5분간 천천히 걷기(워밍업) → 5분간 가볍게 달리기 → 5분간 빠르게 달리기 → 5분간 가볍게 달리기 → 10분간 빠르게 달리기 → 쿨다운 5분간 천천히 걷기

Step 2_ 실내 사이클 Spinning
워밍업 5분간 강도 10~20% → 10분간 강도 50% → 10분간 강도 75% → 쿨다운 5분간 강도 10~20%

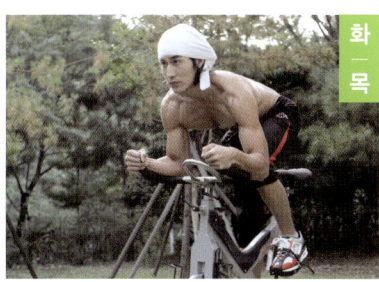

전신 운동

Step 1_ 전신 스트레칭 Stretching
30분(파트1에 소개된 기본 스트레칭 10가지)

Step 2_ 실내 사이클 Spinning
워밍업 5분간 강도 10~20% → 10분간 강도 50% → 10분간 강도 100% → 쿨다운 5분간 강도 10~20%

*Point_ 15분마다 한 모금씩 수분을 섭취한다.

Type 6

토요일

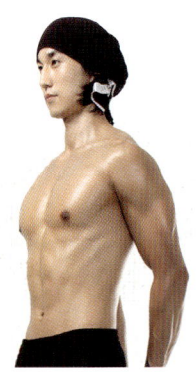

전신 운동

Step 1_ 엎드려 허리 펴기 Prone Trunk Extension
휴식 없이 1분간 실시

Step 2_ 누워서 허리 바닥 붙이기 Posterior Pelvic Tilt
휴식 없이 1분간 실시

Step 3_ 앞쪽 어깨 늘이기 Anterior Shoulder Stretching
휴식 없이 10초간 실시

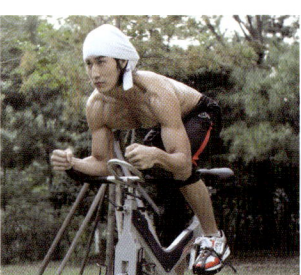

전신 운동

Step 1_ 실내 사이클 Spinning
총 30분 실시. 스피닝 워밍업 5분간 강도 10~20% → 20분간 강도 75% → 20분간 강도 100% → 쿨다운 5분간 강도 10~20%

*Point_15분마다 한 모금씩 수분을 섭취한다.

Type 6

일요일

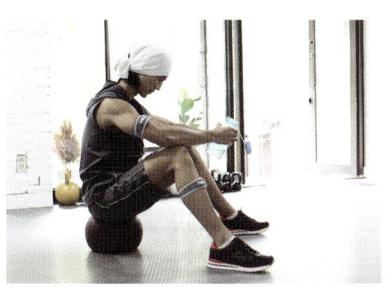

휴식
운동에 대한 스트레스를 받지 말고 편하게 쉰다.

베스트 식단

아침 과일
다이어트 식단

대문자 D형은 소식하는 습관을 먼저 길러야 한다. 식사 시간을 정해 놓고 끼니를 여러 번 나눠서 조금씩 자주 먹는다.
아침에 과일을 먹음으로써 술에 찌든 몸을 과일로 중화시킬 수 있다.

아침 운동 전	사과 1/2개
아침 운동 후	사과 1/2개
아침 식사 8:00	오렌지, 베이글 1/2개, 계란 프라이, 블랙커피
오전 간식 9:00	키위 1개
오전 간식 10:00	바나나 1개
오전 간식 11:00	자몽 1개
점심 식사 13:00	저지방우유 250㎖, 미숫가루, 닭가슴살 1조각
오후 간식 15:00	오렌지 1개
저녁 식사 18:00	저지방우유 250㎖, 미숫가루, 닭가슴살샐러드(닭가슴살 1조각 + 방울토마토 5개 등 야채 + 레몬즙 드레싱)
저녁 간식 20:00	삶은 계란 5개(흰자만)
24:00	이전에 취침
일요일	일반식으로 하되, 과식 및 국물음식 금물

키가 작고 어깨가 좁은 스타일
소문자 'i'형

키가 작고 볼품없는 몸매의 남자들은 작은 체형을 보완하기 위해 무턱대고 무거운 덤벨을 들고 웨이트 트레이닝을 한다. 그러나 잘못된 방법으로 운동하면 특정 부위만 비대한 '근육 뚱땡이'로 전락할 수 있다. 불륨 있는 어깨와 선명한 쇄골뼈, 축구선수 데이비드 베컴처럼 심플하면서도 길쭉한 복근 라인, 선이 길쭉하면서 강인해보이는 뒤태 등 부위별로 다듬어야 한다.

▶ 길쭉하고 선이 굵은 라인으로 환골탈태하라!

- 기본적으로 복근 운동은 매일 하고, 월·화·목·금요일은 부위별 집중 운동 프로그램인 분할 트레이닝(어깨에서 가슴 등 부위별로 넘어갈 때마다 3~5분간 휴식)을 실시한다. 수요일은 휴식한다.
- 자신의 부족한 부분을 스스로 잘 알고 있는 유형이므로 트레이닝 중 가장 하이 수준인 '본능 트레이닝'을 통해 스스로 운동법을 결정한다.
- 운동은 자신이 가장 부족하다고 생각하는 부위별로 실시한다.
- 어깨, 가슴 라인, 뒤태 라인을 완성하는 데 집중한다.
- 4주마다 i → R → I → S 타입으로 전환한다.

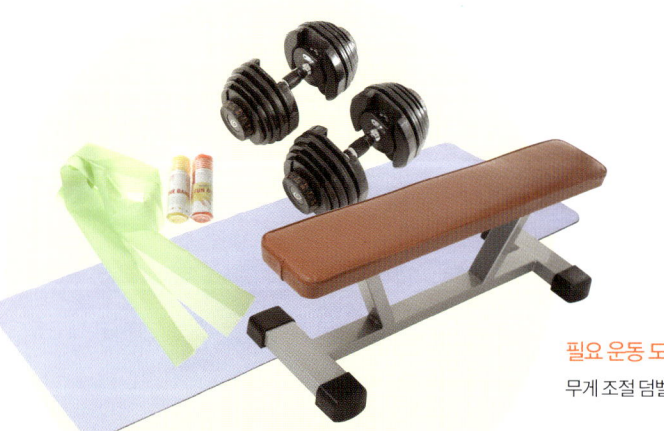

필요 운동 도구
무게 조절 덤벨 | 매트 | 밴드 | 벤치 | 철봉

Type 7
위클리 운동 프로그램

월 | 화
부위별 3~5분간 휴식

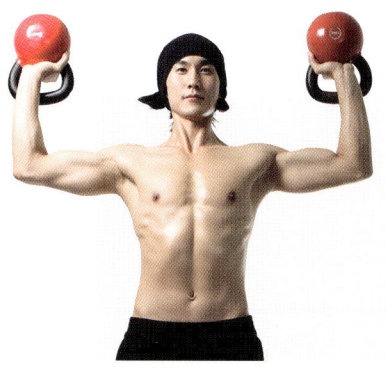

어깨

Step 1_ 머리 위로 교차하며 케틀벨 들어 올리기
Kettlebell Alternating Shoulder Press
1세트 10회/ 5세트 실시, 세트마다 1분 휴식   *Point_동작을 크게 한다!

Step 2_ 밴드 잡고 팔 올리기 & 뒤로 젖히기
Band Uprightrow & Rotation
1세트 12회/ 5세트 실시, 세트마다 1분 휴식   *Point_정확하게 실시한다!

Step 3_ 밴드 잡고 옆으로 한쪽 팔 들어 올리기
Band One-Arm Side Lateral Raise
1세트 12회/ 5세트 실시, 세트마다 1분 휴식

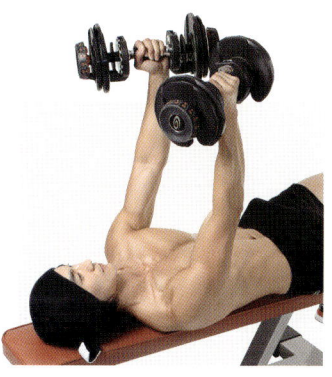

가슴

Step 4_ 의자에 기대어 팔 굽혀 펴기 Bench Push-Up
1세트 20회/ 10세트 실시, 세트마다 최대 1분 휴식
*Point_익숙해지면 점차 세트수를 늘려 가면서 휴식도 조금씩 늘려 간다.

Step 5_ 밧줄 양쪽으로 흔들기 Rope Single Snake
1세트 30초/ 3세트 실시, 세트마다 30초 휴식

Step 6_ 팔 구부려 깊게 앉기 Dips
1세트 20회/ 5세트 실시, 세트마다 30초 휴식

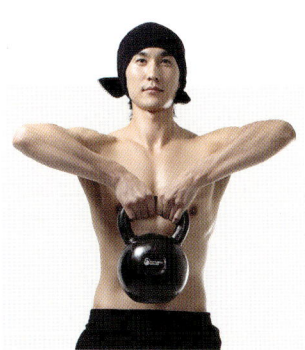

승모근

Step 7_ 서서 덤벨 들어 올리기 | Dumbbell Uprightrow
1세트 20회/ 5세트 실시, 세트마다 30초 휴식

Step 8_ 케틀벨 들고 앉았다 일어서기 & 들어 올리기
Kettlebell Full Squat & Uprightrow
1세트 20회/ 3세트 실시, 세트마다 1분 휴식

Type 7

목│금
부위별 3~5분간 휴식

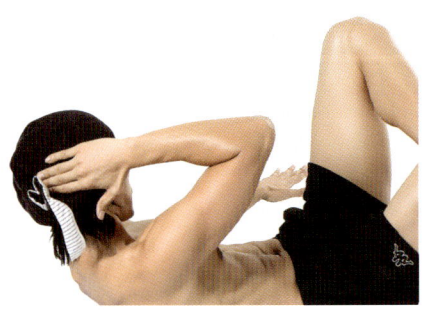

복근

Step 1_ 철봉에 매달려 다리 들기 | Haning Leg Raise
1세트 10회(실패 지점까지)/ 3세트 실시, 세트마다 3분 휴식

Step 2_ 사선으로 복부 말아 올리기 | Side Crunch
1세트 12회(실패 지점까지)/ 3세트 실시, 세트마다 3분 휴식

Step 3_ 누워서 다리 한 쪽씩 들어 올리기
Alternating Leg Raise
1세트 100회/ 3세트 실시, 세트마다 1분 휴식

*Point_복근 운동은 매일 실시한다.

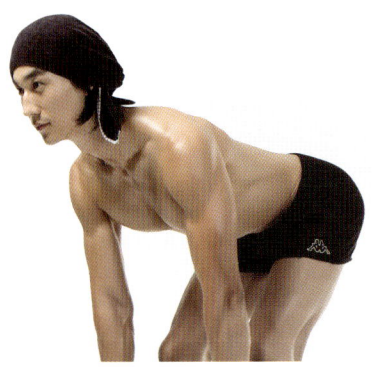

등

Step 4_ 덤벨 들고 상체 숙였다 펴기 | Dumbbell Dead Lift
1분 동안 정확한 자세로 최대한 많이 하면 1세트다.
3세트 실시하며 세트마다 30초 휴식

Step 5_ 허리 젖히기 | Back-Extension
1세트 20회/ 3세트 실시, 세트마다 30초 휴식

Step 6_ 덤벨 들어 올리기 | Dumbbell Row
1세트 6회/ 3세트 실시, 세트마다 1분 휴식

Step 7_ 밴드 잡고 몸통 회전하기 | Band Trunk Rotation
1세트 12회/ 3세트 실시, 세트마다 30초 휴식

Step 8_ 허리 젖히기 | External Extention

*Point_운동 한 가지가 끝날 때마다 0.5ℓ의 수분을 섭취한다.

Type 7

토 | 일

전신 운동

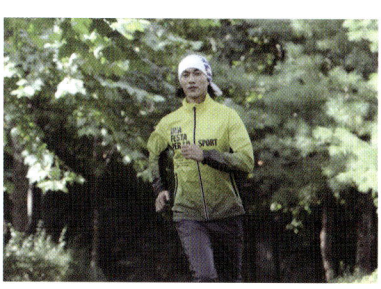

Step 1_ 실내 사이클 Spinning
총 30분. 조깅 강도 60%로 해서 5분, 강도 40%로 해서 5분씩 3번 반복함으로써 운동 능력을 극대화한다.

베스트 식단

예쁘고 길쭉한 근육 라인을 만드는 식단

근육의 사이즈가 커지지 않도록 저염식, 저탄수화물식 위주로 먹는다. 일주일에 한 번은 국물 음식을 제외하고는 식단에 제약을 두지 않는다. 식단만 잘 지켜도 스타일 리시한 잇 보디로 거듭날 수 있다.

	MONTHLY	WEEKLY	DAILY	MEMO	INFO

운동 전	사과 1/2개 또는 바나나 1개
운동 후	단백질 파우더 40g, 사과 1/2개 또는 바나나 1개
오전 7:30	계란 1개, 저지방우유 200ml, 바나나 작은 것 1개, 종합비타민 + B군
오전 10:00	커피 1잔, 통밀베이글 작은 것 1개
오후 13:00	닭가슴살 200g, 야채, 고구마 1개, 요거트 1개
오후 15:00	야채, 베이글 1/2개
오후 17:00	바나나 작은 것 1개
저녁 19:30	연어 샐러드 또는 등심 스테이크 200g, 큰 고구마 1개
저녁 22:00	삶은 계란 3개(흰자만)

It Body _ Step Two

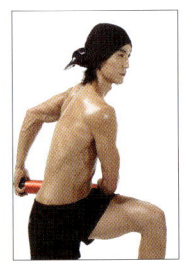 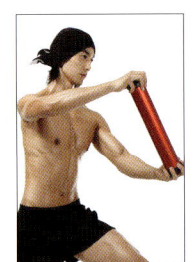 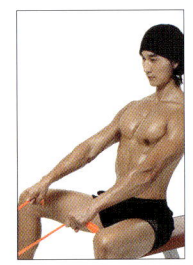

Keep Your Body

"오 마이 몸무게!"

조금 줄었나 싶더니 도로 제자리일 때 차라리 체중계를 박살내고 싶다. 호환, 마마보다 더 두렵다는 요요 현상이 이번에도 어김없이 찾아왔다. 하지만 '만득이 귀신' 같은 요요에도 분명히 약점은 있다. 요요 현상에 대처하는 자세를 하나씩 배워 보자.

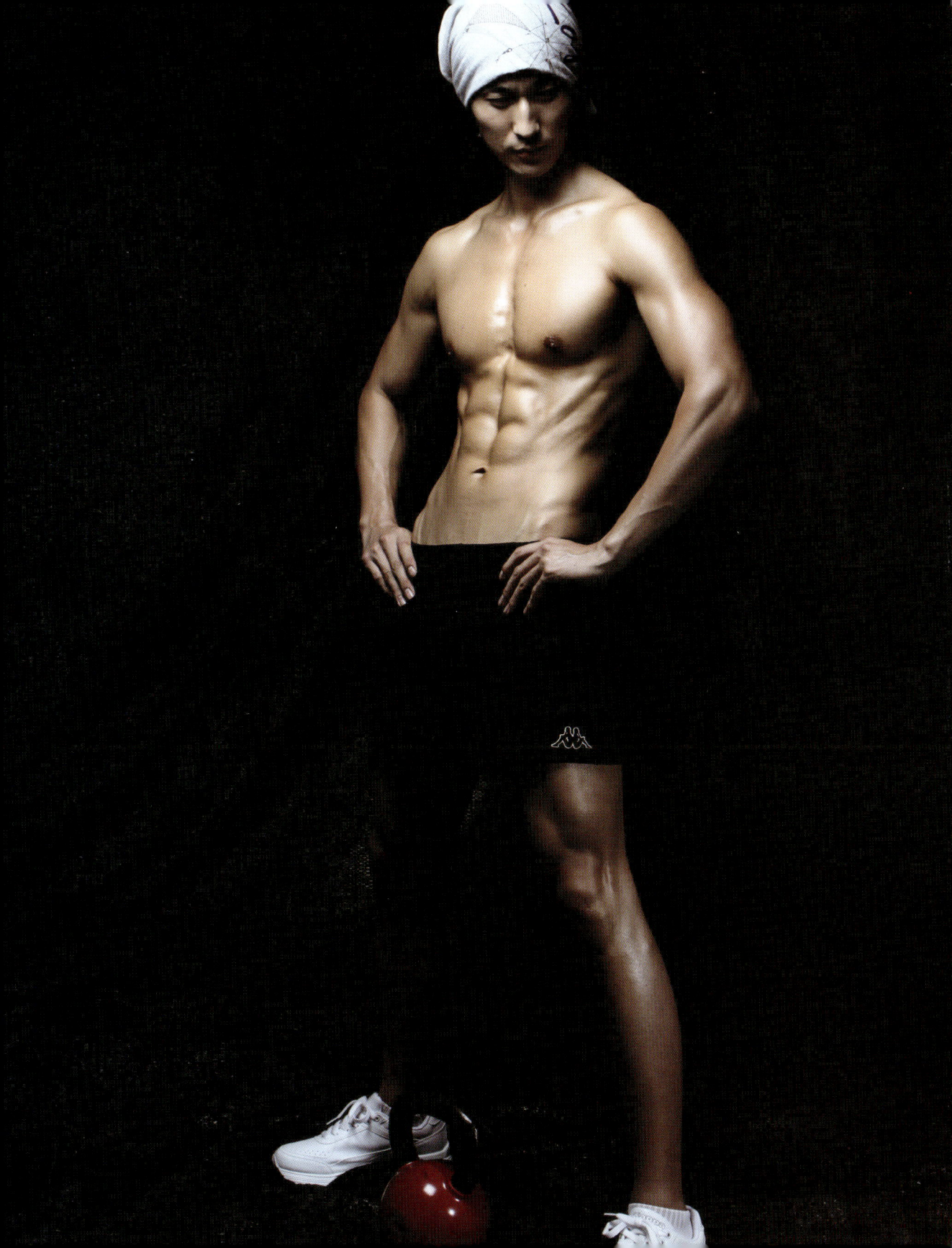

On a **Diet**

몸 만들기, 그 후에 집중하라!

요요 현상에 대처하는 남자들의 자세

"살이 좀 빠지는 듯하더니, 왜 이런 거지?"
"먹는 걸 줄이고 운동도 했는데 왜 더 찌는 거야?"
또 다시 오고야 말았다. 친숙한 그 이름 '요요'!
요요 현상 없이 체중을 조절하려면 운동생리학적 변화에 의거해 최소 1년은 식이요법과 운동을 병행해야 한다. 그렇게 되면 우리 몸은 '이게 내 몸이구나' 하고 인식하게 되고, 그 상태를 유지하게 된다. 먹는 칼로리는 낮추고 근육량은 늘려 기초대사량 높은, 살 안 찌는 몸으로 만드는 것은 이 기간에 꼭 해 줘야 할 일이다.

남자를 위한 다이어트

배부터 먼저 찌기 시작하는 몸! 요요 현상이 나타났다면 몸은 이미 나태해져 버린 상태다. 또 다시 귀차니즘이 되살아나는 중인 것 교과서 같은 이야기지만 꿩 잡는 것은 매. 요요 잡는 것은 역시 바른 식습관과 운동뿐이다.

요요를 예방하는 6가지 운동 귀차니즘에 휩싸인 상태라 운동 기구까지 챙길 마음은 사라졌을 것이다. 가장 심플한 운동으로 이 위기를 넘겨 보자. 요요가 찾아올 틈이 없도록 앞서 배운 친숙한 동작들로 30분 세팅한다.

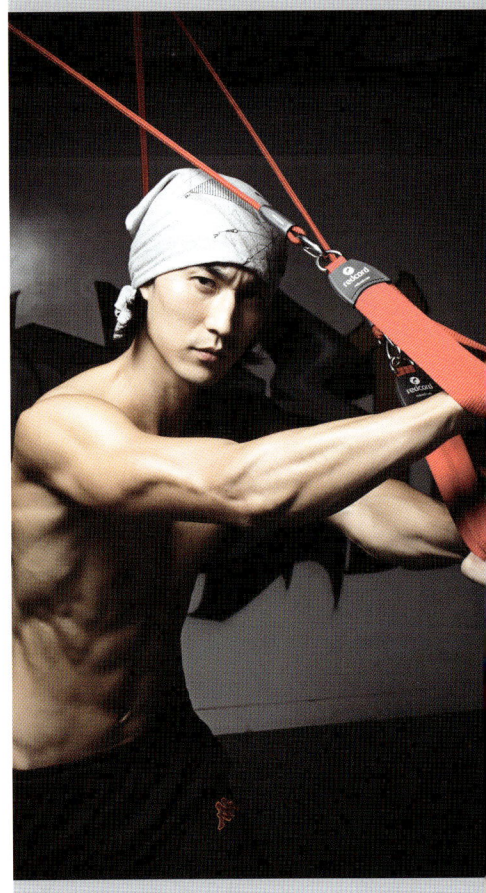

요요를 이기는 식생활 습관

8주, 4주 등 단기간 무리하게 다이어트를 진행하면 영양 결핍, 스트레스, 폭식 등 요요 현상이 되풀이 되어 다이어트 딜레마에 빠진다. 이런 요요 현상을 예방하고 싶다면 염분을 제한하고 탄수화물을 절제하며, 단백질 위주로 식사를 하고, 충분한 휴식을 통해 운동 후 지친 몸을 다스려야 한다. 백(back) 라인 위주의 운동을 실시하면 대사를 활발하게 할 수 있어 급격하게 오는 요요 현상도 막을 수 있다. 그러므로 체중 감량이나 근육 형성 등 목표를 달성했다 하더라도 금세 멈추기보다는 최소 1달 정도는 식생활 습관을 유지해야 한다. 이 시기의 운동 강도는 평소의 50% 수준이 적당하다.

6가지 운동
1. 조깅 또는 제자리 뛰기 15분
2. 철봉에 매달려 다리 들기 20회
3. 팔 벌려 뛰기 30회
4. 계단 달리기 20칸, 10바퀴
5. 중간 뛰기 30회
6. 허리 젖히기 20회

*1에서 6 운동 후 마지막으로 5분간 기본 스트레칭 하며 마무리한다.

요요를 잡는 음식 VS 뒤통수 치는 음식

요요는 철저한 식단 제한으로 오히려 역효과를 불러온 경우라 할 수 있다. 무조건 안 먹고 참는 것이 능사가 아니다. 허기를 '기술적으로' 없애면서도 살찔 염려는 없는 음식과, 잘못된 상식으로 우리를 유혹하는 '살찌는' 음식들을 소개한다.

요요를 잡는 음식

- **신진대사량 높이는 너트류** 너트는 다른 식품에 비해 포만감을 빨리 느끼게 하고, 오래 유지시킨다. 점심과 저녁 사이 출출한 시간에 먹으면 저녁식사를 줄여 주는 효과를 발휘한다.

- **식욕 감소에 도움, 블랙커피** 식이요법과 운동을 시작한 사람이라면 하루 1~2잔의 블랙커피를 즐겨라. 커피 속 카페인은 이뇨 작용을 일으켜 노폐물을 제거하고, 지방 분해에도 도움을 준다. 커피 한 잔에 물 한 잔은 필수!

- **지방을 분해하는 자몽** 자몽에는 지방을 분해하고 흡수하고 부기를 제거하는 효능이 있는 데다 식이섬유까지 풍부하다. 또, 자몽 속 산성 성분이 소화 속도를 늦추기 때문에 포만감은 오래가고, 인슐린 분비를 억제해 다이어트에 탁월한 효과를 발휘한다.

- **피부 트러블까지 잠재우는 양배추** 양배추는 나트륨 함량이 적고, 포만감이 뛰어나며, 영양소 역시 풍부한 대표적인 다이어트 식품이다. 양배추 수프 다이어트가 나올 정도!

- **쾌변의 상징 프룬** 서양 건자두인 프룬에는 사과의 12배에 달하는 식이섬유가 들어 있다. 매일 아침 쾌변을 보는 즐거움과 함께 깨끗한 피부까지 챙길 수 있다.

- **100% 콩의 위력, 두유** 다이어트 중 적당한 음료를 원할 때, 허기질 때 마시면 든든하다. 단, 단백질로만 구성된 100%의 GMO 프리 국산콩 두유로 찾아 먹도록! 하루 권장량은 200ml 3팩 정도다.

- **할리우드 스타들의 토마토** 지방 소화 촉진 작용이 있어 토마토는 비만, 고혈압 등의 질병이 있는 이들에게 아주 좋다. 할리우드 스타들 가운데는 매끼 식사 전에 토마토를 먹어 포만감을 늘리고 식사 조절을 하는 경우가 많다고 한다. 위염 예방 효과도 있어 평소 위산이 많아 괴로운 이들에게도 좋다.

뒤통수 치는 음식

"왜 그게 살이 쪄?" 적당히 먹으면 체중 감량에 도움이 되는 음식이 있는가 하면 마음 푹 놓고 있다 황당해지는 음식들도 있다. '상식적으로' 전혀 살찌지 않는 것으로 알고 있는 음식들이지만, 진실은 참혹하기만(?) 하다.

- **과일과 주스** 과일에 들어 있는 단당은 몸에 빠르게 흡수되어 밀가루 음식보다 혈당을 4배 이상 빠르게 올린다. 그만큼 지방세포도 빠르게 많이 만들어 낸다는 뜻이다. 과일은 식사 후 디저트 정도로만 즐기는 것이 좋다.

- **다이어트 음료** 다이어트 음료에도 일반 음료와 비슷한 수준의 당분이 함유되어 있다. '무당'이란 당이 100ml당 0.5g 미만이라는 뜻으로 진정한 무당이 아니다. '무설탕' 역시 설탕만 안 넣었을 뿐 과당이라는 것을 넣어 단맛과 열량을 남긴다. '설탕 무첨가' 역시 제조 공정에서 설탕을 넣지 않았을 뿐 원재료 자체에는 설탕이 있을 수 있다. 또, 과즙음료 대부분에 붙은 '무가당'이라는 말도 소용이 없다. 과일 자체에 이미 충분한 당이 포함되어 있기 때문에 다이어트와는 거리가 멀다.

- **고구마, 호밀빵, 시리얼 곡물 식품** 건강 식품이라는 생각에 생각 없이 많이 먹으면 낭패를 당할 수 있다. 이것들은 분명히 간식이 아닌 '식사대용 식품'으로 섭취했을 때 의미가 있다.

Keep Losing

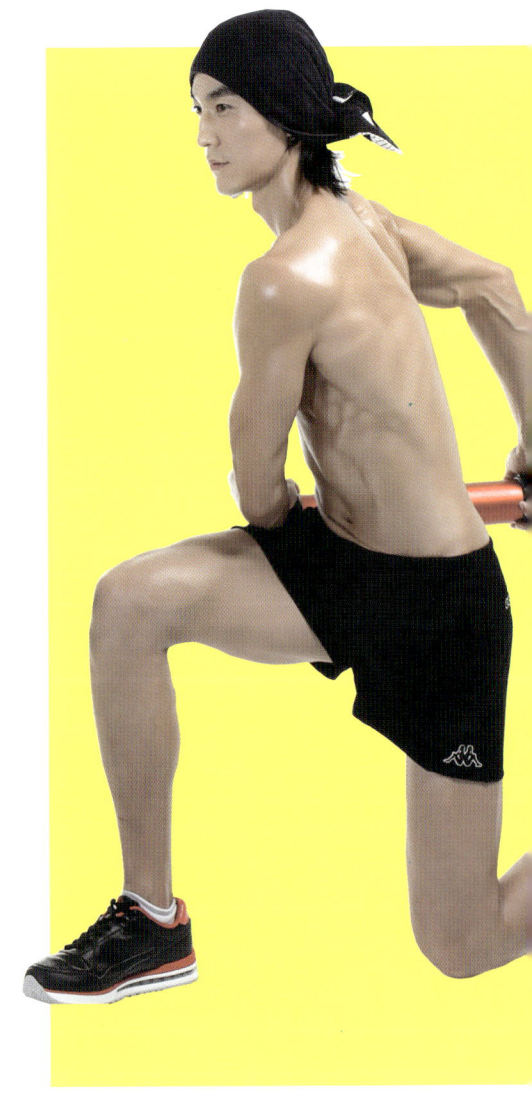

몸 만들기의 딜레마를 극복하라

운동에도 권태기가 있다

헬스클럽, 석 달 끊어 놓고 1주일도 못 다녔다는 이야기, 하기 싫은 거 억지로 해봤자 살이 안 빠진다는 이야기, 잘하다가 어느 날 놓아 버렸다는 이야기까지. 시작은 창대하였으나 그 끝은 미약한 운동! 이유가 많아 보이지만 결국 운동 권태기 때문이다. 분명한 건, 누구에게나 권태기가 온다는 것! 그것을 이겨 내느냐 못 이겨 내느냐가 문제다.

다이어트 두 번 다시 실패하지 않기

간만에 운동 좀 해 보려는데 야근에 회식, 연락이 뜸하던 친구들의 공격까지 가해지면 모처럼의 결심은 금세 흔들리게 된다. 운동이 하기 싫어 운동하기로 한 날 전날부터 부쩍 우울해지기도 한다. 이 둘은 모두 운동에 대한 강박관념이 문제가 된 상황들이다.

운동 초보자들이 흔히 겪는 오류 가운데 하나가 바로 '운동 시간에 대한 강박관념'이다. 시간을 정해 놓고 그 시간을 반드시 지켜야 살이 빠진다는 둥 보다 효율적으로 운동할 수 있다는 둥 갖가지 '설'에 현혹된다. 그런데 사실 운동은 자신의 생활 패턴에 맞춰 하면 될 뿐이지, 하루 중 언제 해도 상관없다.

운동 시간에 대한 강박관념은 스트레스만 가중시킬 뿐 아무런 도움이 못 된다. 최소한의 규칙만 남기고 모든 강박관념을 잊어라. 가장 중요한 것은 운동이라는 끈을 절대 놓지 않는 것이다.

운동 강박관념에서 벗어나기 위한 몇 가지 솔루션을 기억하자.

운동은 반드시 정해진 시간에 해야 한다?
'이틀에 한 번', '10시부터 1시간 동안' 등의 약속 따위는 잊어라. 최소한의 규칙을 정해 1주일에 3시간처럼 시간 양만을 정해 지켜라.

운동은 같은 시간, 같은 요일에 해야 한다?
요일만 바꿔 줘도 운동 시간에 대한 거부감이 줄어들고, 168시간(1주일) 중에 단 3시간이라는 생각이라면 그렇게 스트레스받는 일도 아니다. 1주일 가운데 월·화·수요일에 연속으로 운동하고 나머지는 그냥 쉬어도 좋다. 물론 그렇다고 하루에 3시간을 몰아서 한다면 결코 의미를 찾을 수 없을 것이다.

운동은 길게 해야 한다?
스타일리시한 잇 보디를 만드는 데 많은 시간을 투자할 필요는 없다. 필자도 하루 20분 운동으로 몸을 만들었다.

운동은 제대로 해야 한다?
너무 피곤해서 손 하나 까딱 하기 싫다면 푸시업 30회를 실시하라. 엎어지든 쓰러지든 간에 관계없다. 시간이 없다고, 상황이 안 되면 운동을 미룰 수는 있어도 포기해서는 안 된다. 중요한 것은 절대로 운동의 끈을 놓지 않는 것이라는 점. 잊지 말자.

운동 정체기 극복법

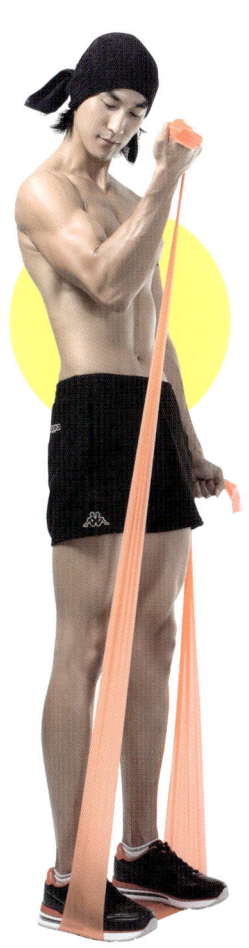

"멈춰 버린 내 근육, 어떡해?"
계획대로 착착 튜닝되던 근육이 어느 날 성장을 멈춰 버렸을 때, 당황스럽다. 전문 용어로는 '운동 정체기'라고 하는데, 운동을 통해 근육에 아무리 자극을 주고 마찰을 가해도 성장이 멈춘 듯 보이는 현상이다. 근육에 쌓인 젖산을 해소하지 못해 몸이 자꾸 무기력해지면서 같은 운동 자극에 근육이 더 이상 '반응'을 보이지 않게 된 상태로, 일반적으로 4주 단위로 찾아온다.
그런데 꼭 기억해야 할 것은 운동 정체기의 대상은 따로 없다는 것이다. 운동 '초짜'에게도, 전문 트레이너에게도 정체기는 온다. 정체기를 당연한 것으로 받아들이고, 방법을 찾아라. 운동 정체기를 극복할 운동 노하우를 따라해 보자.

운동 순서를 바꿔라 운동 정체기 대처 방법 가운데 가장 쉬운 것은 운동 순서를 바꾸는 것이다. 정체기가 4주 단위로 찾아오는 특성에 맞춰 이보다 짧게 1주 혹은 2주에 한 번씩만 운동 순서를 바꿔 주면 정체기 없이 운동할 수 있다. 매일 조금씩 순서를 바꾸는 것도 효과가 있다. 마치 오디오의 셔플 기능으로 같은 앨범을 계속해서 들어도 귀가 질리지 않게 되는 것과 비슷하다. 이렇게 하면 몸은 같은 동작이라도 전혀 새로운 운동법으로 인식하고 그 움직임에 적응하기 위해 계속해서 근육을 늘려 나갈 것이다.

하루 왕복 20~30㎞을 사이클로 달려라 사이클은 하체 운동인 동시에 유산소 운동이며, 굉장히 단순해서 '복잡한 운동이 싫어지는' 운동 정체기에 더없이 탁월한 효과를 발휘한다. 10분, 20분이라는 애매한 기준보다는 20~30㎞씩 거리를 정해 달리는 것이 운동 효과가 좋다. 자전거에 부착하는 계기판을 구입해 장착하면 쉽게 거리를 측정할 수 있다.

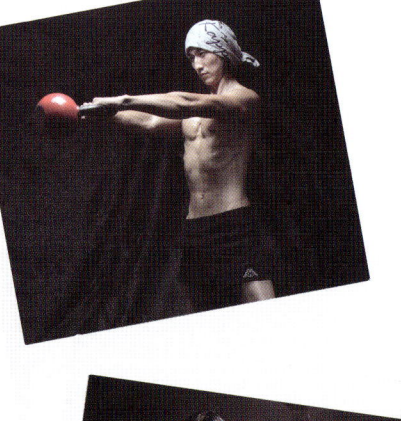

뒷산 달리기 집 가까운 산을 평소 조깅 속도의 60%로 뛰어 올라가라. 더 이상 뛸 수 없을 만큼 힘이 든다면 걸어도 좋다. 그러나 계속해서 달리는 듯한 동작을 취해야 한다. 멈추지 말고 숨이 트일 때까지 계속 달리다 보면 답답하고 벅차던 호흡이 어느 순간 탁 트일 때가 온다.

산 달리기는 지저분한 피를 정맥을 통해 심장으로 보내는 운동법이다. 격하게 달리는 동안 더러워진 피를 심장으로 더 빨리 보내어 피를 빠르게 정화하는 원리다. 동맥에서 정맥으로 이어지는 피의 순환을 한결 스피디하게 실시시켜 운동 능력을 향상시켜 준다. 복횡근을 강화하여 옷을 입어도 벗어도 스타일시한 체형으로 바뀌게 되고, 근육의 질도 한층 좋아진다.

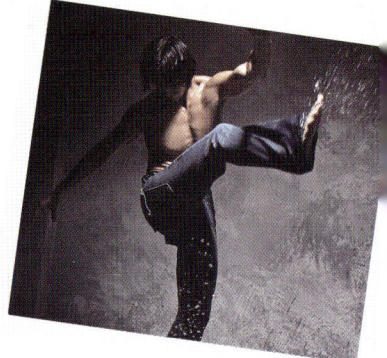

테스토스테론을 폭발시켜라 남성 호르몬인 테스토스테론을 이용해 극복하는 방법도 있다. 하체 운동을 통해 더 많은 테스토스테론이 분비되면 나태해진 몸에 에너지가 넘치고, 더욱 운동하고 싶은 욕구를 느끼게 된다.

남성은 하체 운동 시에 보다 많은 양의 근육을 사용하게 되는데, 특히 스쿼트 같은 경우 전신 근육의 70% 정도가 운동에 참여하게 될 정도다. 이렇듯 운동에 사용된 많은 근육을 회복하기 위해 몸은 더 많은 호르몬을 분비하고, 그로 인해 테스토스테론 역시 분비량이 늘게 된다. 테스토스테론을 폭발시키는 대표적인 하체 운동으로는 스쿼트, 데드 리프트, 런지 등이 있다. 하체 데드 리프트와 스쿼트를 최대한 많이 실시하고 나서 상체 운동인 벤치 프레스를 시도해 보면 운동이 더욱 쉬워진 느낌을 받을 것이다.

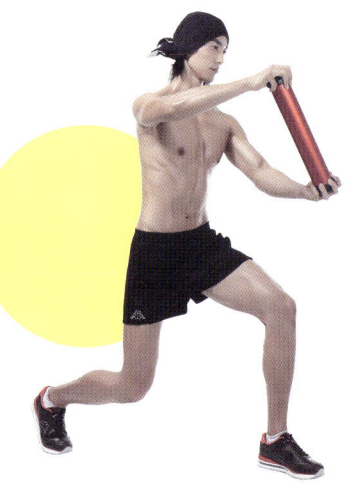

몸 만들기가 마음대로 되지 않을 때 때에는 정말 성실하게 운동한 것 같은데 몸의 변화가 없다면 금세 낙심하고 운동을 포기하게 된다. 운동생리학적으로 보자면 어떤 운동으로 체형이 바뀌는 데 걸리는 시간은 보통 1년이다. 다시 말해 요가를 한 사람이 요가한 티가 나고, 헬스한 사람이 헬스한 티가 나타나는 시기가 1년이라는 것이다. 그러니 시중 다이어트 책들이 말하는 8주, 12주라는 말에는 함정이 있다. 이 말들에 현혹되어 오히려 도중하차하기 쉬워진다. 인생 전반의 건강을 위해 좀 더 멀리 볼 필요가 있다.

다른 하나는, 타고난 골격근의 양 자체가 많아서다. 이런 경우 운동 방법을 바꿔 줄 필요가 있다.

타고난 골격근이 많을 때 타고난 골격근이 많다면 큰 근육 위주의 운동보다는 작은 근육을 중심으로 한 운동을 하는 것이 도움이 된다. 대표적으로 익스코를 이용한 '익스코 트레이닝'과 몸 중심 밸런스를 강화하는 '밸런스 트레이닝'이 있다. 이런 운동들은 평소 잘 사용하지 않던 근육을 움직이는 것이어서 조금 어렵게 느껴질 수 있지만 유산소성이 한층 더 강화된 운동이다. 횟수보다는 시간을 기준으로 한 동작당 1분에서 최대 3분까지 정확한 동작으로 반복 실시한다. 스트레칭은 물론 쿨다운을 위한 유산소 운동을 함께 넣어 총 20분 미만으로 운동한다.

- **익스코 트레이닝** 익스코를 사용해 팔을 앞으로 뻗어 흔드는 것이 주요 동작이다. 팔과 어깨, 등과 허리, 엉덩이, 복부에까지 운동 효과가 있으며, 어깨가 비교적 편안하게 운동할 수 있다.

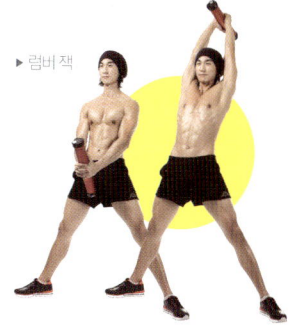
▶ 럼버 잭

▌**럼버 잭** 복부 중심의 등 운동으로 균형을 맞춘다.

1. 다리를 골반 사이즈의 두 배로 벌린 다음 양손가락으로 깍지를 끼어 잡는 '클랩 그립'으로 익스코를 잡는다. 양다리는 무릎을 살짝 구부리고 힙을 뒤로 뺀다. 팔을 완전히 뻗어 팔꿈치를 살짝 구부린다. 이때 손은 배꼽 높이에 둔다.
2. 양팔을 정수리 위까지 4번 털어(흔들며) 올린다. 이후 내려오는 것도 같은 방식으로 실시한다. 쉬지 않고 한 번에 올리고 한 번에 내리면서 총 30초 실행하는 것이 1세트로 3세트를 실시한다.

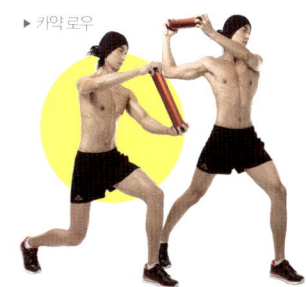
▶ 카약 로우

▌**카약 로우** 복부를 중심으로 하체 전반을 단련할 수 있다.

1. 왼발을 앞으로 뻗어 무릎을 구부리고 오른발은 무릎을 펴며 뻗는다. 오른쪽 귀와 수평이 되게 익스코를 양손으로 잡는다.
2. 시선은 정면에 두고 왼쪽 골반에 수평이 되게 내린다. 동시에 왼쪽 무릎은 바닥에서 10cm 되는 지점까지 내린다.
3. 다시 몸을 올린다. 올렸다 내리는 동작을 20회 빠르고 절도 있게 반복한다. 멈춤 동작에서 0.5초 정도 쉰다.

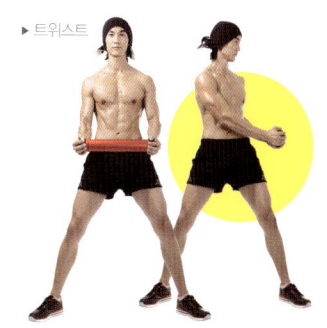
▶ 트위스트

▌**트위스트** 골반, 복부 운동으로 특히 배 나온 사람에게 좋다.

1. 양다리를 골반 너비만큼 벌리고 익스코를 배꼽 높이에 맞춰 양손으로 익스코 끝을 감싸 잡는다.
2. 양손으로 복부에 긴장감을 느끼면서 좌우로 흔들어 준다. 이때 무릎은 단단히 고정한다. 시선과 어깨와 몸통은 같은 방향이어야 한다. 30초 정도 실행해 보고 괜찮으면 1분간 실행한다. 운동성이 커 하다 보면 탄성이 절로 나올 것이다.

- **밸런스 트레이닝** 자세가 흐트러지면 인체가 저절로 균형을 찾으려고 하는 성질을 이용한 운동이다. 작은 근육들을 단련시켜 더욱 멋진 보디 라인을 만들 수 있다.

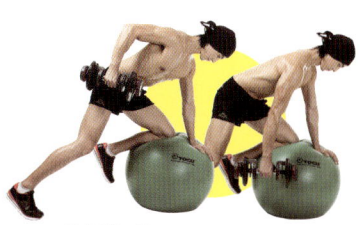
▲ 짐볼 덤벨 로우

▌**짐볼 덤벨 로우** 웨이트 트레이닝만 해서 운동에 지루함을 느끼는 운동 마니아들에게 추천한다.

1. 왼손바닥과 왼쪽 무릎을 짐볼 위에 얹고 누르면서 오른쪽 엄지발가락으로 중심을 잡는다.
2. 바닥에 놓인 가벼운 덤벨(4~16kg)을 오른손으로 잡고 호흡을 내뱉으며 들어 올린다. 호흡을 들이마시며 서서히 내린다. 12회 반복, 3세트. 반대쪽도 마찬가지로 한다.

▌**에어쿠션 원 레그 데드 리프트** 무기력하고 집중해서 운동할 수 없는 남자들에게 추천한다.

1. 두 발은 골반 너비. 왼발은 에어쿠션의 중심에 올린다.
2. 서서히 왼발바닥으로 체중을 이동시켜 중심을 잡으며 오른발은 살짝 뒤로 뺀다. 이때 양손끝은 서서히 내려 왼발끝으로 향하게 한다. 서서히 다시 일어난다. 10회 반복, 3세트.

TIP 양말을 벗고 하면 발바닥의 고유 수용 감각을 강화해 운동 시 집중력을 발휘할 수 있다.

▶ 에어쿠션 원 레그 데드 리프트
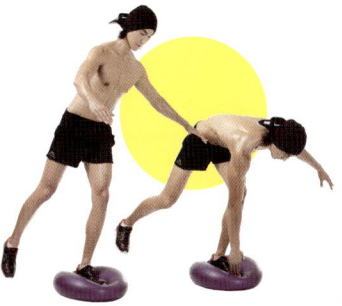

It Body _ Step Three

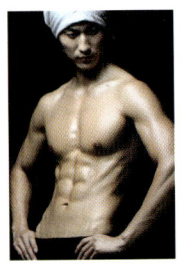 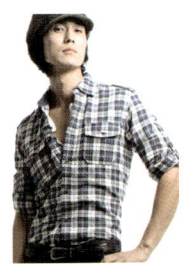 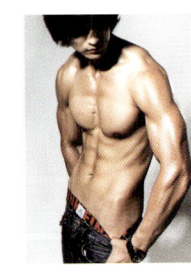

Style
Your Body

왠지 모르게 당당하고 믿음직스러운 사람, 무슨 이유인지 의기소침하고 소극적으로 보이는 사람. 당신은 어느 쪽인가? 똑같은 조건에도 이렇게 달리 보이는 이유에는 '바른 자세'도 한몫을 한다. 바람직한 자세를 취하고 있는지 살펴보자.

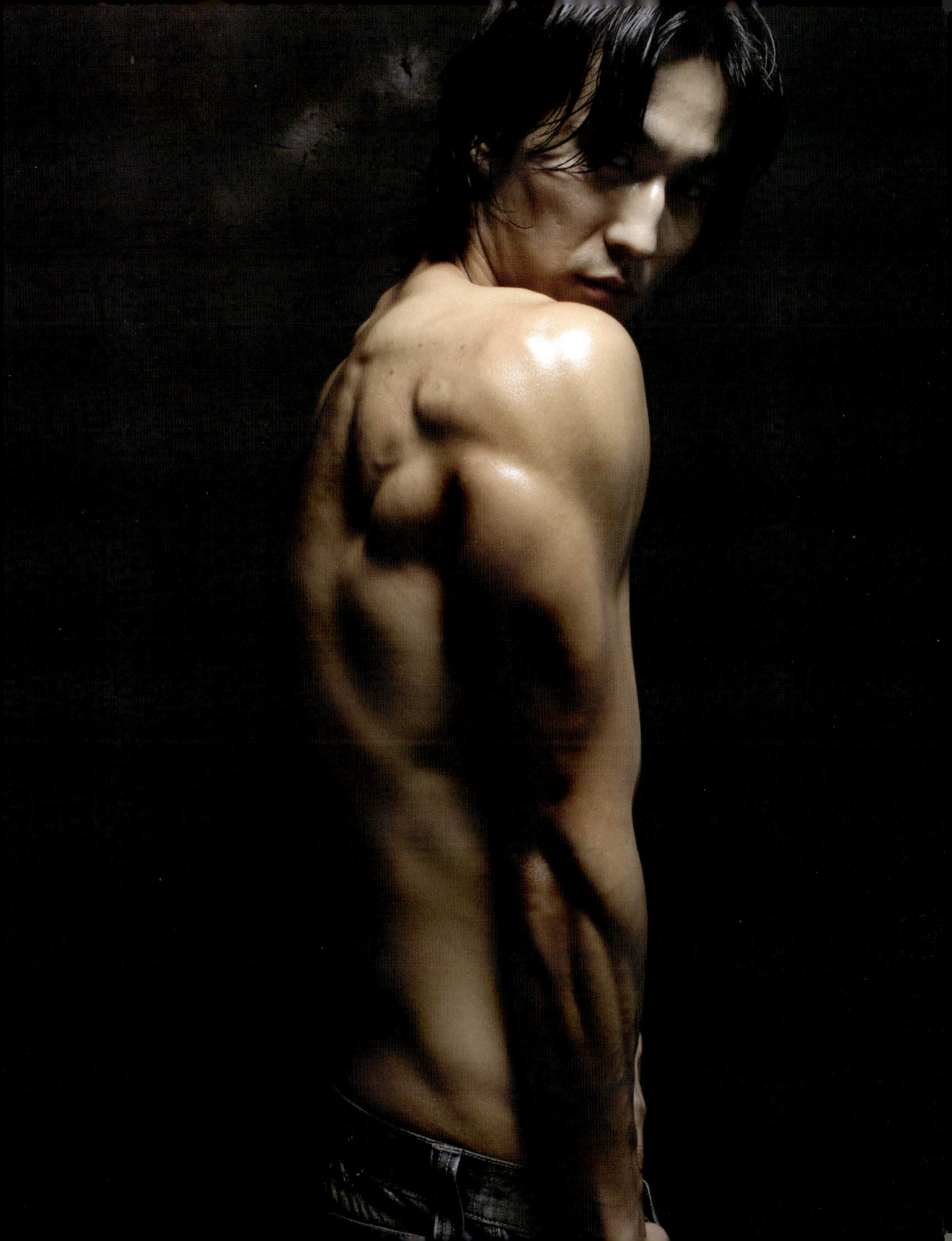

Pose

진정한 남자, 맨즈 에티튜드
남자를 멋스럽게 하는 자세와 워킹

'겉볼안'. 겉을 보면 속은 안 봐도 짐작할 수 있다는 뜻이다. 한편으로 편견의 소지가 있을 수도 있지만 아주 틀린 말은 아닌 것이, 우리는 대부분 사람의 자세를 중요한 판단 기준으로 삼고 있다.

자세가 곧 그 사람이다

만약 누군가를 만났는데 서 있는 자세가 움츠러져 있거나 걸음걸이가 힘이 없고 어딘지 불안해 보인다면 그 남자에게 별 매력을 느끼지 못할 것이다. 제아무리 멋진 슈트를 입고, 잘 빠진 스포츠카를 탔다고 해도 어정쩡한 자세라면 전혀 멋스럽지 않다.

자세는 곧 그 사람이 가진 자신감의 표현이고, 더 나아가 그 사람에게 능력이 있는지 없는지 판단하게끔 하는 기준이 된다. 특히 비즈니스맨에게는 거래의 중요한 요인으로까지 작용한다. 그러니 남자가 어깨를 펴야 할 이유는 분명하다. 남자여, 어깨를 펴라. 그리고 당당해져라!

그렇다면 어떤 자세가 좋은 자세일까? 간단히 말하자면 최대한 당당하게 보이되 거만해 보이지 않는 것이 정답이다.

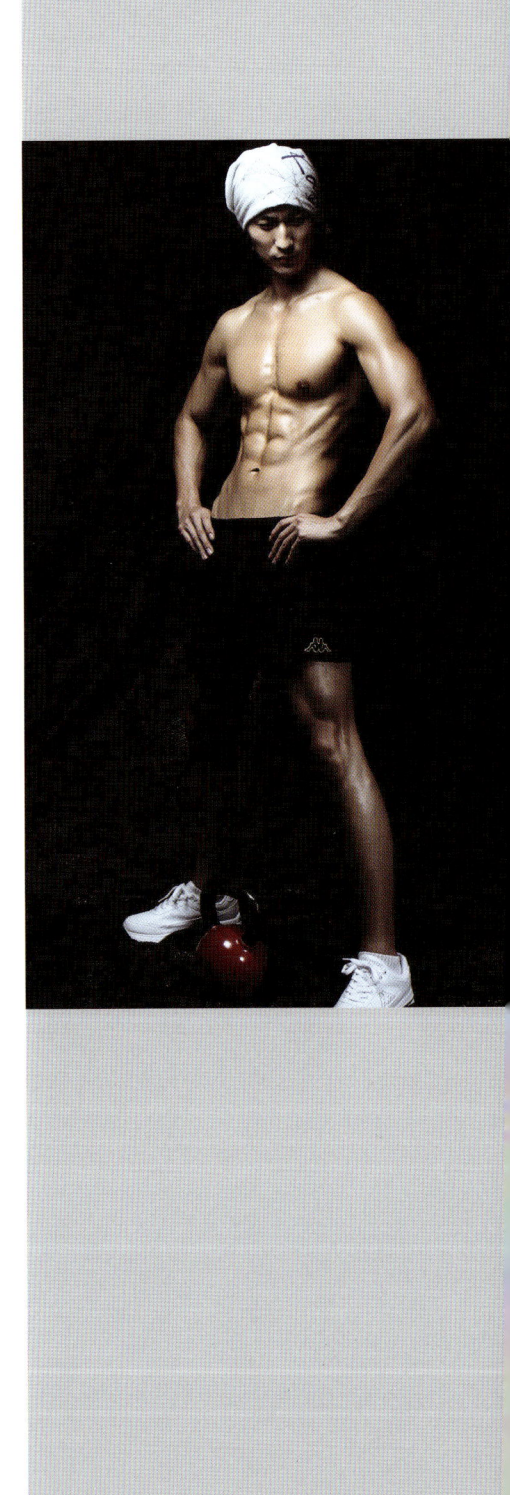

언제나 늠름하게, 어디서든 당당하게

우선, 시선은 정면을 본다. 턱은 살짝 앞으로 당기고 가슴과 등은 쫙 편다. 등이 굽으면 어깨 역시 앞으로 굽고 자연히 배도 튀어나오게 돼 있다. 힘을 줘 배를 가볍게 집어넣고 엉덩이 역시 긴장감 있게 약간 조인다. 이때 가슴을 과도하게 뒤로 젖히면 마이너스식 부자연스럽고 거만한 인상을 줄 수 있다. 다리는 벌어지지 않게 무릎을 살짝 붙이고 섰을 때 발끝은 자연스레 V자가 그려져야 한다. 앉아 있을 때도 퍼져 보이지 않도록 허리를 꼿꼿하게 세워 앉는다. 다리를 꼬는 버릇은 단정하지 못하고 척추 건강에도 좋지 못하니 삼간다.

걷는 자세를 살펴라

거들먹거리거나 종종걸음으로 걷는다면 가볍고 진중하지 못한 느낌을 주므로 품위 있게 제대로 걷도록 한다.
우선, 시선은 15°위를 본다. 어깨와 가슴을 당당하게 펴고 경쾌하면서도 절도 있게 걷는다. 동전이라도 주우려는 듯 땅을 보고 걷는 것은 NG! 두 팔은 규칙적으로 싹싹하게 움직이고, 자연스럽고 리드미컬하게 걷는다. 자신감이 당신을 언제나 스마트하고 활력적인 사람으로 보이게 할 것이다.

스타일 망치는 자세를 고쳐라

안타까운 자세와 체형은 사실 평상시 좋지 못한 버릇이 오랜 시간 쌓여 나온 결과물이다. 평소 서 있는 자세가 궁금하다면 자연스레 서 있는 자세를 찍어 사진으로 자세를 확인하고, 걸음걸이가 궁금하다면 간편한 핸드폰 동영상으로 찍어 확인해 봐라. 문제가 발견되었다면 즉각 시정하도록 노력해야 한다.

언제까지 구부정할래, '새우등'

스머프를 쫓던 가가멜처럼 등이 휜 사람들, 꼭 있다. 구부정한 등으로 인해 어딘지 모르게 단정하거나 당당한 맛이 없고, 특히 슈트를 입으면 가장 꼴보기 싫은 스타일이 연출된다. 신뢰감 있는 첫인상이 관건인 비즈니스맨에게는 최악의 조건이 아닐 수 없다.

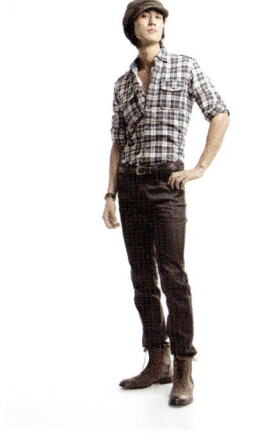

- **원인** 앉아 있을 때나 운전할 때 팔꿈치는 늑골에 붙어 있어야 한다. 그런데 앞으로 빼는 버릇이 있으면 어깨죽지가 벌어지면서 어깨죽지 사이의 능형근이 약해지고, 오래 방치하면 근육의 수축 기능까지 약해져 새우등이 된다.
- **문제점** 가슴 주변과 등 근육이 약해진 상태이므로 업무 집중력이 떨어지고, 부동자세를 오래 취할 수도 없어 산만한 느낌을 줄 수 있다. 늘 쉽게 피곤해지며, 만성피로에 시달리고, 문제를 해결하기 위해 운동을 하지만 굽은 등으로 인해 산소를 잘 들이마시지 못해 회복력이 늦고 더 빨리 피로해진다. 만성적인 근막통증 증후군, 목 통증, 잦은 편두통, 피로 누적 등이 발생할 수 있으니 주의해야 한다.
- **추천 운동법** 굽은 등을 펴는 것은 근육이 굳어 있어 운동 교정 가운데 가장 오래 걸린다. 꾸준히 다음 운동을 해보자. 주먹 쥐고 팔 굽혀 펴기, 허리 젖히기, 덤벨 들고 상체 숙였다 펴기.

▲ 팔 바깥으로 돌려서 올리기

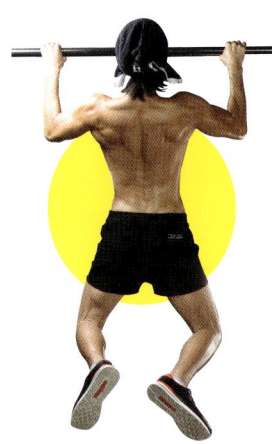

▲ 턱걸이

토끼 만나러 간 '거북목'

일반적으로 사람의 목은 앞쪽으로 구부러진 C자형의 커브를 그리는 것이 정상이다. 하지만 요즘 '거북목 증후군'에 걸려 목이 일직선인 '일자목(military neck)'을 가진 사람이 늘고 있다. 이 증후군은 목은 앞으로 빠지고 턱이 들리면서 자연히 등도 목을 따라 구부정해지고 어깨는 반대로 치솟게 되는 자세다. 이 체형의 가장 큰 문제점은 마치 노인과 같은 인상을 준다는 것. 무기력하고 결단력이나 행동력이 부족한 사람으로까지 비칠 수 있으니 반드시 고치도록 하자.

- **원인** 책상과 컴퓨터 앞에 앉아 있는 습관, 최근에는 스마트폰의 활성화로 휴대전화 사용까지 늘면서 잘못된 자세와 스트레스로 인해 머리가 거북처럼 굽는 것이 원인이다.
- **문제점** 목의 C커브는 스프링과 같이 충격을 분산한다. 하지만 일자목이 되면 충격 완화 능력이 떨어지고 결국 목 디스크를 유발할 수 있다. 지금 당장 목이 아프지 않다고 해도 향후 신경이 눌리면서 어깨와 팔, 손가락 등이 저리고 당기는 증상까지 나타날 수 있다.
- **추천 운동법** 팔 바깥으로 돌려서 올리기(1세트 10회/ 3세트 실시, 10초씩 휴식), 철봉에 매달려 다리 들기(1세트 5회/ 3세트 실시, 세트마다 30초 휴식), 기본 스트레칭 10가지 중 2, 3, 4번

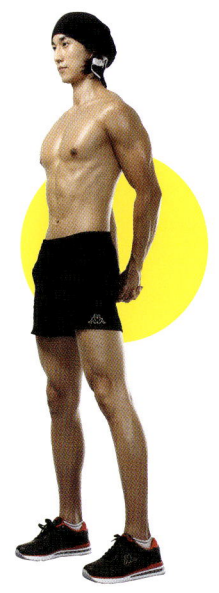

짝짝이 어깨, '좌우 비대칭'

혹시 티셔츠를 입으면 한쪽만 늘어나는 느낌을 받는가? 그렇다면 어깨 높이를 의심해 보라. 한눈에 보기에도 좌우 높이가 다른 비뚤어진 어깨는 스타일을 망가뜨리는 중요한 원인이다. 반듯하지 못한 인상 때문에 비호감으로 전락할 수도 있다.

- **원인** 우리 몸은 누구나 조금씩 좌우비대칭이다. 그러나 지나치게 몸을 한쪽만 사용하는 습관으로 인해 그 차이가 급격히 벌어지면서 결국 좌우 비대칭 사태까지 오게 된다.
- **문제점** 눈에 보이는 것은 어깨 문제이지만 대부분 척추 측만증을 갖고 있거나 허리가 아픈 경우가 많다. 그러니 사실은 골반의 좌우대칭을 맞추는 것이 먼저다. 평소 의식적으로 체중을 양쪽 발에 균등하게 싣는 습관을 갖는 것이 중요하다.
- **추천 운동법** 기본 스트레칭법 10가지를 매일 아침저녁으로 실행한다.

스타일 망치는 못된 버릇을 잡아라!

'오자다리'의 저주

저주라도 걸린 것일까? 멋진 포즈로 사진을 찍었는데 밴드처럼 구부러진 다리라니! 여름이면 반바지

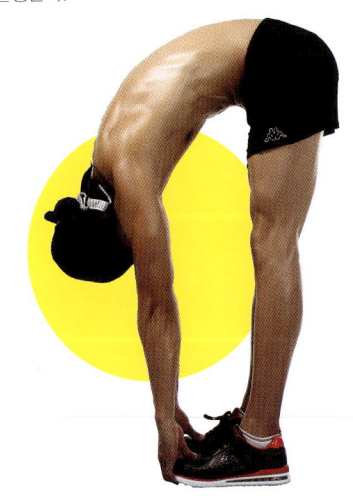

를 입기 겁나고, 스키니 진 같은 것은 어림도 없다. 멋진 옷도 죽이고 키까지 작아 보이게 하는 오자다리는 스타일을 망치는 주범이다.

- **원인** 선천적인 이유가 크지만, 나쁜 자세로 인해 더 악화하기도 한다. 서 있을 때 힘이 다리 밖으로 몰리면서 허벅지 근육이 약해지고 아랫배와 허리 힘까지 약해지면서 더욱 심해진다.
- **문제점** 외관상으로도 좋지 않지만, 힘의 균형이 깨져 근육의 기능을 약화시키고 발목, 무릎, 고관절에 부담을 준다.
- **추천 운동법** 옆으로 누워서 다리 벌리기

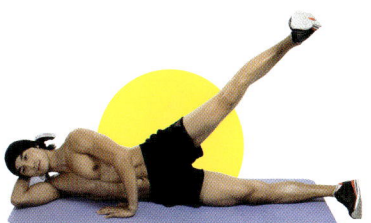
▲ 옆으로 누워서 다리 벌리기

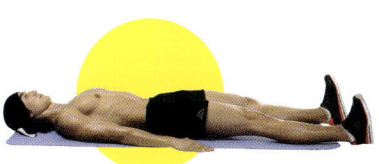
▲ 누워서 허리 붙이기

턱을 괴는 버릇

- **원인** 대부분 등 근육과 복근의 힘이 약해서다. 즉, 자리에 앉을 때 등과 힙을 사용하는 것이 아니라 팔과 턱에까지 체중을 싣는 습관이 생겨 버린 것이다.
- **문제점** 일자목이 만들어지고 편두통이 유발된다. 흉쇄유돌근에 문제가 생겨 편두통이 올 수도 있다.
- **추천 운동법** 평소 턱을 당기는 습관을 갖는 것이 가장 좋다. 또, 누워서 허리를 바닥에 붙이는 습관은 복부, 허벅지 안쪽, 목에 힘이 들어가 좋다. 하루 5분씩 잠들기 전에 실행한다.

기대는 버릇

- **원인** 턱을 괴는 버릇과 마찬가지로 허리와 복부 힘이 부족해 생긴다. 평소 무기력하고 게으르고 뚱뚱한 사람들에게 많이 볼 수 있는 가장 대표적인 버릇이다.
- **문제점** 몸을 일단 기대기 시작하면 엉덩이는 처지고 배가 나오고 허리와 등은 더 약해진다. 여기에서 끝이 아니다. 그 부담을 모두 목에서 받게 되어 심하면 목 디스크까지 올 수 있다. 또, PC 사용 시 20분에 한 번씩 손이 저린 느낌도 받을 것이다.
- **추천 운동법** 평소 허벅지 안쪽으로 힘을 주는 연습을 하면 도움이 된다.

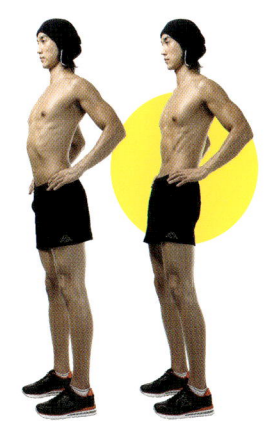
▲ 허벅지 안쪽에 힘주며 엉덩이 돌리기

▎허벅지 안쪽에 힘주며 엉덩이 돌리기
1. 양손을 골반 위에 얹고 다리를 어깨 너비로 벌린다.
2. 허벅지 안쪽에 힘을 주면서 괄약근에 힘을 주고 엉덩이를 앞뒤로 움직인다. 20회 실시하고 좌우로 골반을 돌린다.

팔짱 끼기

- **원인** 등이 굽고 어깨가 앞으로 쏠린 '라운드 숄더'의 대표적인 증상. 어깨가 둥글게 말리면서 팔을 밑으로 내리면 목이 불편한 느낌이 들어 무의식중에 팔짱을 끼는 것이다.

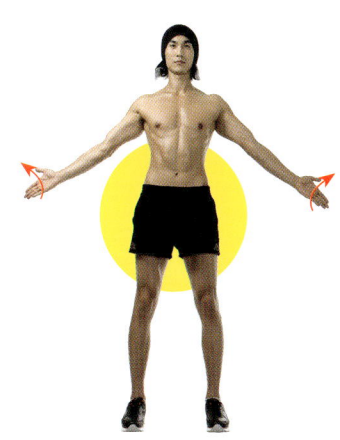
▲ 팔 바깥으로 돌리기

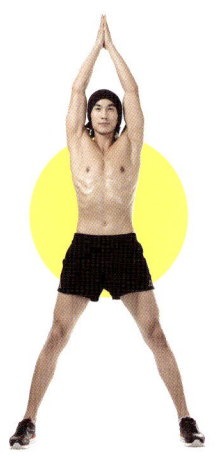

▲ 팔 벌려 뛰기

- **문제점** 승모근이 불편해지고, 나중에는 등과 목 전체 통증으로 번지게 된다. 무기력함을 유발시키는 근육통으로 쉽게 피로해진다.
- **추천 운동법** 평소에 어깨와 등과 관련된 스트레칭을 자주 해 주면 도움이 된다.

  ▌**팔 바깥으로 돌리기**
  1. 팔을 쭉 뻗어 몸을 열십자로 만든다.
  2. 손바닥을 벽에 대고 편 후 손끝을 몸 쪽으로 당긴다. 그 상태에서 손가락을 바닥을 향해 돌린다. 반대쪽도 마찬가지로 한다. 한쪽 팔에 10~30초 정도씩 양팔에 실시한다.

짝다리 짚기

- **원인** 선천적으로 양쪽 다리 길이가 달라서, 혹은 좌우 다리 힘이 달라서 자신도 모르게 체중을 한쪽으로 이동시키는 현상이다. 한마디로 몸의 좌우 균형이 맞지 않는 상태다.
- **문제점** 그냥 두면 몸의 균형은 점점 깨지고 더더욱 심각한 짝다리가 된다. 실제로 걸을 때마다 한쪽 바지를 끌거나 벨트가 돌아가거나 상의가 돌아가는 모습도 보인다.
- **추천 운동법** 팔 벌려 뛰기 100회, 파트2에서 소개된 베스트 5 엉덩이 운동 프로그램

다리 떨기

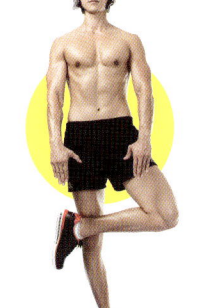

▲ 엉덩이 근육 늘이기

- **원인** 단순히 습관일 수도 있지만, 허리가 아파서인 경우도 있다. 같은 자세로 오랫동안 앉아 있어 통증이 심해진 결과 몸이 본능적으로 다리를 떨어 통증을 완화시키려는 것이다.
- **문제점** 다리를 떤다고 뭔가 몸에 직접적인 무리가 따르는 것은 아니다. 하지만 사람이 진중해 보이지 못하고, 정서가 불안해 보인다. 면접관들도 손에 꼽을 만큼 나쁜 버릇이기도 하다. 오죽하면 복 달아난다는 말까지 나왔을까.
- **추천 운동법** 엉덩이 근육 늘이기(심호흡 3번 정도, 10초 정도로 좌우 모두 하루에 3~5번 정도씩 실시), 허리 젖히기

다리 꼬고 앉기

- **원인** 복부와 허리 안쪽 근육의 힘이 약하기 때문에 다리를 잘 모으고 앉을 수가 없어 무의식중에 다리를 꼬는 것이다. 한 대학의 실험에서 다리를 꼰 상태에서 열감지를 해 보니 엉덩이와 허리, 허벅지 바깥쪽의 열감지기 열선이 빨갛게 변했다고 한다. 그만큼 근육에는 통증이 따른다는 뜻이다.
- **문제점** 골반이 틀어지는 것은 기본이며, 척추 측만증을 유발하고, 어깨 통증까지 올 수 있다. 너무 오랜 시간은 꼬지 마라. 부득이하게 꼬아야 한다면 다리 위치를 자주 바꿔 주는 것이 좋다.
- **추천 운동법** 무릎 잡고 쪼그려 앉기 1세트 30회, 2세트 30회, 3세트 40회/ 3세트 실시, 세트마다 30초 휴식. 허벅지 앞쪽 늘이기 10초

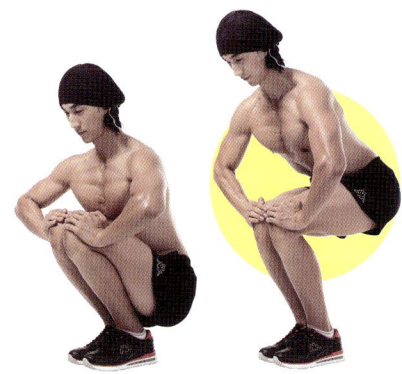

▲ 무릎 잡고 쪼그려 앉기

팔자걸음

- **원인** 허리가 약한 것은 물론 허벅지 안쪽의 바깥 부분과 아랫배, 엉덩이 중간 근육의 조이는 힘이 약해서이기도 하다. 약해진 상태에서 걸으면 자연히 바깥으로 다리가 벌어져 팔자걸음이 연출된다.

- **문제점** 엉덩이가 처져 펑퍼짐한 엉덩이가 된다. 또, 안짱다리와 마찬가지로 무릎이 약해진다.

- **추천 운동법** 뒤로 걷기가 좋다. 보폭을 최대한 길게 해서 뒤로 10분, 앞으로 5분씩 3세트한다.

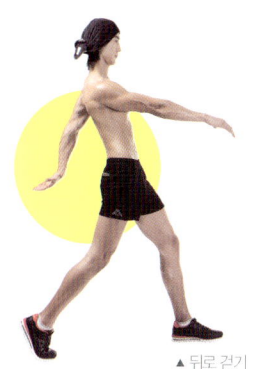
▲ 뒤로 걷기

흐느적거리는 걸음

- **원인** 우리 몸의 척추를 곧추 세우는 척추기립근이 약해진 상태. 이로 인해 무기력감을 느끼고, 혈액 순환도 잘 안 되며, 대체로 흐느적거리며 걷게 된다.

- **문제점** 걷다가 발목이나 무릎을 쉽게 다치고, 배는 더 심하게 나온다. 아랫배에 힘을 못 주기 때문이다.

- **추천 운동법** 계단 달리기 & 덤벨 들고 무릎 구부리기(개인의 체력 수준에 맞게 실시한다. 계단 20칸 달리기, 덤벨 워킹 런지 20회 5세트)

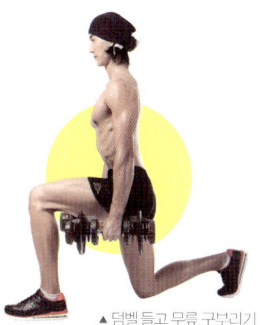
▲ 덤벨 들고 무릎 구부리기

오래 앉아 있기

- **문제점** 한자리에 장시간 앉아 있는 자세는 척추과 근육을 약화시킨다. 바르지 않은 자세로 오래 앉아 있는 동안 허리, 목, 어깨의 근육과 뼈에 압력이 가해지고, 통증이 발생한다. 심하면 척추 측만증과 같은 척추 변형이나 허리 디스크로까지 발전할 수 있다. 특히 허리를 펴지 않은 채 구부정한 자세로 앉아 있거나 목을 쭉 뺀 자세, 엉덩이를 의자 끝에 걸친 자세, 다리를 꼬고 앉는 자세 등을 오래 유지하면 허리 근육이 손상되고, 만성 요통을 일으킨다.

- **제대로 앉아 있는 방법** 평소에는 의식적으로 목과 허리를 바로 세우며 앉는 습관을 갖는 것이 좋다. 같은 자세가 계속 유지된다고 생각될 때 의식적으로 자세를 바꾸는 것이 좋다. 의자 선택 역시 중요한데 등받이가 있으며, 약간은 딱딱한 것이 좋다. 책상과 무릎 사이 간격은 5cm로, 앉을 때는 엉덩이를 의자에 깊숙이 대고 허리는 등받이에 밀착시킨다. 다리를 꼬지 않아야 하며, 몸통과 무릎이 직각이 되는 것이 바람직하다. 허리 쿠션, 발 받침대 같은 소품도 도움이 된다. 발 받침대는 10~15cm 정도가 적당하다. 가끔씩이라도 자리에서 일어나 몸을 움직여 주도록 하자. 50분간 일을 한 후에는 적어도 5분 정도는 쉬어 주거나 자세를 바꾸는 습관을 들인다. 이때 허리를 뒤로 젖혀 흔들거나 팔과 어깨를 스트레칭하며 뭉친 근육을 풀어 주면 더욱 효과적이다.

- **추천 운동법** 한쪽 다리 펴고 상체 숙이기, 조깅, 책상이나 걸상에 다리 걸고 스트레칭

▲ 한쪽 다리 펴고 상체 숙이기

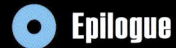

마음만 먹으면
뭐든 할 수 있다
그것이 남자다!

누구나 직업적인 생활 습관을 가지고 있다. 나 또한 그렇다. 식당에서는 무의식적으로 다른 사람들이 식사하는 자세부터 젓가락질할 때의 어깨 방향, 물을 마시는 모습, 등의 만곡으로 인한 목의 불편함까지 살펴본다. 길을 걸을 때는 주변 사람들의 걸음걸이와 두 다리의 움직임, 그리고 신발 상태까지 유심히 보게 된다.

그런 것들이 기반이 되어 사람들의 체형별 자세와 몸의 균형을 고려해 가장 어렵지 않고, 불편하지 않은 개인에게 맞는 운동 플랜 등을 만들어 낸다. 그런 직업적인 습관에 가끔은 나도 스트레스를 받지만, 그런 나를 좋아하고, 잡념에 빠질 시간이 없이 항상 내 일을 생각하고 있다는 것이 행복하다.

주변에서 보디 전문가란 이야기를 들을 때마다 그 말에 맞게 행동하고 지식을 쌓으려 노력해야겠다는 의지가 나를 지치지 않게 만든다. 건강한 보디 스타일을 만들기 위한 초석이 되는 체형별 유지 관리와 생활 패턴에 따른 개선사항에 대한 임상 트레이닝은 이 분야에서 많은 시간이 흐르고 경력이 쌓여 감에도 불구하고 늘 부족하다고 느낀다. 열이면 열 모두 다른 운동 패턴이 나오기 때문이다.

그것을 책에서 풀이한다는 것은 참으로 어렵고 괴로운 작업이었다. 복잡한 미로 같은 작업이었지만 입구와 출구가 하나인 것처럼, 사람의 몸을 단순화시켜 가장 표준화된 운동법들을 모아 선정한 뒤, 입구와 출구를 쉽게 찾아가는 방법을 반복했다.

처음 가는 길은 다소 시간이 지체될 수 있지만 한 번만 그 길을 지나고 나면, 반복할수록 그 시간은 단축된다. 그렇게 이 책은 독자들의 입장을 고려해 한 번 따라해 보고 어렵지 않게 동작을 익히고, 자연스럽게 다음 단계로 넘어갈 수 있도록 만들었다.

요즘 2030 세대가 갖고 싶어 하는 보디의 대세는 남성미의 상징인 식스팩과 자신감의 표현인 가슴, 그리고 스타일에 조화로움을 만들어 주는 등과 팔다리이다. 〈여자들이 훔쳐보는 초단기 몸 만들기〉는 보디의 숨겨진 스타일을 찾아 주고 일깨워 주는 책이 될 것이다. 이 책을 통해 자신의 장점을 더 강화시키고, 단점을 보완하며, 정확히 자신을 파악하고 불필요한 시간 허비를 막아 점차 완벽한 보디로 완성시켜 보자.

체육인에서 퍼스널 트레이너의 경험과 퍼스널 트레이닝 스튜디오 〈바디 작(作)〉 대표로서, 잇 보디에 대한 오랜 노하우를 담은 〈여자들이 훔쳐보는 초단기 몸 만들기〉를 읽는 당신에게 새로운 트렌드를 제시할 수 있다는 것에 대해 매우 감사한다. 그리고 이 책을 읽는 모든 독자가 이 시대의 잇 보디를 갖기를 기대한다.

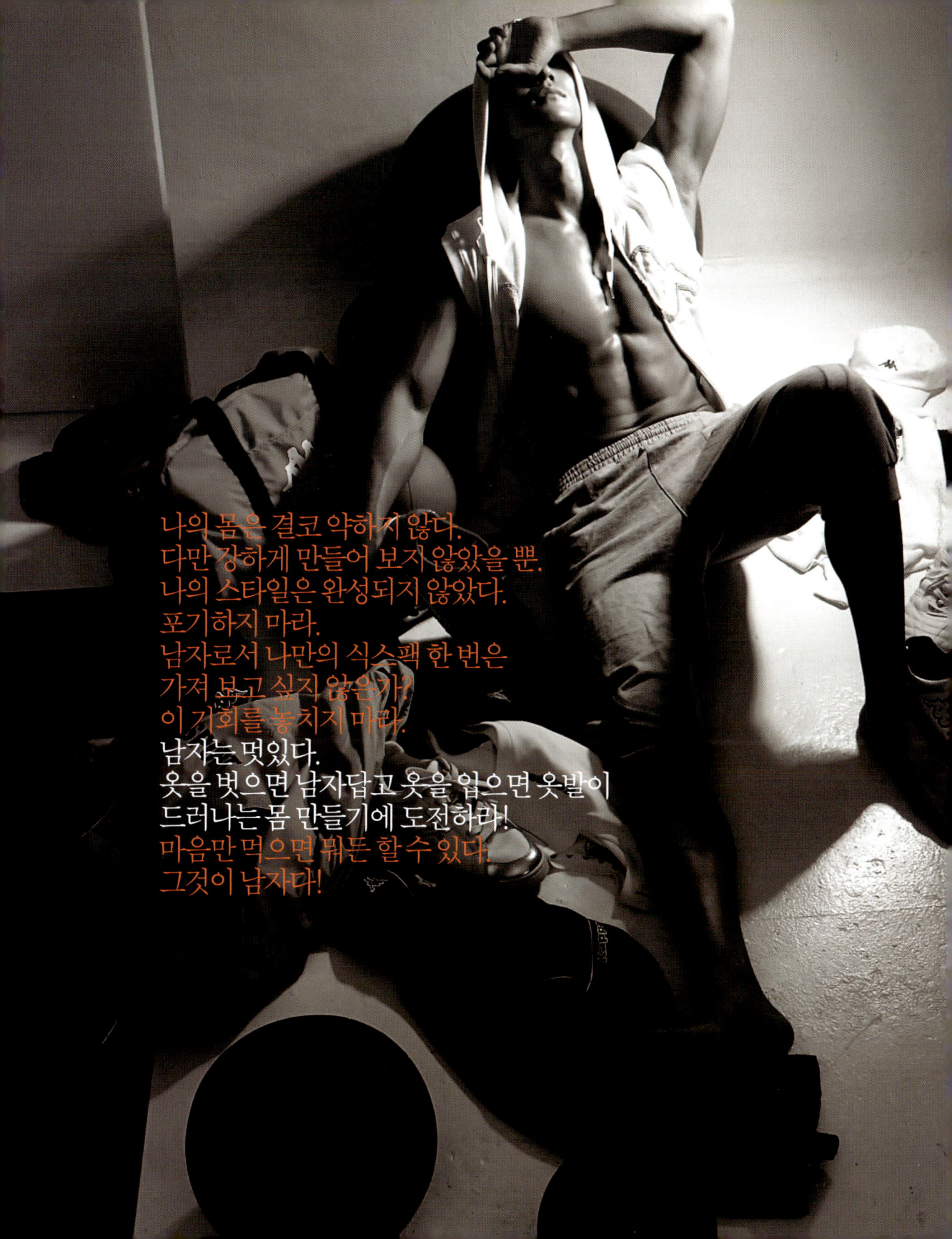

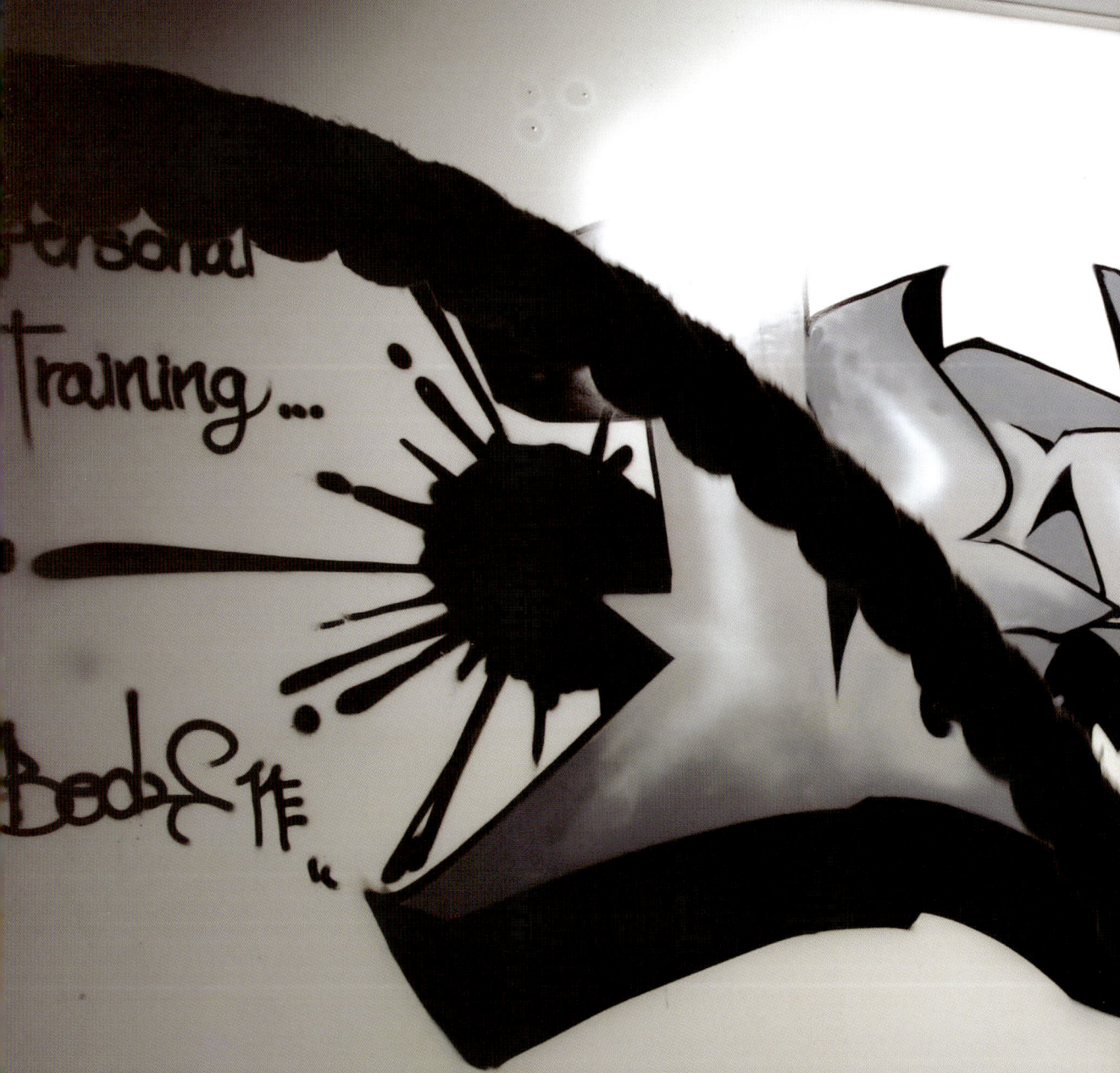

Thanks to

사진 촬영	슬라이, 윤홍근(티가니에 www.tiganie.net/ 02-475-5251)
스타일리스트	권호수
QR 코드 동영상 모델	〈바디 작(作)〉 맥스 트레이너
헤어·메이크업	이희 헤어&메이크업(02-3446-0030)
장소 협찬	〈바디 작(作)〉 본점 cafe.naver.com/ptstudio/ 〈바디 작(作)〉 서현점 www.maxcorps.com
의상 협찬	카파 www.kappakorea.net 자라 www.zara.com

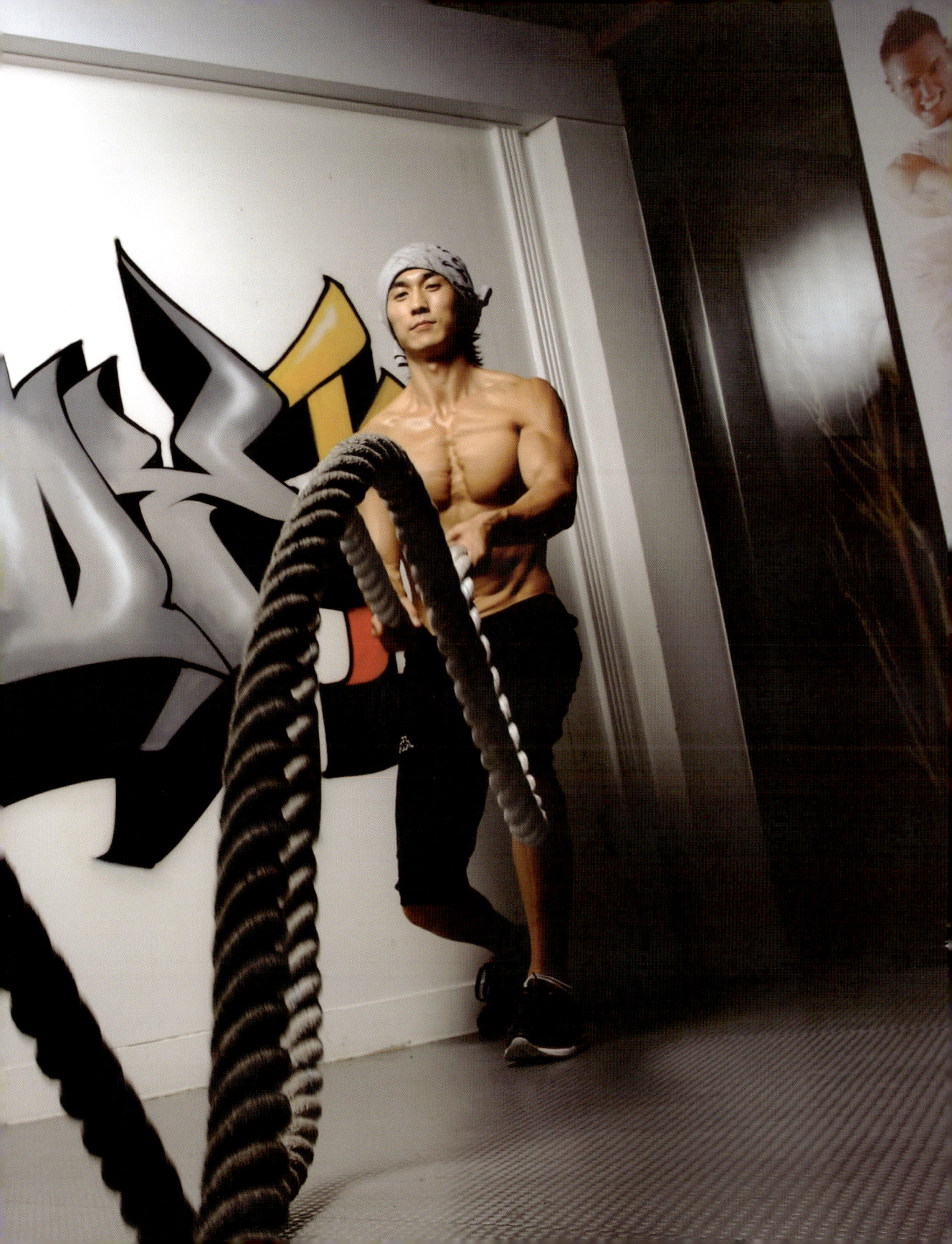

근육 명칭

정면 근육

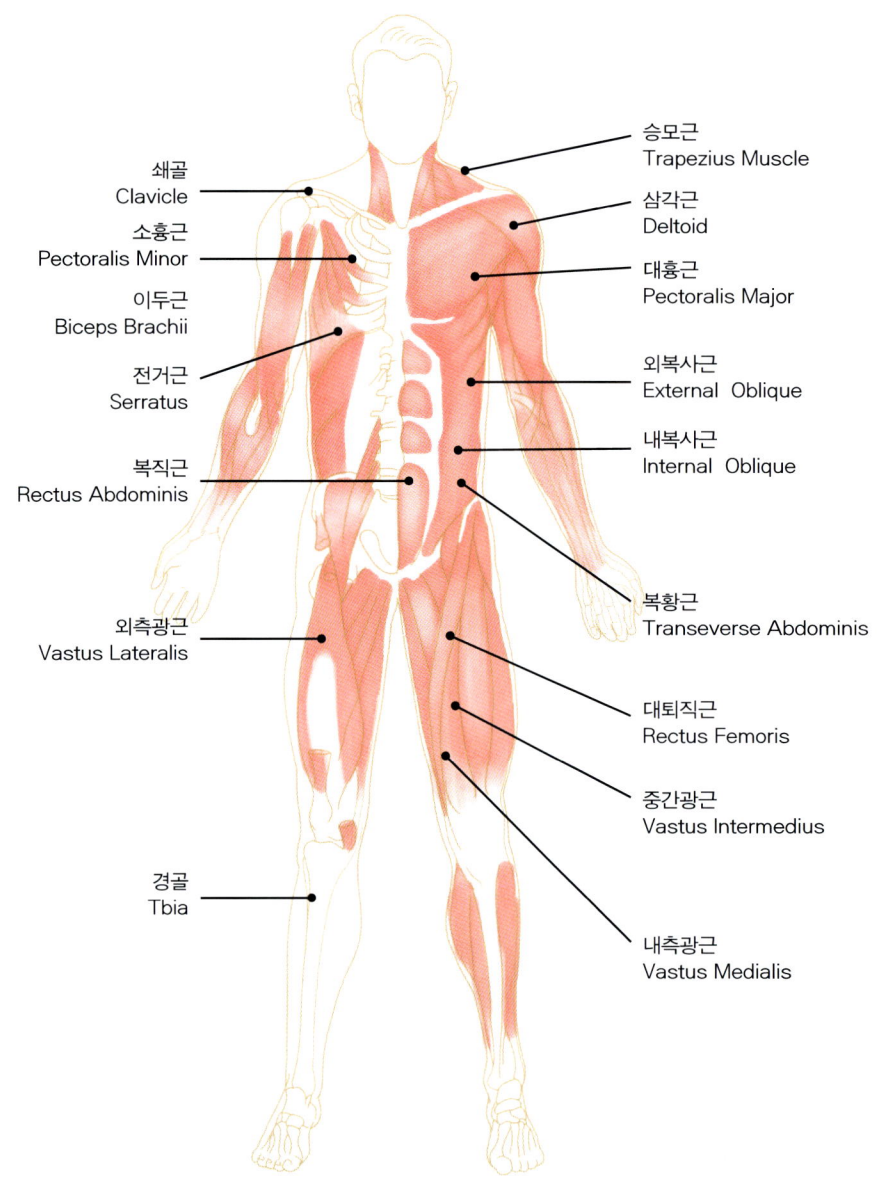

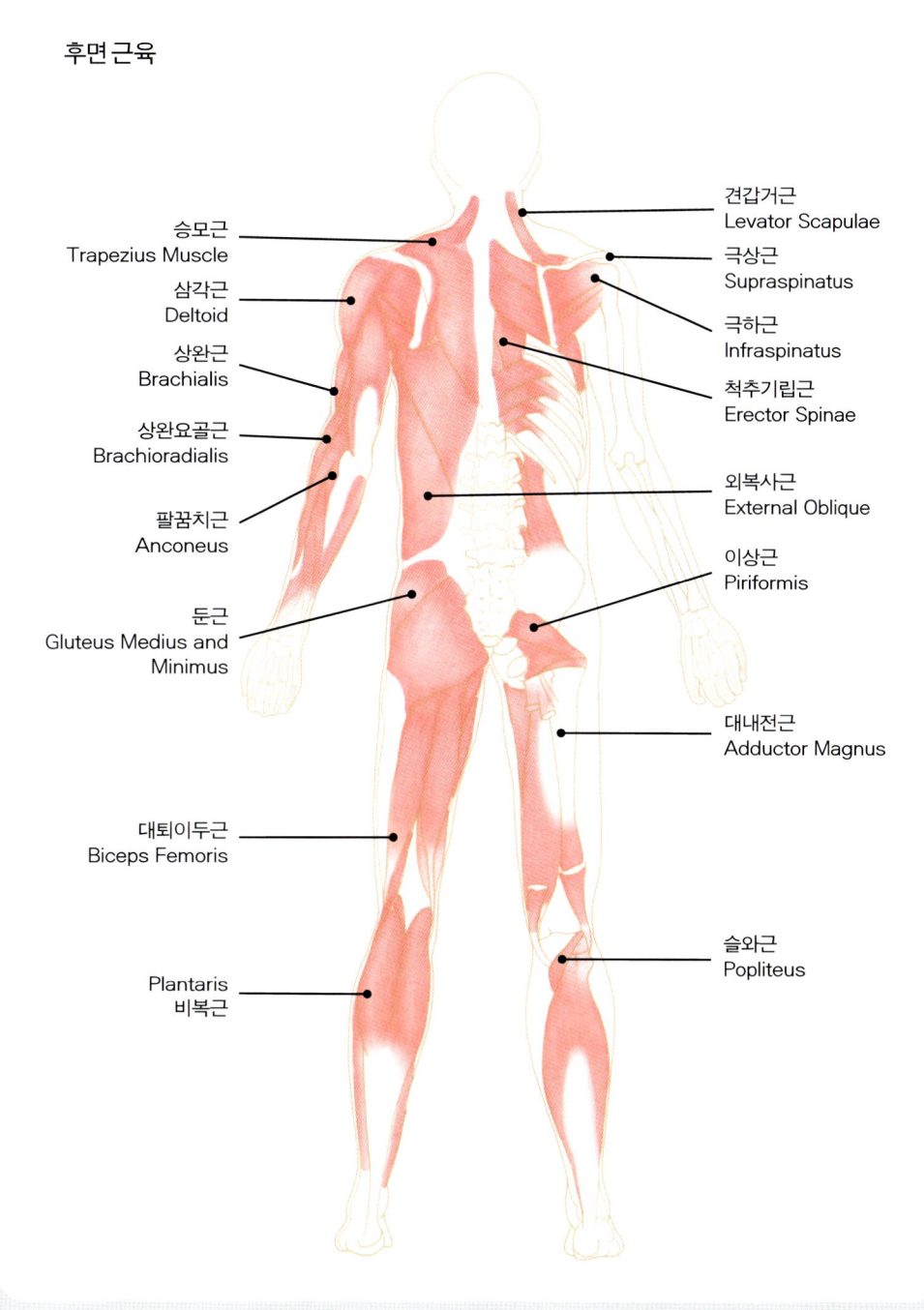